Sembrando y Sanando en Puerto Rico

Tradiciones y visiones para un futuro verde

María Benedetti

BotaniCultura

Sembrando y Sanando en Puerto Rico
Tradiciones y visiones para un futuro verde

ISBN: 978-0-9633440-0-7
Impreso en Colombia por www.nomos.co

séptima edición (sección de Recursos revisada) 2017
novena edición (Inventario de Plantas revisado) 2019
undécima edición (portada nueva) 2025

La producción de este libro fue auspiciada por:

- el Centro de Investigación Social Aplicada (CISA) de la Universidad de Puerto Rico, Recinto de Mayagüez. *Allí dispuse de una oficina y de compañeros de trabajo ideales durante el año y medio que duró mi proceso de investigación.*
- el Centro de Investigación y Desarrollo (CID) de la Universidad de Puerto Rico, Recinto de Mayagüez.
- mis padres Robert Callan Hajosy y María Benedetti de Hajosy.

Corrección del texto: Laura Rosario Cotte Emmanuelli
Tipografía y diseño gráfico: José Drasich Colliard
Ilustración y diseño de portada 2025: Carmen R. Lebrón Anaya
Ilustraciones botánicas: John David Román Cruz
Fotografías por la autora.

María Benedetti es autora de ¡Hasta los baños te curan!, Sembrando y Sanando en Puerto Rico, Bendiciones Botánicas para Boriquén, Los Libros Guía de las Arboledas taína, africana y de la zona histórica del Jardín Botánico de Caguas, El buen tabaco, Palabras de Pescadores, 12 Árboles Amigos, Dolores y Milagros y Árboles Nuestros para la Supervivencia, entre otros.

BotaniCultura es un proyecto de educación etnobotánica dirigido por María Benedetti. Sus ofrecimientos incluyen seminarios, recorridos, talleres, charlas, cursos, encuentros de saberes, meditaciones, libros y otras publicaciones.

María Benedetti • BotaniCultura
botanicultura@gmail.com • www.botanicultura.com

Dedico este libro
a todos los puertorriqueñ@s
que conocen el valor de su suelo
y tienen la valentía de amarlo,
de cultivarlo,
de defenderlo.

Para el agricultor y para todo el mundo, la tierra es lo más grande. De la tierra viene la comida que nos sostiene. De la tierra viene el dinero, el mineral y los metales que hacen los carros bonitos. De la tierra sale la tela para la muda de ropa bonita que nos ponemos. De la tierra sale la madera y el cemento para las casas. Todo viene de la tierra. Sin la tierra no hay nada. Y cuando nos morimos, ¿a dónde vamos? A la tierra, que es nuestra madre y nos come cuando morimos. La tierra es todo.

Higinio Morales Cruz, Orocovis

Agradecimientos

En primer lugar, quisiera reconocer la contribución de todos los entrevistados y sus familiares. Son mis colaboradores principales; este libro está basado en sus palabras. Me recibieron con buena voluntad y franqueza, me ofrecieron alimento y techo y mantuvieron la paciencia aún cuando mis preguntas parecían no tener fin. Estoy profundamente agradecida de su amistad que, en muchos casos, durará toda la vida.

También agradezco a las siguientes personas por haberme brindado su apoyo durante los procesos de creación y producción:

Robert Callan Hajosy y *María del Perpetuo Socorro (mis padres):* No hay palabras para agradecer a los dos seres cuyo ejemplo y apoyo incondicional me han iluminado la vida por más de cuarenta años.

Manuel Valdés Pizzini: antropólogo hasta el tuétano, entendió mis razones. Me brindó un "paraíso para el trabajo", la oficina del Centro de Investigación Social Aplicada, en donde pude elaborar este proyecto bajo condiciones óptimas durante un año y medio.

Manuel Luis Hernández Avila: leyó cuidadosamente la propuesta, creyó en el valor del proyecto, y me alentó a solicitar una beca del Centro de Investigación y Desarrollo de la Universidad de Puerto Rico en Mayagüez.

Laura Cotte Emmanuelli: hizo las correcciones del texto y facilitó un ambiente de colaboración entre los compañeros del Programa Sea Grant durante la producción del libro. Es sin duda la comadrona de este parto.

Hrana Janto: su inspirada intuición creó la nueva portada.

José Drasich Colliard: sin quejarse jamás de las largas horas dedicadas al proyecto, pintó la portada de la primera edición y se encargó de la última fase de diseño, emplanaje y preparación para la imprenta.

Guillermo Damiani González: en todo momento, me brindó apoyo técnico y moral.

Margara Reyes López y todas las compañeras de Artemisa: compartieron tradiciones y sabidurías, apoyaron la visión y me enseñaron tantas maneras de profundizar mi compromiso.

Los compañeros de Mayagüezanos por la Salud y el Ambiente: me ofrecieron escuela e inspiración.

Pancho Figueroa, de APARI: compartimos un diálogo orientador y clave en el proceso de concebir este libro.

Carmen Salomé Rodríguez Barbosa: me ofreció libros, contacto con agricultores maricaeños, un oído paciente, respuestas cándidas y —cuando había hambre— su rico arroz con habichuelas guisadas.

Zoraida Crespo Feliciano: me brindó la comprensión de una hermana durante el largo proceso del embarazo y los achaques del parto.

Melchia Crowne: amiga y maestra.

Finalmente, doy las gracias a los sanadores y agricultores que a través de las generaciones han sabido trabajar respetuosamente con la tierra y sus frutos; a mis maestros; al espíritu que me conecta con todos los seres vivos; a las plantas, pues ellas viven bien sin nosotros pero nosotros sin ellas no podríamos vivir siquiera un dia; y muy especialmente a los árboles que dieron de sí mismos para que existiera este libro.

Tabla de contenido

Prefacio xi
Andanzas y motivos

Entrevistas

Con la naturaleza: salud y limpieza 1
Juanita García Torres, Cidra

De güiros y caña, maíz y pichones 13
Pedro "Pellín" Santiago Suárez, Lajas

Curando con plantas, una vela y un chavito 37
Mariana Cruz Vázquez, Cidra

La tala sin venenos, el gallinero sin guaraguaos 51
Pablo Díaz Cuadrado, Orocovis

Curaciones y cuentos de una comadrona 73
Abelarda Valle viuda de Pérez, Isabela

La agricultura orgánica: un despertar 91
Tato Rodríguez Núñez, Ciales

Agua de piringa, alacranes en alcohol y
algunos secretos del barro 115
Bernardino "Tuto" Sierra Rosario, Cidra

Historias y remedios de una doctora campesina 129
Ercilia Otero Rivera, Comerío

La siembra, el mangle y la curación 149
Fausto Pérez Quiñones, Loíza

Producir en Puerto Rico: hacia la nueva agricultura 175
Jorge Gaskins, Guayama

Epílogo 205
Retos y visiones

Recetario: *Sembrando y sanando* 215

Introducción 216

¿Guarapo, jarabe o tisana?
Cómo preparar los remedios caseros 217

Colaboradores 221

Sembrando: consejos para la agricultura 222
abono, alternativas al monocultivo, animales domésticos y de corral, comején, conservación de suelos, luna, madera (curarla y sellarla), plagas, producción agrícola aumentada, pronosticar el tiempo, riego.

Sanando: remedios caseros 237
alergias, alimentos tradicionales, alimentos para bebés y para ancianos, amígdalas, artritis y dolores reumáticos, ayuda espiritual, borrachera, bronquios (asma y tos), cabello, café (sustitutos), calambre, cáncer, catarro y ronquera, circulación sanguínea, colesterol, corazón, cosméticos tradicionales, cutis, diabetes, diarrea, dientes y encías, dolor, dolor de cabeza, espasmo muscular, esterilidad, estómago, estreñimiento, fiebre, gases intestinales, golpes, gota, gripe y monga, hemorroides, hígado, hinchazón e inflamación, infarto, insectos nocivos, insomnio, limpieza natural, llagas y úlceras de la piel, matriz y vagina, menstruación, nacidos y quistes exteriores, oídos, olores, parto tradicional, picadas de insectos, picor, piel, presión sanguínea alta, prevenir la enfermedad, quemadura, riñones, senos, suerte, úlceras estomacales, uñas, vejiga, verrugas, vesícula, vista.

Recetas rescatadas del olvido en Loíza 291
Recetas que rompen esquemas

Glosario
Voces puertorriqueñas y otros términos 301

Recursos 307
Personas que trabajan por nuestra salud y la de nuestros ecosistemas y comunidades

Libros recomendados 313

Inventario de plantas 321

Indice de temas 333

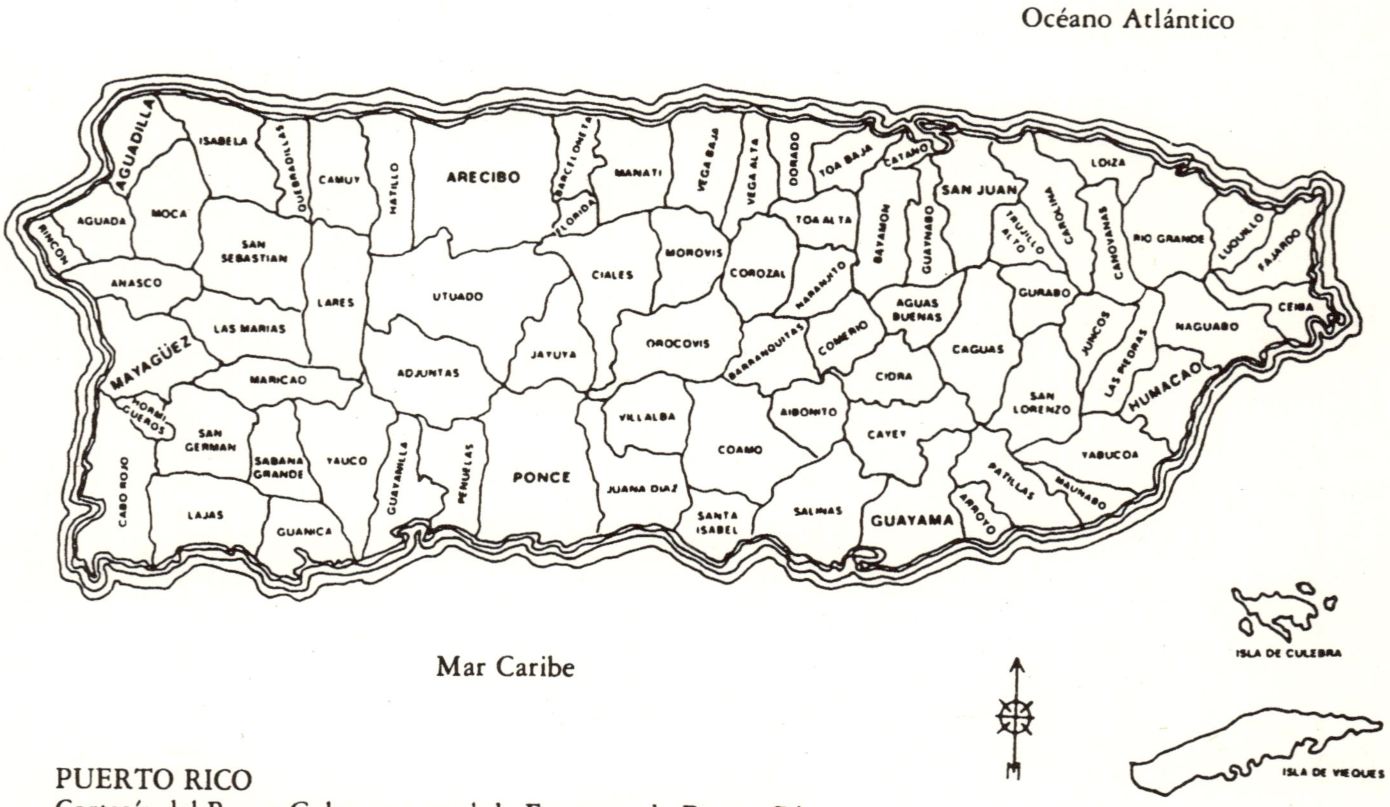

PUERTO RICO
Cortesía del Banco Gubernamental de Fomento de Puerto Rico.

Prefacio

Al haber terminado de escribir *¡Hasta los baños te curan! Remedios caseros y mucho más de Puerto Rico*, tomé la decisión de nunca volver a escribir otro libro. Mis razones comprendieron el largo período de aislamiento que exige el proceso de la redacción, la falta de actividad física durante los meses interminables que había pasado frente a la computadora, y la pesada sensación de un embarazo que me había durado desde mayo del 1987 hasta noviembre del 1989.

Al mudarme a Puerto Rico en diciembre del 89, entendí que realizaría otras labores; primero a través de mi trabajo redactando y traduciendo materiales educativos para el Programa Sea Grant de la Universidad de Puerto Rico en Mayagüez, y también mediante mi participación como miembro de Mayagüezanos por la Salud y el Ambiente.

Pero en 1993, ansiosa por reanudar mis estudios botánicos en el campo, regresé a las montañas orocoveñas donde había realizado varias entrevistas claves en el proceso de concebir *¡Hasta los baños te curan!* Anhelaba respirar el aire puro, bañarme en aguas cristalinas y estudiar la abundancia de plantas silvestres que en el 87 me había servido de tanta inspiración.

Al llegar, pude percibir un cambio dramático en la calidad del agua debido a la erosión del suelo colorado de las montañas. Al caminar por el campo, me azotó la ausencia de muchas especies de plantas, incluyendo la salvia, el jengibre y el pazote. En sólo seis años, parte del patrimonio botánico de la zona que caminaba había desaparecido. Escaseaba hasta el maguey, planta usada en algunos barrios de Orocovis hasta los años sesenta como medicina, fuente de fibra y detergente para la ropa. Una onda de desesperación se apoderó de mí al pensar que nunca lograría conocer -ni mucho menos utilizar- las muchas plantas que desaparecían con tanta rapidez.

Entonces, lo que iban a ser vacaciones idílicas se convirtieron en una odisea intermitente que duró casi dos años. En Orocovis, en Loíza, en Lajas, Cidra, Maricao y Mayagüez, iba observando y preguntando. En algunos casos, el desmonte de terreno para el desarrollo urbano había sido responsable de la erosión y la desaparición de las plantas. La sequía producida por el mismo desmonte también contribuía a la escasez de muchas especies botánicas. Ecosistemas tradicionales de café, cultivado entre plantas medicinales y árboles frutales y maderables, se habían convertido en monocultivos del café. Observé que la subsecuente erosión y el uso de yerbicidas han llevado muchas plantas al borde de la extinción.

Al acompañar a una amiga agrónomo que realizaba su investigación doctoral en la zona cafetalera, conocí a un agricultor joven que padecía de cáncer, aparentemente como resultado de su trabajo regando venenos agrícolas. Entonces, reflexioné sobre la contaminación de las aguas de Puerto Rico. No solamente por la erosión de los suelos sino también por el envenenamiento con yerbicidas, plaguicidas y abonos. Llegué a entender que tal contaminación representa un desastre ambiental, social y económico. Pues gran parte de los acuíferos puertorriqueños es irremplazable. Y a nivel mundial, el agua potable bien podría convertirse en el oro del siglo XXI.

Un día, acompañé a un agricultor mientras iba rociando las malezas de su tala con yerbicida. Vi que no conocía el valor de las plantas que mataba; ni siquiera sabía sus nombres. Cuando me informaron después que había muerto de un cáncer del estómago, recordé que lo había visto matar montones de verdolaga, llantén y anamú, plantas que pudieron haberlo salvado.

La imagen de aquel señor envenenando a sus aliados me despertó a la íntima conección que existe entre las tradiciones agrícolas y de curación en Puerto Rico.

En realidad estas dos tradiciones constituyen las raíces de nuestra salud. La agricultura debe representar nuestra medicina preventiva: una alimentación de alta calidad, cultivada con respeto por nuestros recursos naturales. La medicina casera abarca otros aspectos de la prevención, y también medios curativos en casos de enfermedad, debilidad y desequilibrio sico-físico. Las dos tradiciones dependen de ecosistemas saludables, en donde cada organismo es respetado por su papel ecológico insustituible.

En lo que iba resumiendo mis estudios botánicos en el campo, escuchaba mucho debate a nivel insular sobre el nuevo programa de acceso a los servicios de salud institucionalizados. Entonces decidí investigar -mediante entrevistas- el sistema de salud autóctono puertorriqueño. Es decir, el que abarca tanto la siembra como la curación a base de plantas.

Mientras sobrevivan los conocimientos tradicionales y nuestros recursos botánicos, este sistema estará siempre a nuestro alcance. Sólo nos toca aprender a valorarlo, y a utilizarlo.

Una vez concebido *Sembrando y sanando en Puerto Rico: tradiciones y visiones para un futuro verde*, dediqué dos años -trabajando unos tres días a la semana- a su creación. Reduje mis horas en el Programa Sea Grant y eliminé gran parte de mis otras actividades culturales, ambientales y sociales. Y aunque he laborado para que este libro sea entretenido y práctico, no valdría el sacrificio si éste fuese un simple compendio de recetas útiles y anécdotas folklóricas. Entrelíneas, el mensaje de esta obra está dirigido a cada lector de forma muy personal en tiempos de serios retos:

Hay quienes -para beneficio de una economía extranjera- explotarían los yacimientos de minerales en el centro de la isla grande, para transformar nuestra cordillera central en una caverna envenenada y contaminante. Otros retirarían de la agricultura, y de manos puertorriqueñas, miles de cuerdas de tierra cultivable para que ésta sirva propósitos militares extranjeros. Contínuamente nos vemos forzados a rechazar tecnologías para generar energía que serían sumamente dañinas para nuestros ecosistemas. Los que representan los intereses de la industria farmacéutica nos quitarían el derecho de escoger el sistema de curación que utilizamos. Y lo más preocupante: estamos perdiendo gran parte de lo que hace de Puerto Rico un lugar único en el mundo.

Una vez se destruya la calidad de las aguas y del suelo; una vez que la biodiversidad puertorriqueña se vea erosionada; cuando para alimentarnos y sanarnos tengamos que depender de un sistema que se opone a nuestra convivencia armoniosa con el mundo natural, ¿cómo nos defenderemos, como pueblo y como seres naturales?

La solución no está en volver atrás. La tecnología nos ofrece herramientas para facilitar nuestra defensa del medio ambiente a la vez que producimos. Pero la tecnología debe obedecer las prioridades y la voluntad de un pueblo de conciencia.

Esta conciencia -y nuestro futuro más viable- nacerán de los conocimientos prácticos de las generaciones de personas que han sabido cultivar, curar y vivir en íntima comunión con el suelo, el clima y los ecosistemas puertorriqueños. Muy pocas de estas personas aún permanecen con nosotros. Figuran entre los verdaderos héroes de nuestra cultura, nuestros mejores maestros. Encontrémoslos, dialoguemos con ellos y apliquemos sus conocimientos al Puerto Rico de hoy.

A finales del siglo XX, nos urge conocer y conservar nuestros ecosistemas apoyando la agricultura orgánica* y participando en la tradición botánica de Puerto Rico. A la vez que aprendemos a romper con la dependencia de ideas y productos que a largo plazo nos debilitan, nos fortaleceremos física y espiritualmente a niveles individual y comunitario.

Eduardo Galeano escribió una vez: "Es desde la esperanza y no desde la nostalgia que hay que reivindicar . . . la relación de identidad entre el ser humano y la naturaleza y las viejas costumbres de libertad".

Espero que este volumen aporte para que nos encontremos por el camino.

María Dolores Hajosy Benedetti
diciembre de 1995

* *Los cultivos orgánicos crecen sin abonos sintéticos, yerbicidas ni plaguicidas venenosos. Se benefician de abonos naturales compuestos de estiércol, hojarasca, desperdicios de comida vegetal y otra materia orgánica "curada". También de la presencia de mucha biodiversidad basada en siembras de variadas clases de vegetación. Estas se protegen y se fortalecen unas a otras y atraen una variedad de aves e insectos que ayudan a mantener el equilibrio ecológico. Vea la sección titulada* ***Libros recomendados*** *para una lista de excelentes publicaciones sobre este tema.*

Con la naturaleza: salud y limpieza

Juanita García Torres
Cidra

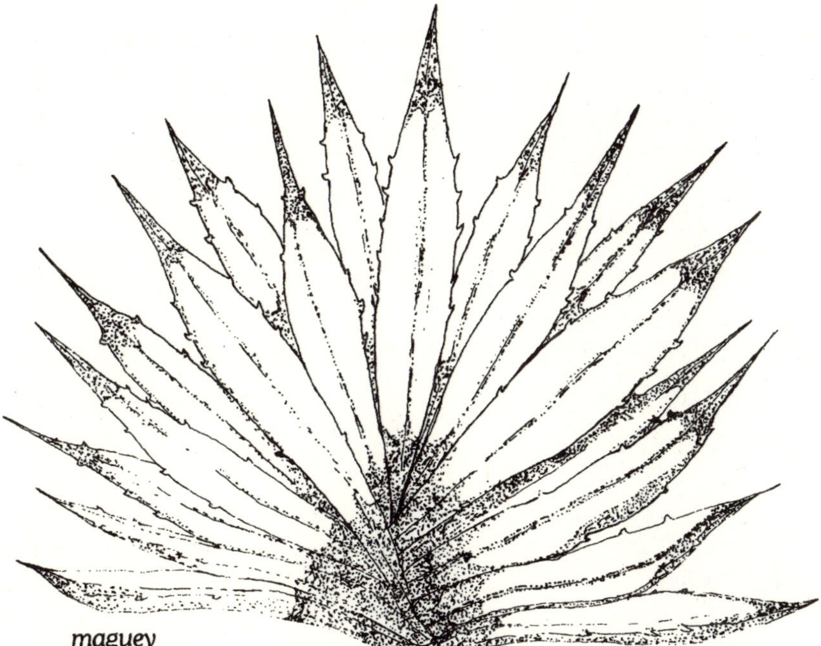

maguey

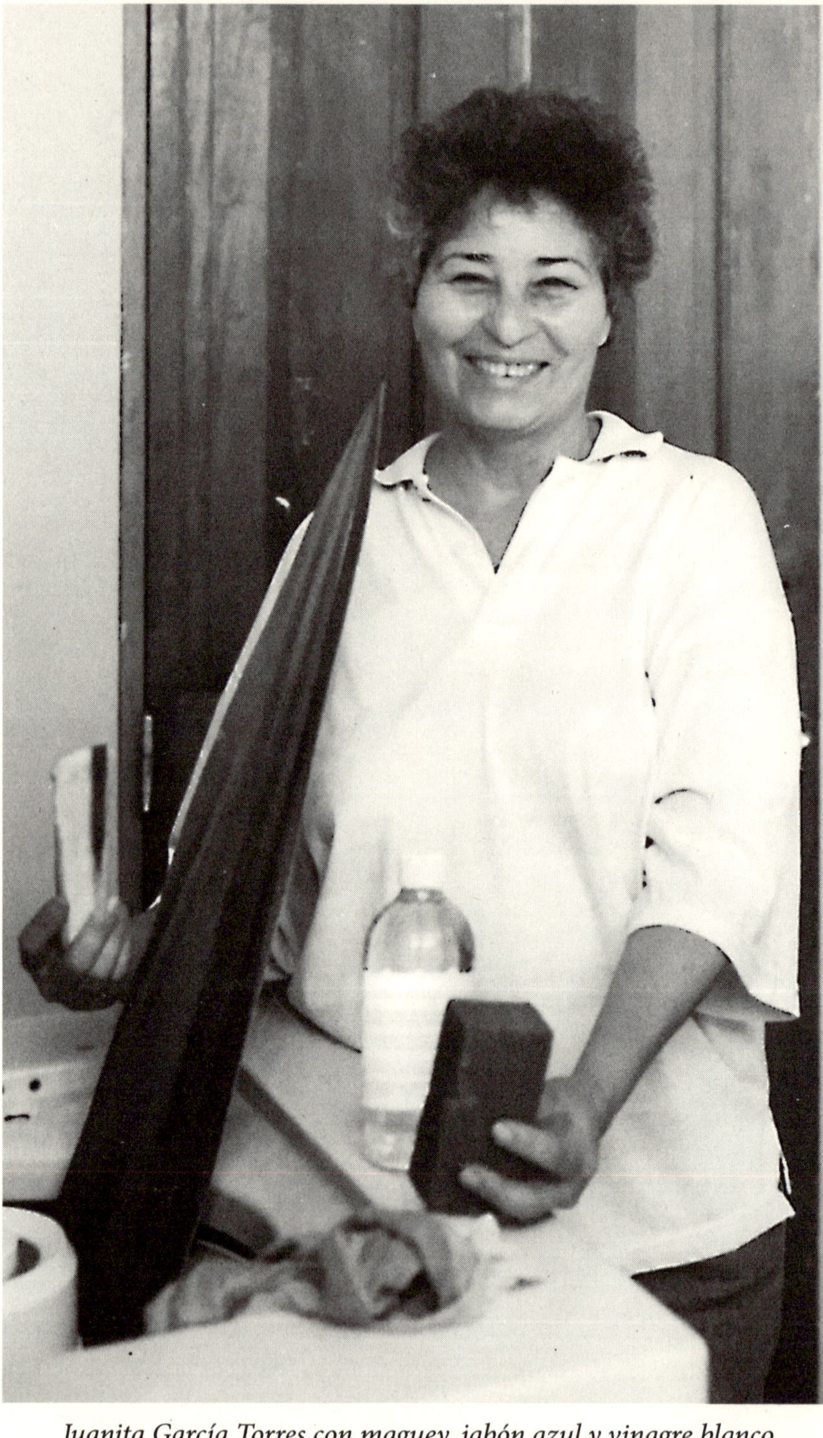

Juanita García Torres con maguey, jabón azul y vinagre blanco.

Con la naturaleza: salud y limpieza

Juanita García Torres
Cidra

Conocí a Juanita García en Santurce durante un taller sobre cómo confeccionar medicinas, cosméticos y regalos a base de plantas. Ella había viajado desde Cidra con otras integrantes de Despertar Cidreño, agrupación ambientalista comprometida con la salud y la educación del pueblo. Luego de unos meses, cuando ofrecí un segundo taller en el barrio Montellano de Cidra, llegué a conocerla mejor y así creció mi admiración por una persona que -en su diario vivir- hace realidad muchos de los ideales de Despertar.

Como ocurre con casi todos los mejores sanadores y maestros, su vocación nace de un proceso de experimentación personal. Para Juanita, los achaques de salud representan oportunidades para aprender. Luego, disfruta de compartir sus conocimientos.

En las páginas que siguen, Juanita nos ofrece varias recetas para la curación de condiciones tales como la bronquitis, la adicción al cigarillo, el mal de estómago y la picazón. También nos enseña formas de reducir el impacto negativo que creamos sobre el medio ambiente utilizando sustancias naturales para hacer la limpieza del hogar. Todas las recetas de Juanita nos ayudan a rescatar los conocimientos de nuestros abuelos mientras nos enseñan posibilidades para lograr un futuro más armonizado con la naturaleza.

Comenzamos la entrevista al lado de su lavadora; allí mondaba la parte más gruesa de una penca de maguey para poder usarla como detergente.

M: Cuando me dijeron que usted lavaba la ropa de toda su familia con maguey, no podía creerlo. ¡Ahora veo que es cierto! ¿Podría explicarme cómo se prepara este detergente natural?

Juanita: Hay dos o tres formas de hacerlo. Siempre es mejor usar el maguey fresco, pero si tengo mucho maguey y quiero conservarlo para que no se me dañe, lo pico en pedacitos con cáscara y todo. Lleno un galón con esos pedazos y luego los cubro con vinagre. El vinagre sirve como preservativo y además es buen agente de limpieza. A la hora de lavar la ropa, echo en la lavadora una barra de jabón azul, para que me dé buena lavaza, media taza del vinagre y dos pedazos del maguey "en escabeche". *(risa)*

He dejado de usar los detergentes. Economizo en cantidad y no le hago daño al medio ambiente. Con el mismo jabón llego a lavar hasta cinco tandas. Sólo hay que sacar el jabón de la lavadora antes del ciclo de enjuague. Pero el maguey puede quedarse, ¿sabes?

Para usar el maguey fresco, simplemente mondo un pedazo de tres pulgadas por tres pulgadas más o menos, y lo echo en la lavadora con el jabón azul.

Mira esta ropa sudada y estas toallas. Verás que todo me va a quedar limpiecito, y que el maguey y ese jabón azul dejan un olorcito bien fresco.

Entonces, para economizar el agua en estos tiempos de escasez, no paso la ropa por el ciclo de exprimir. La tiendo así de mojada y utilizo el agua de enjuagar para lavar la segunda tanda. Porque la ropa tendida bajo este sol se seca rápido.

M: Ya eliminó el detergente, pero ¿ha podido eliminar otros productos de limpieza?

Juanita: ¡Muchacha! Antes yo usaba cloro y mil productos comerciales que contaminan las quebradas y los ríos. Ahora, nada de eso. Si quiero hacer una buena limpieza de la casa, tengo varias alternativas. ¡Y buenas! A veces uso la misma fórmula del maguey con agua y vinagre pero molida en la licuadora. Así tengo mi menjume* y como si fuera cloro u amoniaco, lavo toda la casa con ello, hasta las ventanas, la nevera, la estufa, las losetas, los cristales, todo. ¡Y deja un brillo bien bonito! No hay que echarle jabón ninguno. Con esa fórmula, hasta la vajilla queda bien brillosa.

M: ¿Tiene una siembra de maguey?

Juanita: ¡Ay María, si tu vieras cómo era todo esto hace unos treinta años! Aquí el maguey se intercalaba con matas de maya. Así las dos plantas servían como cercas para el ganado y para marcar las colindancias. Había maguey por todas partes.

Cuando muchacha, después de quitarles las espinas de los lados, usábamos las hojas grandes como chorreras, ¡y a bajar la loma!

M: Así que el maguey es una mata polifacética.

Juanita: ¡Que qué! Si las raíces del maguey se usaban antes para curar el pitorro. De hecho, el maguey de Puerto Rico es el mismo "agave" mexicano que se utiliza para confeccionar el tequila. Y de las fibras del maguey ¡se hacían hamacas, sogas y mil cosas más! Hoy día está escaseando. Hago lo posible para ir sembrándolo

* *Las palabras señaladas con asterisco se encuentran definidas en el* ***Glosario de voces puertorriqueñas y otros términos***

siempre, pero a veces hay tan poco que prefiero usar otros recursos para limpiar la casa.

Por ejemplo, un poco de sal con vinagre o jugo de limón en agua me da mejores resultados que el cloro en la limpieza de mi casa. O simplemente voy pasando una toalla con un poco de vinagre. Con los limpiadores comunes y el cloro, se nota el moho después de unos dos o tres días, por la humedad. Pero con el vinagre y el limón he notado un cambio drástico. ¡Imagínate, si por un mes y medio no le ha dado moho al baño!

También estoy experimentando con otra mezcla. Hace un mes y medio limpié la cocina con una mezcla de cenizas y vinagre en agua. Preparé un balde de agua con media taza de vinagre, dos o tres cucharadas de sal y un puñado de cenizas. Lavé los gabinetes, la estufa, las losetas y las ventanas. Y todavía mantienen el brillo. Antes cogían mucho moho, y ahora, nada.

M: Pero las cenizas, ¿no le dejan una estela oscura?

Juanita: ¡No mancha, nena! Antes, todo se limpiaba con cenizas. ¡Si con cenizas fregábamos!

Hay un breve silencio en lo que voy visualizando el antiguo fregadero con su pote de cenizas. De repente noto un frasco de clavos de especia en su mesa.

M: Soy fanática de los clavos de especia. ¿Para qué los usa usted?

Juanita: Los mastico y me dan energías.

M: El clavo nos facilita el proceso de digerir la comida. ¿Y sabía que el clavo de especia contiene compuestos fungicidas? Mata los hongos. A veces, al tomar antibióticos sistémicos, matamos muchas bacterias beneficiosas del sistema digestivo. A menudo, esto causa que los hongos se reproduzcan, pues, ya todas las bacterias que normalmente mantienen la población de hongos controlada han sido eliminadas. Un sobrecrecimiento de ciertos hongos, como la candidiasis, puede bajar el nivel de energía en el cuerpo. Posiblemente el clavo nos "da energía" porque combate hongos que nos quitan mucha energía.

Cuando sufro de un hongo vaginal, por ejemplo, reduzco la cantidad de azúcar que consumo: cero dulces, jugos y refrescos, pues alimentan los hongos. Al mismo tiempo tomo teses de plantas fungicidas como el anamú y los clavos de especia. Ese tratamiento me ha ayudado mucho.

Además, con chuparme dos o tres clavos después de la comida, estimulo el proceso digestivo.

Juanita: Papi usó el clavo de especia para dejar de fumar cigarrillos hace cuarenta años. Jamás ha vuelto a fumar. Cuando le daba el deseo de encender un cigarillo, se echaba un clavo de especia en la boca. Le ayudó en cantidad.

A mí me ves siempre con clavos de especia en la cartera. En vez de masticar chicle, chupo los clavitos . . .

M: ¡Y la besan con gusto! *(risa de las dos)*

Juanita: Hablando de buenos olores, he descubierto una forma de evitar el uso de aerosoles de baño, ¡con los fósforos! Cuando uno hace la necesidad mayor y otra persona va a entrar, puede haber un encuentro desagradable. Una de las formas de deshacerte de ese olorcito es: al evacuar, prendes un fósforo, y después de bajar el agua, te prendes dos más. ¡Santo remedio!

Siempre estoy experimentando, y entre las cosas nuevas que se me ocurren y las memorias de todo lo que se hacía antes, a veces descubro cosas importantes. ¿Sabías que la raíz del maguey sirve para la mala circulación? Se toma en té, que coge un color vino.

También sirve para los barros, para cualquier afección de la piel.

M: ¿Para los barros?

Juanita: Si sufres de muchos barros y espinillas, tú simplemente hierves medio litro de agua con raíces de maguey por unos veinte minutos. Entonces, le echas una cucharadita de sal de higuera, y te tomas un palito de una onza o dos, dos veces al día. Ese "vinito" te purifica la sangre y los barros se te van.

Sentimos que la lavadora está en pleno ciclo de enjuague, y vamos a sacar la ropa antes de que comience la acción centrifugal.

Juanita: Mira cómo se han ido las manchas, María.

M: ¡Estoy impresionada! Pero lo que más me gusta es la fragancia de la ropa. No huele a detergente, sino a limpio puro. Me recuerda mis días en España en los años 70. ¡Mmmmmmm!

Nos ocupamos tendiendo la ropa y observando las numerosas reinitas que alegran el patio. Después de unos minutos, resumimos nuestra conversación.

M: Juanita, ya usted se ha hecho famosa por sus jabones. ¿Podría hablarme un poco sobre uno de sus favoritos?

Juanita: He descubierto que el jabón de Castilla fortificado con leche de coco es un remedio de primera calidad para la caspa y la psoriasis. Hasta para casos crónicos y bien difíciles de erradicar. Sólo hay que sacar una taza y media de leche de coco, y guayar* cuatro barritas de jabón de Castilla con las cuchillas anchas del guayo. (Si lo guayas tan fino como el polvo, se empelota.)

Entonces hierves la leche de coco y agregas el jabón poco a poco para que se derrita, meneándolo siempre. Una vez se derrite completamente, se vierte la mezcla en un molde llano. Después de endurecida se corta en barritas, y ya están listos los jaboncitos. Si quieres que queden un poco más duros, los puedes dejar al sol por unas horas.

También he visto que las mascarillas de guineo pasado, majado, son muy buenas para el tratamiento del acné y -generalmente- para rejuvenecer la piel. Se aplican al rostro por quince minutos al día.

Antes no se usaban cremas ni nada. Se usaba el aceite de coco, se usaban mascarillas de frutas o -si alguien tenía el cutis reseco- se usaban mascarillas de aguacate o de miel de abeja. Se usaba el barro. Y la gente tomaba teses de las raíces del maguey.

En este mismo momento, una amiga de Juanita la llama para decirle que durante la reparación de una carretera cercana, los obreros han tirado docenas de matas de maguey por un barranco. Dejamos la entrevista y -armadas de un machete y varios sacos- acudimos al lugar. En poco tiempo logramos rescatar todas las matas que cabían dentro de mi carro (unas veinte) y las sembramos en el patio de Juanita. Después de un buen almuerzo de bacalao con viandas y ensalada, seguimos conversando.

M: Hábleme un poco sobre otros remedios caseros que está usando actualmente.

Juanita: Soy epiléptica y cuando todavía usaba el Dilantin, descubrí un remedio bien importante. Un efecto secundario de ese producto es que causa mucho picor. Comienza en los pies, y va subiendo. Así que además de tomarme el Dilantin, me habían recetado otra pastilla para el picor. Pero un día decidí que iba a probar otra clase de medicamento.

Entonces dejé los pies en un baldecito con hielo durante veinte minutos. Y ese remedio me resolvió el problema. Pude tumbar las pastillas que usaba para combatir el picor. Muchos vecinos también han tenido éxito con este remedio para la picazón.

M: ¿Deja los pies en un balde con hielo por veinte minutos y nada más?

Juanita: Durante esos veinte minutos, voy haciéndome un masaje, pasándome el hielo hacia arriba, hasta las rodillas. También se puede poner un poco de hielo en unas bolsas plásticas debajo de las rodillas. Mientras tanto, voy tomando un poco de agua con limón y azúcar a gusto. ¡Da tremendos resultados! Y he descubierto que este mismo remedio sirve también para tratar cualquier clase de alergia nasal. Se le han quitado las alergias a muchas personas.

¿Y sabes que he podido controlar la artritis completamente? Me tomo teses de anamú o agua común de tuna fresca todos los días, y me doy baños de plantas todas las semanas.

M: Cuando se da los baños para controlar el dolor de la artritis, ¿qué plantas utiliza?

Juanita: Uso la malagueta, la cebolla con miel rosada, el jengibre y el repollo. Pero el que mejor me ha resultado es el baño a base de la pepa del aguacate. Se guaya y se hierve o se deja en agua con alcohol durante un mes. Después de blandita, se echa en la licuadora con un poco de aceite. Entonces se echa el líquido colado en el baño y esa agua caliente alivia mucho.

¡Los baños son una maravilla! Si me han ayudado con otro problema; que yo padecía de no poder sudar. Era como si por la piel no respirara. Ahora, después de tantos baños de plantas, noto que mi piel sí respira.

M: Según una amiga, los teses de la pepa de aguacate guayada sirven para sacar un empacho y también para tratar la fatiga.

Juanita: A mí me curaron la fatiga de una vez y para siempre cuando yo era bien nena. Cogieron muchas semillas de la mostaza (también le dicen mastuerzo) y las tostaron. Después las molieron y me hicieron "café". Con el café de mostaza me curaron.

Una vez mi hijo Rudi tenía una bronquitis y un jipío, que estaba al borde de la pulmonía. Entonces, a una taza de agua le eché cinco cogollos de café -las hojas bien nuevas-, un diente de ajo y unas semillas de anís. Le hice un té y después de tomárselo, lo abrigué bien abrigado y le puse un cataplasmo de aceite alcanforado y toallas tibias sobre los pulmones. Cuando tenía deseos de expectorar, le iba dando palmaditas por la espalda para que botara lo que había. Y botó un témpano, parecido a los sesos, con muchos rotitos. Eso es lo que tenía en los pulmones. ¡Se parecía a un empacho! Pasó trabajo para botarlo. Pero después se le bajó la fiebre y hasta el sol de hoy no ha vuelto a padecer de eso.

M: Ese cuento de su hijo me recuerda las historias de mi tía Librada, que sacaba los empachos del estómago de los niños con sus santiguos. Ella me decía que a veces los empachos que sacaba ¡tenían hasta pelo! Pero nunca he visto un empacho de esos.

Juanita: ¿Sabes cuál es el mejor remedio para la descomposición del estómago? Las hojas del guanábano. Tú coges y hierves los cinco cogollos de guanábano y una vez tienes el té, te preparas un caramelo con una cucharada de azúcar y una pizca de sal. Es decir, tú vas tostando el azúcar con la sal, y te haces un caramelo. Cuando ya esté hecho se lo echas al té.

Y para el estreñimiento, ¿sabes lo que uso? Los supositorios de aguacate maduro, que también sirven para las hemorroides. Sólo tienes que cortar un pedazo, formar una bolita y ponerla a congelar. Cuando ya tiene su formita, se introduce por el recto. Remedio seguro y bien bueno para los niños.

M: ¿Cuál es su remedio favorito para tratar un catarro, Juanita?

Juanita: Para un catarro, preparas café negro con una cucharada de mantequilla en vez de leche. Te lo tomas y sientes el alivio enseguida. Yo lo he probado, y le he dado esa receta a mucha gente. Todos se curan rápido, hasta los niños.

Las flores de la espuela de galán también se preparaban en teses para tratar el catarro. Alimentan un poco, así que ayudan a sostenerte, algo como las flores de piquete.

M: Bueno, le voy a confesar que tengo dolor de cabeza; será por la tensión de haber guiado tanto en estos días. ¿Qué me recomienda?

Juanita: Una hoja de tabaco caliente sobre un ramito de ruda te quita el dolor de cabeza rápido. Quédate aquí y tómate de la limonada que hice, que voy a buscarte las hojas.

De güiros y caña, maíz y pichones

Pedro "Pellín" Santiago Suárez
Lajas

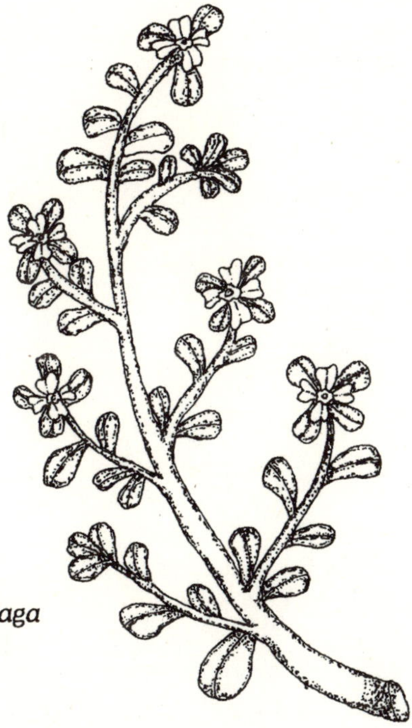

verdolaga

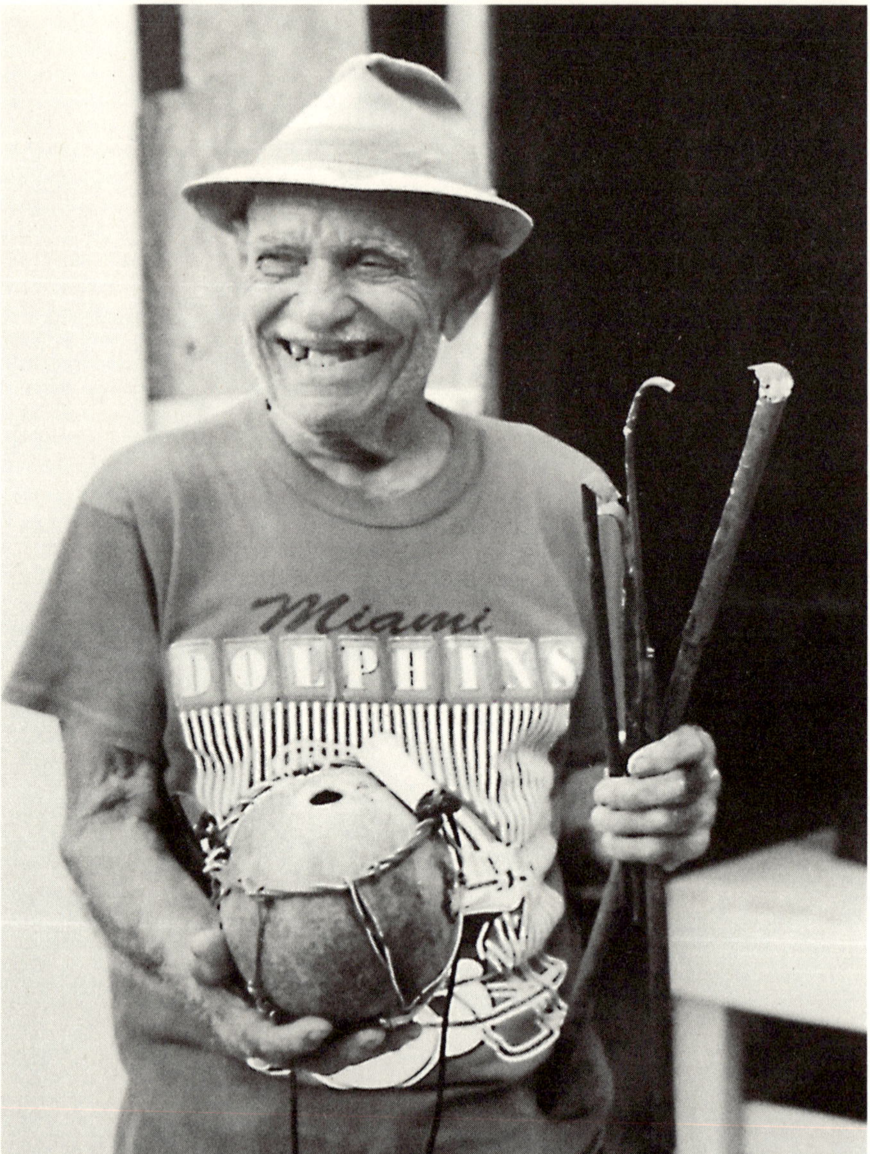

Pellín Santiago Suárez nos muestra un calabazo de higüera y sus herramientas de trabajo.

De güiros y caña, maíz y pichones

Pedro "Pellín" Santiago Suárez
Lajas

Entre la agricultura, la pesca, la construcción y la música, don Pedro Santiago Suárez ha disfrutado de una vida plena en los barrios Papayo y La Parguera de Lajas. Hace amistades con facilidad, pues se deleita en echar cuentos, recetar remedios, y enseñar su colección de artesanía confeccionada con las higüeras que nacen en su patio verde y fresco.

Sus palabras servirán de inspiración para que los agrónomos y agricultores de la región aprendan de él. Porque desde que comenzó a sembrar batatas en el 1914, ha vivido cultivando y cosechando, compenetrado con el suelo lajeño. Pellín está siempre dispuesto a compartir sus valiosos conocimientos para que el pueblo de Puerto Rico conozca mejor su medio ambiente y vuelva a producir su propio alimento en armonía con la naturaleza.

Pellín: Yo nací en el 1910, y de chiquito estuve dos años en la escuela; salí a los nueve años. Tuve que trabajar y trabajar porque la familia mía es grandísima. Nosotros éramos 18 y trabajábamos todos en la agricultura. Los muchachos de tres y cuatro años sembrábamos batata. ¡Y sabíamos!

Lllegué a trabajar en muchos cultivos, de hortalizas y de pasto. He trabajado en la caña, y hasta en la cal he trabajado yo.

El papá mío sembraba maíz para el año. Maíz y calabaza. La calabaza se vendía para Ponce y se ganaban unos chavitos. El maíz iba a parar en un rancho. Allí, a las mazorcas chiquitas se les sacaban las hojas. Entonces, se guardaban esas mazorquitas aparte, para comérselas primero. Se almacenaban las mazorcas grandes con las hojas y tó, que las grandes duran más tiempo.

M: Y los ratones, ¿no hacían escante en el granero?

Pellín: ¡No, si las culebras se los comían! Las culebras se comían las lapas también. Para aquellos tiempos había jicoteas, ¡y muchas! Las culebras y las ardillas* se comían las jicoteas, comenzando por las patas de atrás. Había muchos animales pero no eran plagas en la agricultura.

Excepto el murciélago, que a veces se apoderaba de una casa. Los murciélagos son buenos porque se comen todos esos pajaritos* que vuelan de noche y les hacen daño a las plantas. Pero en las casas, pues la gente siempre loca por eliminarlos. Entonces, se asaban rabos de bacalao y se colocaban por donde los murciélagos se metían. Entonces se iban, ¡y no volvían más nunca!

M: ¿Rabos de bacalao asado? Sería que apestaban.

Pellín: ¡Al contrario! Había gente que se los robaba para comérselos con batata. *(risa)*

El tiempo que yo viví, usted iba a las talas, y en los sitios en donde corría el agua se hacían charcos. Se encontraban a las puercas allí dándoles teta a los lechoncitos. Y usted volteaba esa tala y no hallaba ni una mazorca comida por un cerdo, ¡ni una calabaza!

M: ¿Qué comían esos animales entonces?

Pellín: ¡El secreto está allí! Había un pasto que le decían escoba blanca, y había mucha verdolaga, que nos la comíamos con bacalao guisado. La hoja era grande y gorda y medio cuadrada. En las talas de maíz, esa verdolaga se daba hasta la rodilla. Y había otra mata que le decían el blero que el puerco se la comía.

M: Ese blero es un vegetal de mucha importancia. Se pica y se hierve con un poco de sal; entonces, uno le echa un poquito de aceite de oliva, limón si quiere, y un poquito de ajo o cebolla cruda picadita. ¡Queda riquísimo! De hecho, el blero es la verdadera espinaca criolla, y muchos lo conocen por ese nombre. ¡Y alimenta más que la espinaca comercial! Porque además del hierro que contiene, las hojas son una buena fuente de calcio y otros minerales, y la semilla contiene mucha proteína.

¡De la verdolaga pues, ni hablar! En ensalada es bien buena, con una textura medio crujiente. Contiene muchísima vitamina C. También, como el blero, contiene una buena concentración de calcio y hierro.

Pellín: La verdolaga, el blero y la escoba blanca alimentan tanto que los cerdos no se comían la calabaza ni el maíz. Las puercas parían en las talas y los lechoncitos no dañaban el maíz ni la calabaza. Porque se jartaban de esa yerba. Después iban a la joya* donde el agua corría. Allí se daban un baño y estaban casi todo el día acostaos allí. ¡Vivían bien esos puerquitos! Y por la noche salían a roer esa yerba.

Cuando el maíz estaba en hoja blanca, para sacarlo ya, la verdolaga y el blero llegaban hasta la rodilla. Entonces, por temporadas, se secaban. Cuando la tierra se movía otra vez para sembrar el maíz, volvía y salían.

M: Sé que la verdolaga tiene las raíces muy superficiales, pero las otras matas, ¿no dañaban las siembras de maíz?

Pellín: ¡Qué va! Si el terreno se había preparado muy bien, y para aquel tiempo, llovía mucho.

Allí mismo, en el maíz, también nacían el guingambó y el tomate. La tierra producía una zambumbia. No era una sola cosa como ahora. Yo me comía el guingambó crudo en la tala y el maíz también. Y había una vieja que venía a recoger las semillas de guimbambó y las cargaba en un saco. ¿Y para que cree usted que las quería?

M: ¿No era para sembrarlas?

Pellín: ¡Para tostarlas y preparar un café! Le decían chorote*. También se hacía uno de maíz tostado. Sabe bueno.

M: ¡Y alimentaría bastante! Pero dígame, don Pellín, ¿dónde sembraban el maíz por aquí?

Pellín: ¡Aquí mismo donde estamos! Sembraban los cerros por encima. Todo Lajas era arroz, maíz, habichuelas, calabazas. ¡Hasta Yauco! Porque la calabaza se sembraba en el maíz. Cada cuatro surcos de maíz, había una calle de calabaza. Así tenía espacio para correr y para que pariera. Porque el maíz le sirve de sombra a la calabaza.

Había batata, gandules. En la carretera 116 sembraban papas. Las papas se sembraban con esos ojitos que tienen. Se pican no muy al ras; entonces se siembran esos pedazos y se da la mata.

La tierra en donde crecen las papas tiene que ser bien suelta, mejor preparada que el terreno en donde se siembra el maíz. Porque la papa en terreno apretado no crece.

M: ¿Nunca ha cultivado ñames, don Pellín?

Pellín: Una vez decidí que iba a sembrar ñame en un dron. Le eché basura de hojarasca y después tierra, y más basura y más tierra.

Lo sembré al lado de un palo y después de poco tenía un palo de ñame, con la gunda* y to'.

Ahora, yo había comido mucho ñame, pero nunca lo había sembrado. Así que no sabía bregar. No sabía que el bejuco se seca para el ñame estar. Mientras tiene el tallo verde, no sirve.

Y la vieja quejándose: "Ay bendito, que se me está secando la mata de ñame. ¡Qué mala suerte!" *(risa)* Entonces se secó. Yo decidí sembrar otra cosa allí y le eché agua al dron. Al echarle el agua pude ver el ñame, que había llegado desde la boca del dron hasta el fondo. Yo meneando y meneando, y ese ñame no salía. Hasta que llamé al hijo mío y viramos el dron. Entonces jalamos aquí y jalamos allá. Vimos que al tocar el fondo, ese ñame había buscado la forma de seguir creciendo. Al salir del dron echó dos patas. ¡Sacamos de allí un hombre de ñame! Era tan grande como el dron y se quedaba parado solito sobre las dos patas. *(risa)*

M: ¡Le faltaba poco para poder trabajar a sueldo como ñame con corbata! *(risa de los dos)*

Pellín: Y no le eché ningún abono, ¿sabe? ¡Qué gusto tenía ese ñame! Vino mucha gente a verlo.

M: Usted dice que no le echó abono, pero esa hojarasca que le echó le sirvió de abono. Y hablando de abonos, antes de haber abonos químicos, ¿qué usaban los agricultores de Lajas para alimentar los cultivos?

Pellín: Las reses producían estiércol, que era el abono ideal para la caña. Lo cogíamos por los cercados, y se molía. O nos mandaban al chiquero -en donde se ordeñaban las reses- a recoger el estiércol, y una persona se encargaba de echarle agua para sacarle el orín. Porque el orín de las reses es candela para la caña. ¡La quema! Entonces uno prepara la tierra bien picadita y le pone ese estiércol encima.

M: ¿No se mezclaba con hojas ni con otros materiales?

Pellín: No, sólo el estiércol preparado, que se volvía como tierra.

Una vez, llegué a bregar en un sitio sembrando yerba. Y con el estiércol que yo le echaba, crecía tanta y tanta grama que uno pisaba y no tocaba tierra. *(risa)*

M: ¿Y qué le echaban al maíz para que creciera fuerte y abundante?

Pellín: Nada. La lluvia. Si el terreno estaba preparado, se sembraba el día 6 de agosto, dependiendo de la luna. Porque del 6 de agosto para 'alante, olvídese, que las nubes se rajaban botando agua. Y lluvia y lluvia y lluvia, que se acabó. El maíz comienza a espigar a los 45 días. A los 60 días, a los dos meses, ya nos comíamos las tusitas, ¡y dulces!

Sembrábamos las habichuelas allí en el maíz durante la menguante de noviembre o diciembre. Así producen más y atraen menos insectos. Porque el agua fuerte de septiembre y octubre quema las matas de habichuela. Y si están florecidas, la lluvia les tumba las flores.

Cuando el maíz se secaba, se cortaba y se regaba toda la espiga y la yerba. Entonces, como había tanto terreno, allí se sembraba un cercado de pastar el ganado. Y en donde había pasto para el ganado se sembraba el maíz. Así es que dejábamos descansar la tierra. Y siempre había pasto y siempre había maíz.

M: ¿El maíz no tenía insectos enemigos?

Pellín: Cuando el maíz estaba naciendo, había que espantarle los pájaros. ¡Y mira si son astutos! Cuando la matita estaba ya de tres hojitas o cuatro, que uno la podía arrancar, se le pegaba del tallo un pichón de mazambique*. Entonces, otro se le pegaba del rabo, y otro del rabo del segundo. Formaban una cadena, y arrancaban la mata. Entonces la matita -que no tenía raíz todavía- quedaba suelta. ¡Y los pichones tenían un grano suelto para comer! Por eso, para ese tiempo, uno notaba una manada de pichones, ¡y muchos de ellos se quedaban sin rabos! *(risa)* Eso lo vi yo. Porque yo he espantado pichones en las talas. Esa vida, tan llena de curiosidades, era muy sana.

Le digo que cuando tenía unos diez años, el trabajo mío era moverme entre el maíz, gritando y sonando un fuete, pues los pájaros creían que era un tiro y salían esmandaos.* ¡Cómo me gustaba ese trabajo! Después cobraba diez chavos* todos los días. Llegaba antes de salir el sol y salía para mi casa después de que se ponía.

Esos pichones me velaban trepados en el palo, ¡muchacha! Y no era un pichón ni diez los que se tiraban. Eran cientos. ¡Eran manadas! Y donde se tiraban no se veía la tierra.

M: Así que las aves eran una plaga para el maíz.

Pellín: Los pichones eran plagas solamente hasta que el maíz se aterraba. Después de aterrar el maíz, cosa que se hacía con bueyes, con arao, los pichones daban servicio y hacían falta. Porque si llovía mucho, a la hoja principal del maíz se le metía un gusano que se comía el pimpollo de la mata y lo dañaba. Entonces esos mismos mazambiques venían a comerse los gusanos.

De eso sabemos los agricultores. No los dueños de finca, sino los que trabajábamos en las talas.

M: Mencionó que sembraban dependiendo de la luna. ¿Siempre esperaban la luna menguante para sembrar?

Pellín: ¡Cómo no! Porque si uno siembra la calabaza en luna nueva, coge toda la tala y produce flores. Pero no pare. Las flores y las calabazitas se le caen. Una planta sembrada en otra luna que no sea la menguante coge vicio.

Es más, si seco una planta que se sembró en luna nueva y la guardo, se apolilla. No dura. Hay que sembrar en la menguante.

Hasta la batata se siembra en menguante. Y si usted siembra la yuca en luna nueva, lo que viene son hebras, na' más. Sembrada en menguante, la yuca sale tierna.

M: Así que usted recomienda que el agricultor siembre en menguante siempre.

Pellín: ¡Siempre! Y no es la siembra solamente. Es con los gallos también, porque no se 'escresta ni se 'esbarba un gallo a menos que sea en luna menguante. He bregado con gallos desde la edad de los doce años. He tenido catorce corrales de gallos, todos clasificaos, y los he vendido a 300, 400 y 500 pesos.

M: ¿No les daba ningún alimento especial? ¿Ni cascarón de huevo ni el blero u otras yerbas?

Pellín: Nada. Maíz del país y agua limpia. Porque la calidad del agua es de suprema importancia. Y de vez en cuando, si algún gallo no comía la ración completa, se le daba un poquito de pan con leche para limpiarlo y así darle apetito.

M: Y cuando se enfermaban, ¿cómo los trataba?

Pellín: A cierta gente se les enferman los gallos, pero depende del cuido que usted les dé. Porque yo llevo desde los doce años criando aves y nunca me le ha dado moquillo a un pollo.

Se supone que por la mañana se lave el plato de agua, y se ponga el agua limpia. Porque con el agua podrida, le entra moquillo o le quita las ganas de comer.

Yo les daba sábila. Les sacaba el cristal sin lavarlo. Porque el amargo les mata los parásitos. Lo picaba y se lo comían una vez al mes. Eso les mata el parásito y les purifica la sangre. Les pone la sangre coloraíta.

Y sirve también para la gente. Para limpiar los bronquios a cualquiera, se puede coger la penca mondada, lavarla y picarla. Entonces se hierve con azúcar prieto. Es lo mejor que hay; ¡no hay gripe que la aguante!

O se puede usar la flor de la sábila cuando está bien formada. Se toma en guarapo.

M: Ahora mismo usted mencionó que los parásitos enferman a las aves, y eso me pica la curiosidad sobre otras plagas. Explíqueme sobre cómo bregaban en las talas con insectos dañinos.

Pellín: Había un gusano blanco con la cabeza prieta que se comía la raíz de la caña. Entonces la caña se ponía amarilla y no crecía. ¡Pues, la cal era el remedio! No había que usar ningún veneno.

Quizás por eso es que una pieza de caña daba tantos cortes. No había que sembrar tanto. Si después de cortada, esa caña salía nueva. Muchas piezas de caña aguantaban catorce cortes sin tener que resembrarlas. ¡Una siembra duraba casi catorce años! Porque uno siembra la caña y a los diez meses está con el dulce por dentro. Está de cortar.

Llegué a conocer una pieza que rindió 43 cortes sin tenerla que resembrar. ¡Más de cuarenta años! A mí me decían, allí en la caña: "Nene, si adivinas los años que tiene esta pieza de caña sembrada, te doy este canto de pan". Entonces, yo les decía: "Ese canto de pan, ¡si me lo dieran de comer primero"!

Se reían de mí y me daban el pan. Entonces me decían. ¡Va para 43 cortes!

Antes la caña crecía tan alta, nena. Había muchas variedades: la espuelúa, la listiá, la colorá, la blanca, la Mayagüez, la Java 36, ¡esa era melao, y bien blanditita!

M: ¿Podría hablar un poco sobre sus días trabajando en la central de Guánica?

Pellín: Tenía 16 años cuando fui a trabajar en Guánica. Allí llegué a cortar hasta doce toneladas de caña en un día! Si en Guánica sacaban 120 toneladas por cuerda en un sólo cosecho. ¡Esos eran agricultores! Había unos cañutos (la parte intermedia entre los nudos) que tenían cuarta y media, más de un pie. Porque una cuarta es de nueve pulgadas. ¡Y no había abonos químicos! El estiércol abonaba, y el mismo desyerbo se preparaba y se hacía una tierra tan suelta y tan fina, que alimentaba y retenía el tronco de la caña.

¡En Guánica sí que sabían sembrarla, y en el tiempo indicado! En la primavera, se preparaban los terrenos para la caña con tres cortes. Y cuando era tiempo de surquear, eran unos ocho arados, tirando el surco. Después el bombo venía y hacía el lomo. Guánica era un sitio apropiado para la caña porque allí tenían bombas de riego.

Era un placer ensillar mi yegüita a la una; y a las dos de la mañana estar picando caña. A las once de la mañana ya estaba almorzando aquí con el sueldo del día gano.

Mire, el mayor error que ha cometido el gobierno es cerrar las centrales. ¡Si nosotros aquí consumimos el azúcar y el ron por un tubo y siete llaves! Y en cada central había mucha gente -pero cientos de personas- trabajando. Ahora, ¿a qué se dedica esa gente? Con el problema de la drogadicción que hay, y la gente sin nada que hacer.

M: Y aunque no consumiéramos tanta azúcar, don Pellín, creo que el costo de emplear a esa gente sería mucho menor de lo que nos cuestan el desempleo y la criminalidad.

Pero, ¿qué le pasó a la caña aquí?

Pellín: Destruyeron la caña para echar ganado, porque según decían, el ganado dejaba más. Ahora no hay ni ganado ni caña.

Entonces sembraron arroz. Decían que iban a sacar unos 120 quintales por cuerda. Pero hubo cuerdas en donde no sacaban ni un quintal. Tenían una zanja de agua, y es cierto que el arroz requiere agua, que el agua le corra y que tenga humedez. Pero no tiene que estar en un bache. El agua mató aquel arroz. En sitios más arenosos puede que dé resultado, ¡pero en el anegao! Mejor habrían sembrao sobre cemento. Es que los agrónomos que vinieron no sabían sembrar arroz aquí en Lajas. Ahora dicen que no se puede aquí, pero aquí el arroz se da.

M: Me extraña que no hayan venido a buscarles a usted y otros agricultores experimentados en el cultivo de arroz en este valle.

Pellín: Si yo voy allá a decirles cómo es que se hace, no me escuchan, pues yo aprendí sobre la tierra, y ellos aprendieron en una escuela.

M: Por eso mismo es que sus conocimientos tienen tanto valor. En muchas universidades enseñan técnicas de afuera, y no son las más apropriadas para estas condiciones de clima y de suelo.

¿Cómo se llama la variedad de arroz que se sembraba aquí?

Pellín: Aquí se ha sembrado el Japón, de grano largo. También abundaba el arroz criollo, de grano redondito. ¿Y sabe cómo lo sembrábamos? Pues, el terreno se preparaba: se rompía, y después se le pasaba una yunta de bueyes que jalaban un palo con un gancho, para desbaratar los terrones. Entonces iba la gente con medio saco o con latones de semilla regando ese arroz al voleo. Después el mismo gancho tapaba las semillas.

¡Ahora, el arroz tiene sus trucos! La primera espiga de arroz se maduraba y había que cortarla. Y otra cosa: el arroz requiere agua pero no hay que taparlo de agua. De hecho, en mis tiempos, bastaba con la lluvia que caía; ¡si aquí en La Parguera llovía todos los días!

Crecía tanto y tanto que no salía ni pasto. No había que desyerbarlo. Se estaba el año entero cortando el arroz. Sacaba carros de arroz de cualquier cantito.

Había talas de arroz que se dejaban perder porque los dueños se cansaban de coger arroz. Así que si dicen que el arroz no se puede cultivar en Puerto Rico, yo me río. Porque el problema es que los que vienen no saben sembrar el arroz. Los que sabemos no llevamos el diploma de agrónomo, pero sí sabemos cultivarlo.

Si yo estuviera en condiciones, les diría a los agrónomos que me dieran una cantidad de terreno para yo sembrarlo de arroz y que ellos sembraran en otro. ¡A ver cuál de los dos produce más!

M: ¿Qué haría usted diferente?

Pellín: Pues, la siembra. Yo, lo primero que voy a velar es el tiempo, porque aquí el arroz se siembra en la menguante de agosto. Después, hay que ver que la semilla sea la que sembrábamos aquí antes. Haiga su poquito de agua para echársela cuando hay que echársela, ¡me produce!

M: Usted ha visto muchísimos cambios en su vida.

Pellín: ¡He visto mundos! En el 27 fui a arar y a sembrar caña en Santo Domingo. Y arando, el arao sacaba la batata. Para poder sembrar la caña, quemaron montes, montes cultivados de batata, calabaza, plátano. Nosotros comíamos de las batatas asadas que había en aquellos montes. ¡Y buenas que estaban! *(risa)* Hay quienes dicen que no les gusta ser viejos, pero a mi me gusta ser viejo por lo que he visto.

M: Mis papás dicen que lo mejor sería nacer viejo, con todos los conocimientos de una vida, y después rejuvenecer para poderlos disfrutar.

Pellín: ¡Buena idea! *(risa)* Yo me mantengo joven porque me crié siempre trabajando. Y no me explico una cosa. Con los dos años de escuela que logré, yo le ayudaba a mi hija a hacer sus asignaciones hasta que llegó a ser maestra. Porque hay maestros por allí que no saben sacar cuenta de terrenos por vara. Algo que yo aprendí en la escuela.

M: ¡Válgame! De eso no sé nada y fui a la universidad. ¿Qué es eso de vara?

Pellín: Una vara conuquera mide 92 pulgadas. Hay 25 varas cuadradas en una cuerda. Cincuenta varas de largo con 25 de frente son dos cuerdas. Media cuerda sería doce y media por 25 varas. Me acuerdo de un carpintero que vendía terreno para solares. Una vez, quedó en vender un cuadro -que es la cuarta parte de una cuerda- a cada persona. Entonces, él me midió seis varas y media cuadradas. Eso no es un cuadro. Un cuadro es la cuarta parte, que viene siendo doce y media por doce y media. ¿Se da cuenta del pillo que era?

M: *(Dibujo un cuadro. Lo divido en cuatro, en ocho, y después en dieciseis cuadritos.)* ¡Si ese hombre vendía un dieciseisavo de una cuerda!

Pellín: ¿Sabe cómo se medía con la vara? Uno hincaba la vara aquí y la tiraba. Entonces al otro extremo la hincaba de nuevo y la tiraba. Pero muchos de los que trabajaban por ajuste hacían trampa. En vez de hincar la segunda vara al extremo de la primera, iban robando unos tres o cuatro pies. Pero yo trabajaba en los montes y antes de mandarles a medir, yo medía. Cuando me preguntaban si yo había medido les decía: "¡Qué va, si eso es trabajo de usted"! Así fue que logré encontar a los que me robaban. *(risa)*

En este momento, doña Ana, hija de Pellín, me trae un refresco de frutas y nos reímos de cuentos de "pillerías menores" que hemos presenciado.

M: Don Pellín, entiendo que en sus tiempos había menos plagas de insectos por la gran diversidad de aves y otros animales que existían. Los unos iban eliminando a los otros. Además, había mucha diversidad de cultivos dentro de las talas.

Por eso tengo curiosidad sobre la introducción de los monocultivos en Lajas. Además de la caña, ¿había otros cultivos que se sembraban solos en las talas?

Pellín: El tabaco, y el algodón, que por cierto tenían sus plagas.

Pero también en casa se sembraba tabaco. Y cuando las personas sufrían de dolor de cabeza hasta quedarse casi ciegas del dolor, solían pasar esa hoja de tabaco por una candela y untarle un poco de mentol o belladona o aceite de comer. Entonces, la hoja se ponía sobre la frente o sobre la garganta, y amanecían buenas.

M: Y el algodón, ¿se daba bien en Lajas?

Pellín: El algodón producía aquí ¡que olvídese! Algunos años había hasta dos cosechos, porque cuando daba la parición grande se podaba. Entonces el tronco echaba cuatro o cinco patas de ganchos para arriba y volvía a parir. El gobierno nos compraba ese algodón y lo embarcaba para afuera. Entonces lo pasaban por una máquina que le sacaba las semillas. Después nos las devolvían para seguirla sembrando. Había trenes, y adonde había estaciones se enviaba el algodón empacado en sacos. De allí iba para San Juan y de San Juan para afuera. Estamos hablando de los años veinte.

M: Por lo que he leído, el algodón de Puerto Rico era de primera calidad. Superaba la calidad del norteamericano y a veces se comparaba favorablemente hasta con el algodón de Egipto, que tiene fama de ser el más fino del mundo.

Y hablando de cosas finas, esta mañana hice amistad con un señor de Isabela, y me regaló mucho jengibre del país. Lo cultiva en su cafetal. Tome del que tengo aquí. No sé si se dará aquí, pero está bueno para sembrar.

Pellín: ¡Gracias, mi hija; gracias! Lo voy a sembrar, porque el jengibre se daba aquí. En Sabana Grande se cultivaba en grandes extensiones, oiga y se parecía a la batata de lo grande que era. Las ramas, como si fueran palmitas. Entonces, si era para arroz con dulce, para darle ese buen sabor, se guayaba. Si era para guarapo, se picaba y se hervía, nada más. Y el jengibre es bueno en los bizcochos.

M: Don Pellín, aquí en el patio Ana y usted han creado un ambiente de mucho verdor y frescura. ¡Tantos árboles útiles, y de frutas! Hace mucho tiempo que no veo un palo de granada. ¿Consumen la fruta?

Pellín: Se come, y le voy a contar: antes se usaba la cáscara quemada para curar las llagas de la gente. El polvito de ceniza.

M: Una vez cuando tuve diarrea probé un guarapo de la misma cáscara y rápido me remedió el problema.

Oiga, y aquella mata de maguey está preciosa. ¿La utiliza para preparar remedios?

Pellín: Yo he tenido hasta doce matas de maguey. Cada vez que venía una persona coja, yo jalaba por el machete y cortaba unas cuantas pencas. Se asa la parte gorda de las pencas y después se machaca y se exprime para sacarle el zumo. Se unta ese zumo de maguey en la rodilla. ¡Muchacha, y al otro día sales corriendo! Ese zumo del maguey es la mejor pomada.

Yo tenía esta rodilla que no cabía en el pantalón. A esa matita le saqué tres penquitas y ahora estoy bueno y sano.

La tuna de España también se prepara asando las pencas. Después de cortadas en dos lascas, se aplican sobre el área adolorida. Había pencas tan grandes que ¡parecían guitarras!

M: ¿Crecía mucho bejuco de caro por aquí?

Pellín: ¡Nacía choreto!* Había dondequiera. Pero no me acuerdo de cuándo fue la última vez que vi una mata de caro.

Cuando yo era muchacho, las reses comían una mata que las volvía locas. Los ojos se les ponían bien grandes.

M: Me suena al chamisco. Pues, el chamisco dilata la pupila de los ojos y -como su prima la campana- es alucinógeno. También le dicen "belladona de pobre".

Pellín: Puede haber sido el chamisco. Los muchachos cogían esa vaca enloquecía y la amarraban con ese bejuco, todo alrededor del cuello. Y a los dos días ya estaba buena. Si no se les ponía el caro, no había alambre que las aguantara. Se destasajaban por el monte, se emborujaban en los bejucos y seguían así, día y noche caminando, caminando. No descansaban y a veces se caían por los riscos; muchas veces se hallaban muertas. Se perdían muchas vacas así, y el bejuco de caro ayudaba en esos casos.

M: ¡Qué remedio más interesante! ¿Tiene otras recetas?

Pellín: Cuando uno tiene calentura, se prepara un baño con la verbena, el saraguazo prieto, el cariaquillo y la túa túa. Y se siente nuevo.

Y las hojas y las flores de la manzanilla se usan en guarapos para cualquier dolor.

La esposa mía hacía unos guarapitos más ricos de albahaca con leche. Esa planta trabaja en la sangre, en el corazón, en el apetito y en la parte digestiva. Y no íbamos a los doctores para na'.

M: Con tantos higüeros sembrados aquí, ¡a que usted es artesano!

Pellín: Toda la familia mía hacíamos los coquitos y las ditas. Pero no por ser artesanos, sino porque nos hacían falta los platos. *(risa)*

Una vez padecí de una úlcera en el estómago. Fui donde el doctor y me dijo que viniera a operarme a la otra semana. Pero cuando llegué a casa, había un señor con tres higüeras para que yo le hiciera unas ditas y que cogiera una para mí. Cuando partí la primera, probé la tripa y estaba dulce. Porque estaba madura. Y yo con ese dolor en la boca del estómago. Entonces me chupé un cantito* de la tripa de la higüera y el dolor que sentía en el estómago se me calmó. Y seguí chupando. Al otro día, partí la otra güira y chupé otra vez. Me tragué el jugo de media higüera, ¿sabes? Y esa noche dormí como un general, gracias a Dios. Entonces, a los dos o tres días cogí la otra higüera y volví a chupar. Y me sentía bien. Cada vez que partía una higüera madura me chupaba un cantito.

A los tres meses, me levanté de noche y me tiré a ver a los gallos porque había un gato allí molestando. Y me vino una náusea. Boté una baba blanca, ¡diablo! Y boté algo parecido a la cáscara que echa la semilla de aguacate. Esa fue la úlcera que boté y nunca volví a sufrir de eso.

M: ¿Sabe de otras personas que se hayan curado de una úlcera comiéndose la tripa de la higüera?

Pellín: De eso le voy a contar, que es un cuento largo. Un día vino a verme un matrimonio, pues el muchacho había jugado gallos conmigo y llegó aquí cojo. Tenía la pata bien pesá, bien hinchada con esas llaguitas colorás. La señora lo aguantaba por un brazo.

Entonces cogí el caldero de hervir matas y fui y corté un mazo de túa túa. Herví esa mata bien hervida y le dí del agua para lavarse la pata con esa agua tibiecita. El sintió alivio y se puso bien contento. Entonces corté un mazo de la mata y se lo dí. Le expliqué lo que tenía que hacer: "Mañana, vas a quemar un poco de la hoja de esta mata, la túa túa. Y te vas poniendo esa ceniza sobre la llaga".

Pues ese hombre se ha llevado hasta el agua que le había preparado para lavarse.

M: Es la primera vez que escucho que la ceniza de túa túa cura llagas. ¿Cómo lo descubrió?

Pellín: Yo tuve una llaga en la pierna durante doce años. Un domingo del 34, la mai mía me mandó a buscar una carga 'e leña. Pero yo, por venir ligero para acostarme en la hamaca -porque trabajaba todos los días- atreché por un cercado y estaba la túa túa que no daba paso. Yo me porfiaba, y enredao en bejucos me vine abajo por la zanja con toda esa carga 'e leña, ¡y no podía pararme! Un bejuco me mondó la llaga y corrió un chorro de sangre negra. ¡Ay, qué dolor!

Entonces, miré para arriba. De las matas descocotás de túa túa, bajaban unas gotitas que me refrescaban la llaga. Cada vez sentía menos dolor y menos dolor. Hasta que pude pararme y cargar la leña de nuevo. Entonces me quedé mirando las matas de túa túa, las mismas que había tumbao cuando me caí. Arranqué un paquete y me lo llevé. En casa tiré la carga 'e leña y me esmandé para el fogón con esas hojas. ¡Capricho mío, porque nadie me lo había dicho! Me puse a quemar esas hojas y me puse el polvito sobre las llagas. Y ese polvo me ha quitado el dolor que sentía. ¿Y sabe qué? Al otro día amanecí y la llaga tan grande y fea, esa llaga que había aguantado por tantos años, se veía chiquitita, casi cerrada. Y me dije: "Aquí está el remedio para cualquiera que tenga una llaga".

M: Entonces, ¿aquel señor se curó con el remedio de las cenizas de la túa túa?

Pellín: Ahora viene el cuento. Porque entonces le dije a la mujer: "Qué te pasa?" Porque ella tenía los ojos bien tristes. Y me dijo: "Ay don Pellín, si tengo un dolor aquí tan grande en la boca del estómago. ¿Qué será?"

Le dije: "Será lo mismo que yo tenía: una úlcera".

Entonces ella: "¡Ay, Vingen! ¡Habrá que operarme!"

Yo le dije: "Pero estate quietecita, que aquí está el doctor que receta y mata". *(risa)* Entonces le di una botella del zumo de la higüera que yo tenía preprará. Le dije que se bebiera un buche, y después otro buche cuando llegara a su casa, y otro buche en la mañana. Que se lo siguiera bebiendo, que el resultado me lo iba a decir después.

Como ella estaba principiando, esa misma semana me vinieron a decir que se habían curado los dos. El hombre corriendo y ella tan contenta. Riéndose los dos y retozando: "Ay don Pellín, ¡qué maravilla la curación"!

M: Para preparar el remedio para la úlcera, ¿se puede usar una higüera de cualquier tamaño?

Pellín: Es mejor usar las grandes.

Antes se cogía una higüera grande y se le abría una boquita como la que le abro para hacer mis calabazos. Por allí echaban clavos dulces y canela, también flores de alhucema. Entonces, tapaban la higüera y la ponían a hervir. Se cocinaba por dentro, y quedaba con el sabor a esas especias. Entonces partían la higüera, y la persona que tenía fatiga o cualquier afección de los bronquios iba consumiendo de ese líquido.

No sólo eso sino que la higüera te pone el pelo negrecito. Te untas la tripa o te das unos masajitos del cuero cabelludo, ¡y te nace el pelo negro!

M: Cuando la gente se entere, podrá montar tremendo negocio. ¡Piense en todas las personas que gastan una fortuna todos los años cubriéndose las canas! *(risa de los dos)*

Ahora que estoy viendo tantos güiros en su patio y adornando su hogar, le voy a confesar que cuando me mudé a Puerto Rico no sabía tocar el güiro. Pero siempre mantenía un güiro en el carro, y cuando había tapón de tránsito, ponía una cinta de música bien chévere, y ¡a tocar el güiro! No sólo aprendí a tocar, sino a bajarme las tensiones. No me aburro en ningún tapón, ¿oyó?

Pellín: *(risa)* A usted le voy a regalar un güiro que tengo aquí. Tome.

M: Es un honor recibirlo. Las rayas son bastante finas. ¿Qué utiliza para rayar los güiros?

Pellín: Uso una segueta. Cuando una hoja de segueta ya no sirve, la parto y rayo los güiros con un cantito, nada más. Porque si la uso entera, daño el güiro.

Para limpiar el güiro, uso uno de estos mil embelecos que tengo aquí. *(Me enseña sus herramientas de trabajo.)* Si es para un calabazo, se usa el gancho para darle la vuelta por dentro.

M: ¿Cómo sabe cuándo la higüera está madura?

Pellín: A veces se caen, pero también se sabe por el color. Para preparar el calabazo, la higüera debe estar madura pero virgencita como ésta, que no lleva mucho tiempo tirada sobre la tierra. Debe ponerse a secar en un sitio cubierto. Cuando las tripas suenan, se hace el boquete y se raspa por dentro con los ganchos. Entonces se le echa unas piedras de gravilla como las que tengo aquí para menearlas bien duro. Así se va despegando todo.

M: Si vengo un día con una higüera, ¿me enseñará a prepararla?

Pellín: ¡Con mucho gusto! La gente de antes usaba el agua del calabazo como aguas medicinales. Y el casco conserva el gustito de la higüera. Si tiene gripe, se la saca, y otras enfermedades también. Y no ponga el calabazo en la nevera. El agua se mantiene fría y rica. Si de la nevera se toma un vaso de agua fría, ¡de la higüera se toman dos o tres! Porque es un frío agradable, ¡y después con ese gustito de la higüera, y tan medicinal que es!

M: Un día quisiera venir acompañada de un amigo agricultor que tiene una gran colección de calabazos y ditas. También siembra hortalizas sin químicos. ¡Todo se le da riquísimo!

Pellín: No hay necesidad de usar los químicos. ¡Sí están matando a la gente! Antes usted cogía unos cuantos tomates y pimientos y los ponía en la nevera. Después de estar un mes allí, todavía sabían frescos. Hoy día uno deja los tomates y los pimientos en la nevera y se vuelven agua. No sirven. ¡Y el sabor! Antes, la calabaza era bien pastosa, sequecita, ¡y más dulce! Ahora, la calabaza es toda agua.

Una calabaza cultivada sin abono, ¡me la compro aunque cueste diez pesos! Pero no compro una calabaza cultivada con abono químico. Yo he visto calabazas que tienen matas enteras adentro porque con el agua que traen por dentro, ¡han germinado las semillas!

M: Bueno, don Pellín, la próxima vez que venga, le traeré una calabaza de la finca de mi amigo, y unos chayotes sequecitos que le van a encantar.

Pellín: Está bien, está bien. *(risa)* ¡Que Dios me la cuide!

Curando con plantas, una vela y un chavito

Mariana Cruz Vázquez

Cidra

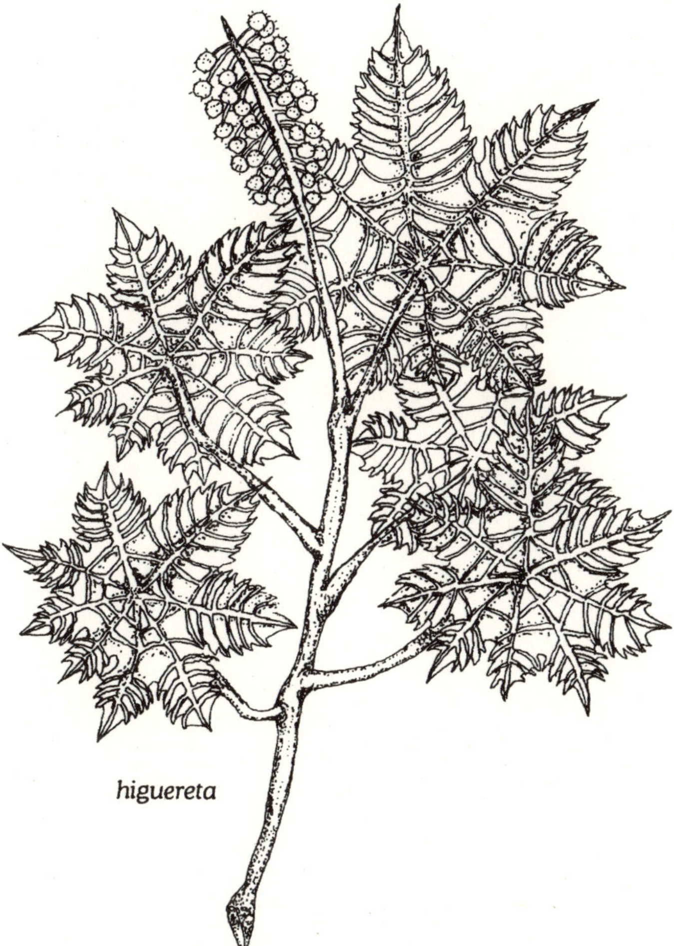

higuereta

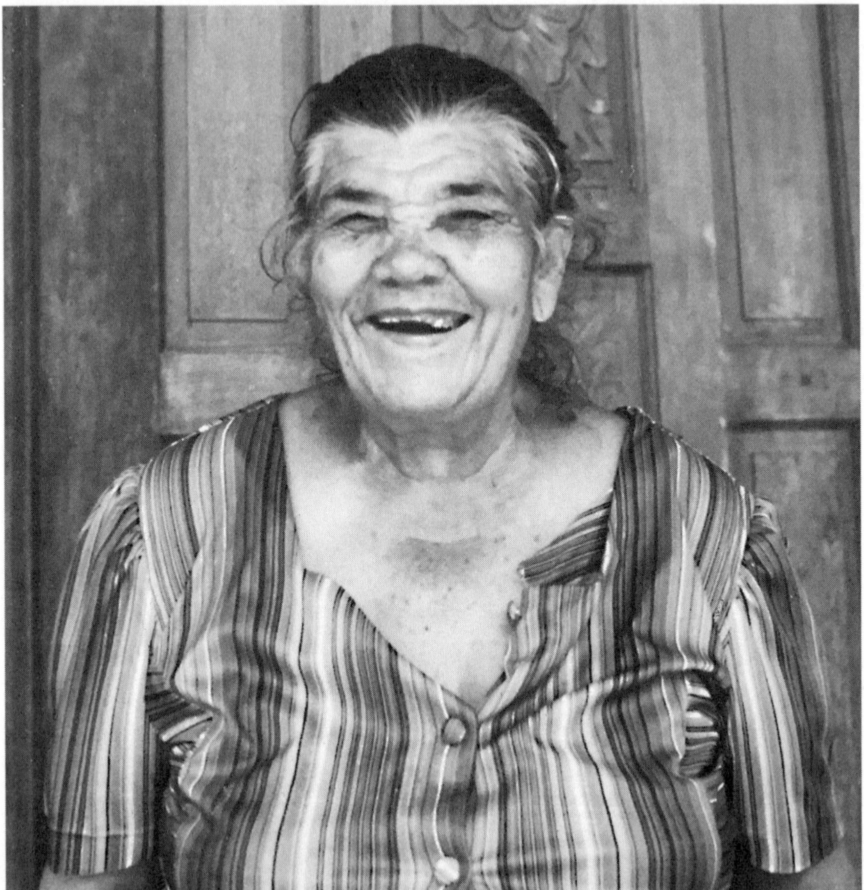

Mariana Cruz Vázquez nos saluda.

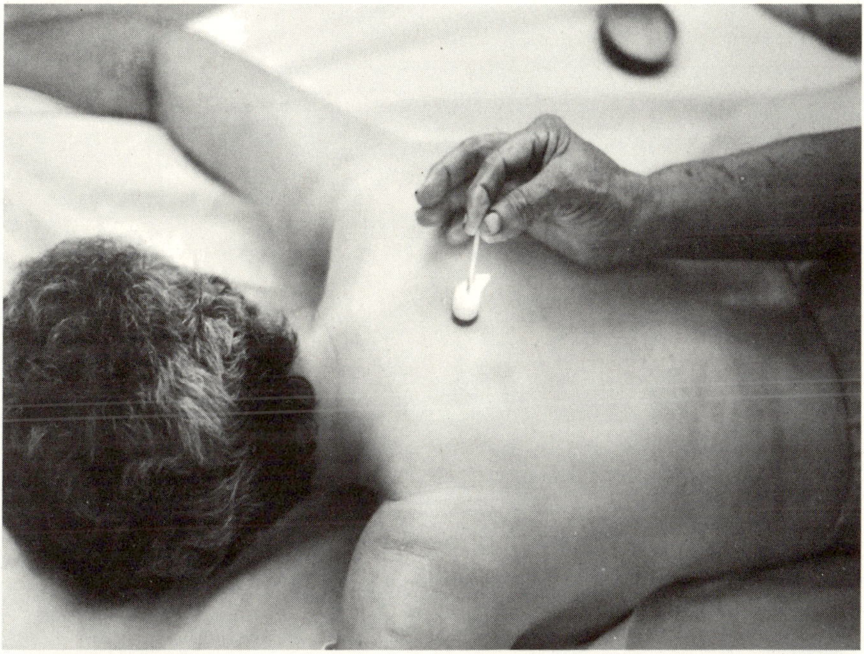

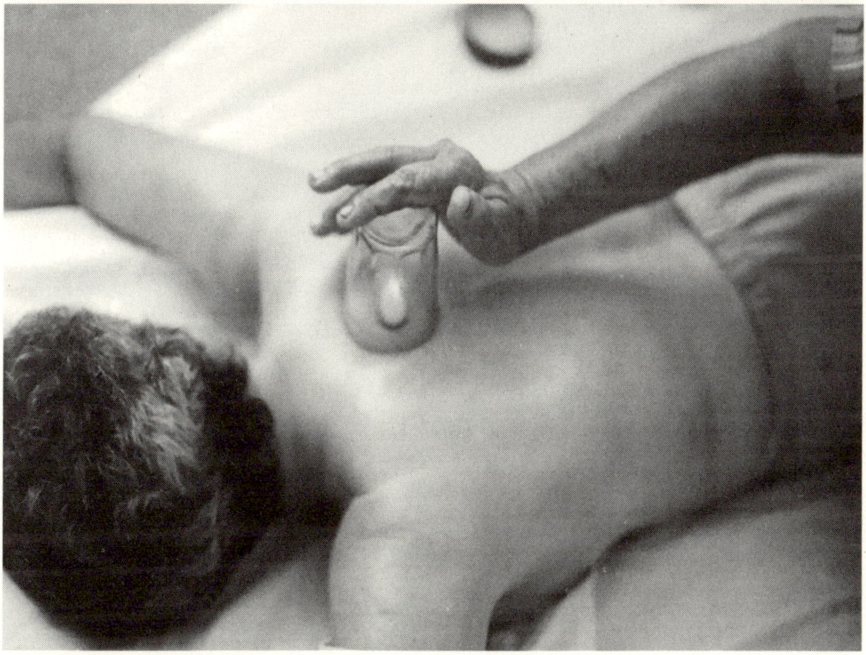

Entre oraciones, Mariana coloca el chavo, prende la vela y pone el vaso boca abajo. La llama chupa el aire en el vaso, formando un chupón o ventosa.

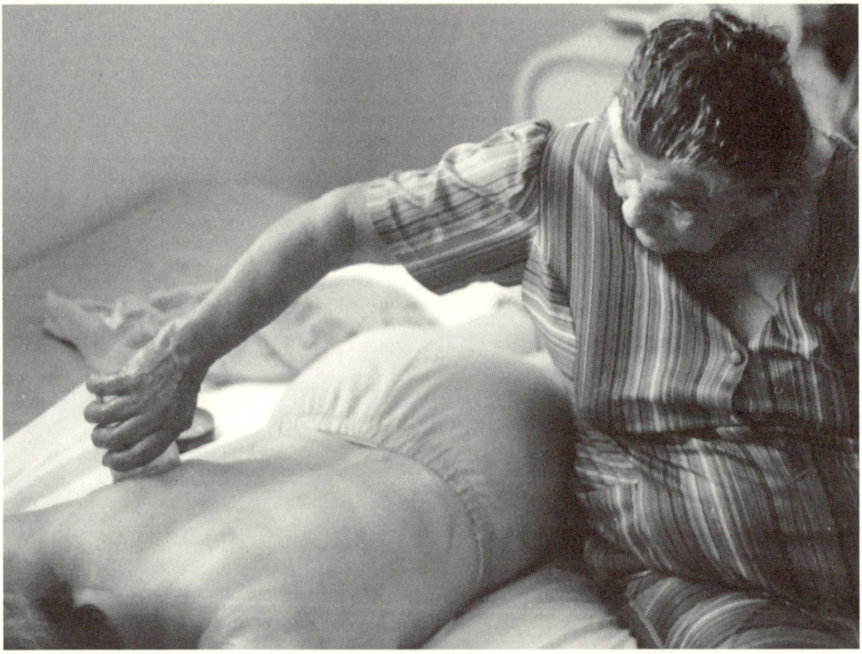

Mariana Cruz Vázquez ofrece una terapia con su ventosa.

Curando con plantas, una vela y un chavito*

Mariana Cruz Vázquez
Cidra

Doña Mariana Cruz Vázquez es una mujer bien conocida y respetada en el Barrio Rabanal, donde reside con tres hijos adultos no videntes. Su casa está adornada por numerosas plantas bellas y útiles: la pavona, la malva, la pascua, la playera, la ruda, la yerba buena, el tilo y muchas más. Con gusto comparte su saber enciclopédico sobre las plantas medicinales. Además, ofrece masajes especiales para aliviar tensiones y espasmos musculares.

Antes de ofrecer este tratamiento, conocido a través de América Latina como "sobo de ventosas", recita una oración que refleja la humildad del ser humano ante una fuerza curativa mucho mayor que él. El estado de conciencia logrado a través del rezo le permite ver más allá de lo que podría percibir en su estado de conciencia normal, y así acertar tanto en las recetas que administra como en las manipulaciones físicas del paciente. La primera vez que conocí a doña Mariana y sus hijos, me acompañaron Vivian Morales y Juanita García Torres, amigas cidreñas. Mariana y sus hijos Juancho, Agüildo y Norma nos atendieron con la hospitalidad que los caracteriza. Juanita, por su parte, recibió un tratamiento de ventosa que le alivió un dolor persistente en el cuello.

Mariana: Les voy a decir que en la capacidad que yo tengo, lo que he luchao, lo que he trabajao, ¡ustedes no se imaginan! Me crié en Río Abajo y he sabido halar la piqueta* como un varón con una yunta de bueyes. Si he sembrado arroz, maíz, habichuelas, ñame, yuca, calabaza, y flores, que me gustan. Y he sacado ron de muchas frutas diferentes. ¡He hecho de todo! Tuve 17 hijos. Se me han muerto ocho y me quedan nueve. Viven conmigo los no videntes, y ahora estoy luchando con ellos y con mi decaimiento.

Yo siempre he santiguao; todavía vienen a verme. Y no es por espiritista. Soy católica y creo en la Santísima Virgen. Pero le hago el favor a todito el mundo. Doy sobos. Les pido sólo que me traigan un poco de manteca de ubre* o unos chavitos para las velas que uso.

Hay gente que no cree en nada de eso. Pero para un dolor de pasmo, un pasmo muscular, la vela y el chavo curan. Porque las carnes se agotan. Se inflaman los tendones. Y el sobo de ventosa alivia las tensiones.

M: ¿Cómo es el masaje de ventosa, doña Mariana?

Mariana: Primero paso la manteca de ubre por la espalda, y pongo un chavito prieto cerca del sitio donde le duele a la persona. Entonces prendo un cabito de vela y lo coloco sobre el chavito. Pongo el vaso boca abajo sobre la vela. Cuando se apaga, el vaso chupa el aire y la carne también. Se hace un vacío. Saca los gases de adentro para afuera.

Poco a poco voy pasando el vaso por el cuerpo tres veces, y uno siente un alivio tremendo. Entonces le paso unas toallas bien calientes. Después de abrir esos poros así, le sobo con un alcoholado que yo preparo con la cáscara blanca de la yuca, alcanfor, mentol cristal, fideillo, jengibre amargo, nuez moscada y otras plantas también. Finalmente, le paso Vicks, ¡y sale bien relajadito de aquí! Vienen de San Juan y de Servicios Sociales del pueblo a recibir los sobos. Es la fe que tengo para hacer las cosas. A veces vienen bien malitos y salen aliviaos.

M: Juanita lleva tiempo con un espasmo muscular en el hombro. Si está dispuesta, ¿podríamos observar cómo da el sobo de ventosa?

Mariana: ¡Cómo no, mis hijas! ¡Cómo no!

Durante la próxima media hora doña Mariana preparó la alcoba y sus toallas para darle el tratamiento a Juanita. Vivian y yo nos quedamos a su lado, silenciosas, concientes del honor que se nos había conferido. Antes de comenzar el trabajo, Mariana pronunció la siguiente oración:

"Señor, te presento a mi hermana Juanita. Tu sabes, Señor, que yo no puedo hacer nada por ella. Pero espero que pongas tu santa mano aquí sobre este dolor que tiene mi hermana y reprendas este espíritu de enfermedad. Porque tú, Señor, eres el único, el doctor de los doctores, nuestro amparo poderoso. Tú eres nuestra ternura y nuestra esperanza. Sin tí nada somos, Señor. Yo espero que tengas misericordia y levantes a mi hermana de cualquier caída, de cualquier dolor, de cualquier debilidad que tenga, como tú levantaste a Lázaro después de muerto. Porque yo tengo una fe viva, y tú me diste tu santa palabra de que si nosotros tuviéramos la fe como un granito de mostaza podremos ir a aquel monte santo y a todo dolor decirle: "quítate de ahí". Y se quitaría. Con esa fe pongo estas manos sobre mi hermana esperando que tengas misericordia de ella y que tú le dejes libre de cualquier enfermedad. Y le santiguo en el nombre del Padre, el Hijo y el Espíritu Santo, Amén".

Doña Mariana trabaja en silencio y termina con otra oración. Entonces se dirige a nosotras:

A veces estoy aquí una hora dando masaje: de todo el cuerpo: los hombros, los riñones, todo con la manteca de ubre.

Juanita: ¡Lo que se han perdido ustedes! *(risa de todas)*

Salimos del cuarto y entramos en la sala para tomarnos unos refrescos y comer galletas "María".

Juanita: Mariana, ¿recuerda que antes cuando la seca, es decir, cuando una herida se secaba, dejaba como si fuera una glándula? Se cogía con la manteca de ubre y se curaba la seca con eso. Pero como parte del proceso se cogía un cigarro, se pasaba cuatro veces así por debajo del sitio y se decía . . . ¿Cómo era?

Mariana: "San Millín y San Millán, juntos por un camino van. San Millín le dice: San Millán, ¡quítame esta seca que no puedo andar"!

Para tratar una llaga fea, se coge la yerba cangá y se lava bien lavaíta. Después se machaca. Se le saca el zumo y se echa el zumo sobre la llaguita o sobre la lepra. La yerba cangá y la yerba de tajo también, que las dos sirven para las llagas malas, hasta en los caballos.

Para una llaga que "no tiene remedio", también se puede usar el bejuco de caro. Lo coges y le partes los cañutos . . .

Juancho: El cañuto es el tallo.

Mariana: Sí. Después echas los pedacitos en un sartén y los haces polvo. Ese polvo tú se lo puedes echar sobre esa llaga. Y con ese mismo bejuco hacíamos los canastos de recoger café. Se coge y se tuerce y se va pasando de lado y lado, de lado y lado para ir formando los sombreros o las canastas. He hecho canastas de caro y de las fibras del palo de emajagua que había en los montes.

M: Hablando de palos, Mariana, le tengo una pregunta sobre el uso medicinal del comején que destruye los árboles debilitados. Un amigo se curó de un espasmo muscular en la cara tomando teses* de comején vivo, y sobándose la cara con el té.

Mariana: Para un pasmo muscular de la cara, sí se usa el comején. Pero eso de tomárselo en teses no es para todo el mundo. El comején tomado así puede dañar el hígado. Es mejor hervirlo y respirar el vapor. En algunos sitios lo ponen debajo de la cama. Entonces el vapor va subiendo y uno lo va respirando.

M: ¡El comején debe ser más caliente que el mismo diablo!

Mariana: ¡Sí, mi'ja! La higuereta es otra planta caliente de mucha importancia. Escuchen. Cuando los senos se hinchan demasiado después de una mujer dar a luz, uno coge el cañuto de la higuereta, que es hueco por dentro. Uno va cortando el cañuto y hace un rosario. Entonces, se lo pone sobre los pechos. Enseguida va fluyendo la leche, y se le baja la hinchazón. El rosario de los cañutos de higuereta le alivia el dolor.

Cuando uno tiene diarrea, son buenos los cogollos del guayabo. Si es para un bebé se le dan los guarapitos hechos con un cogollito de guayaba y una hoja de túa túa o una de guanábana.

Y la cáscara de granada sirve para las churras. También fortalece el corazón, pero estriñe.

M: ¡El remedio perfecto para un paciente del corazón que se encuentre con la correncia*!

Mariana: Oye, ¡qué picúa, ésta! *(risa de todos)*

M: Y el poleo, doña Mariana. ¿Lo utiliza para tratar la descomposición del estómago?

Mariana: El poleo es una cosa tan y tan importante para el estómago, pero la gente lo mata por ignorancia. Para los vómitos, doy teses de poleo con una hoja de guanábana, una hoja de túa túa, y la paletaria. Y se quitan.

Vivian: Me interesa saber sobre tratamientos para inflamaciones de la matriz. ¿Ha tenido que tratar esa condición alguna vez?

Mariana: Para las irritaciones, te tomas los teses de manzanilla, y te preparas un baño. Hierves hojas de malva y cogollos de jobo; luego los dejas enfriar un poco. Antes de sentarte en ese baño colado, le echas un poquito de bicarbonato y un poquito de vinagre. Ese baño refresca.

Y otra cosa te voy a decir. Algunos dicen que el moriviví hace daño, ¡pero escuchen! Para las mujeres que tienen el vientre bien hinchado, pues coges bastantes raíces de moriviví, una berenjena de comer mondada, muchas raíces de hidionda y bastante anís de estrella. Se hierve todo eso en un galón de agua. Entonces, se deja en la nevera y se va tomando poco a poco. Esa mezcla le ha ayudado a una amiga que parecía que iba a parir gemelos, y era que el vientre se le había llenado de gases. Entonces, como no se había atendido, le vino la hidropesía y se hinchó. Pero esa fórmula le bajó la barriga y le alivió la hidropesía.

Juanita: Y para la fatiga, doña Mariana. ¿Cuál es su remedio favorito?

Mariana: Se puede tostar el achiote, molerlo y después hervirlo como si fuera un té. Mezclado con miel de abeja y un poco de aceite de bacalao, es una buena medicina para el asma.

¡Pero, tanto hablar sobre plantas! ¿No quieren ver las mías?

La voz unánime del sí anima a Mariana, que comienza la excursión halagando a una de las plantas más humildes del patio.

Mariana: ¡Miren, si hasta el cohitre es medicinal! Es una mata bien refrescante y se toma en tisanas para bajar la fiebre. Tú lo lavas bien lavaíto, lo estrujas, y lo dejas en el agua. Al otro día está lista esa agua para tomar.

Vivian: Y este bejuquito, ¿es medicinal?

Mariana: ¡La sueldaconsuelda! Es lo mejor que ha venido para el dolor en las coyunturas. La raíz es pegajosa como el chicle. La machacas bien machacaíta y se te queda pegada. La sueldaconsuelda se puede usar para sobos también. A falta del ñame*, se puede usar la hoja mezclada con un poco de aceite.

Esa misma planta también sirve para tratar un tumor o un quiste. Se le coloca encima la hoja caliente con un poquito de aceite de comer.

Y el anamú, que ni los chivos se lo comen, pues se hierven las hojas con llantén y las flores de claveles de muerto para el cáncer. Se toman los teses.

Entonces, cuando uno tiene los tendones afligidos, se puede hacer un cataplasmo de anamú machacado con agua maravilla. Lo amarras con una venda, le pones una bolsa caliente encima, y te lo dejas por la noche. Verás que se te aflojan los tendones.

Arrancamos un par de hojas del "fragante" anamú para oler su penetrante esencia. Entonces, el juego de colores de la sanguinaria nos llama la atención.

Mariana: La sanguinaria es muy buena para la circulación, ¿saben? ¡Y la mostaza! Cuando una persona va perdiendo la circulación en los pies, se hierven las hojas de la sanguinaria con la planta de mostaza para hacerle una sangría, un baño de las rodillas para abajo. Se puede echar el anamú también. Entonces la persona deja las piernas en esa agua tibia, y ¡tan buena que es para la circulación!

M: ¿Qué otros baños usa usted?

Mariana: Si hay un palo de sándalo al este de tu casa, vas adonde él por siete días. Tiene que estar en el este, por donde sale el sol. Hierves las hojas y te bañas con el agua por siete días. Los baños de sándalo traen la buena suerte, y eso lo he vivido.

También, después de haber comido algo que deje el estómago bien pesado, el té de las hojas de sándalo te deja bien chévere. Es bien bueno para la digestión.

M: Allí está el higuillo oloroso. Me han dicho que las hojas en baños y sangrías sirven para estimular la circulación y calmar los dolores musculares. Pero ¿se pueden tomar en teses también?

Mariana: Cuando una mujer sufre un embarazo difícil, los teses de higuillo oloroso aguantan el bebé y detienen la hemorragia. Se hierven las hojas con cáscaras de camarón y se toma el líquido.

M: He oído hablar mucho del remedio del cascarón de camarón para detener hemorragias. Además, es una buena fuente de calcio, porque aunque se encuentra en la parte externa del animal, es su esqueleto.

Conocí a un muchacho colombiano cuya madre lavaba, secaba y molía cascarones de huevos. Entonces, le echaba el polvo del cascarón molido a la comida como suplemento de calcio. Lo usaba como si fuera sal. Otra amiga me sugirió que echara huesos o cascarones de huevo en vinagre para que el ácido del vinagre disolviera el calcio. Así lo hago, y echo un poco de ese vinagre en mis ensaladas. Pierde algo de su acidez, pero sirve también como suplemento de calcio.

Mariana: ¡Qué idea!

¿Sabían que la tuna sirve para comer y también para el dolor de la vejiga? Yo me la tomo en tisanas.

Y se puede usar hasta en enemas, después de hervida. La hierves con un poco de verdolaga. Cuando tienes tres o cuatro tazas del líquido a temperatura ambiente, le echas un poquito de jabón de Castilla, un chispín de azúcar negra . . .
¡y tremenda enema tienes!

También uso la malva para enemas porque es babosa. Es buena para el estómago.

M: La tuna picada y dejada en agua es mi remedio para el estreñimiento. Me gusta porque no es purgante; no causa malestar alguno. Solamente que la fibra de la tuna va concentrando el agua en los intestinos. Después de un tiempito, uno deposita ¡tamaño culebrón! (*risa de todas*).

Otras veces me como las pencas nuevas cortadas, crudas, en ensalada. Entre la fibra y las vitaminas que contiene, me hace mucho bien. Y los mejicanos lo saben. Ellos la llaman "nopal" y en su país es un vegetal de primera importancia. Hasta en Nueva York se conoce. Allí, uno pide una ensalada con un poco de nopal y le cobran bien, bien caro. ¡Siendo la humilde tuna!

Mariana: La violeta ahora está escasa, pero con un poco de cariaquillo es muy buena cuando uno tiene una tos fuerte. Se hierven las hojas de violeta -o, si no las hay, se puede usar la flor de la amapola- con unas pocas flores de cariaquillo, y si tienes un poco de jengibre dulce y mantequilla, mejor todavía. Esos teses te quitan la tos enseguida.

M: Y esta mata con la florecita blanca. ¿Es la artemisa?

Mariana: Esa es la altamisa, ¡y es amarga! Hervida es muy buena para alejar los piojos. Sólo hay que lavar la cabeza de la persona con esa agua verde y envolvérsela con una toalla.

Vivian: ¿Qué tiene doña Mariana para la alta presión?

Mariana: No la tengo aquí, pero la doradilla -el helecho- es lo mejor para bajar la presión. La flor de la emajagua también baja la presión. Se hace un té, y si quieres, échale unas pocas hojas de naranjo. Para ver los resultados, hay que tomarse una taza dos veces al día.

Juanita: Es decir, ¡no hay cosa que usted no sepa remediar!

Mariana: No sé de todo, pero sé de muchas cosas. ¡Hasta sé cantar!

Había una clavellina
que el patio adornaba.
La Virgen María
fabrica su cama.
San José nos habla:
Ustedes se acuestan,
pero tengan en cuenta
que al cantar el gallo
se verán los tallos,
¡amigos! de árboles y yerba.

La tala sin venenos, el gallinero sin guaraguaos

Pablo Díaz Cuadrado

Orocovis

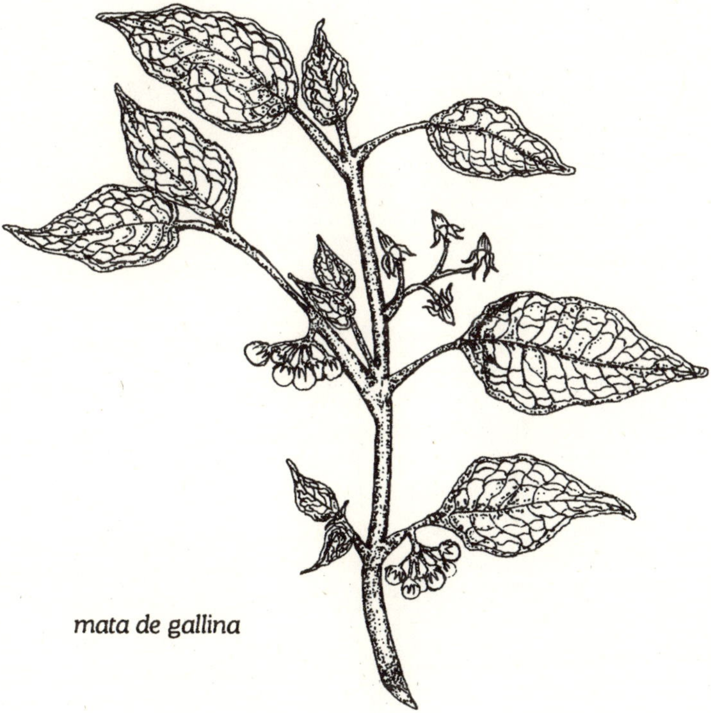

mata de gallina

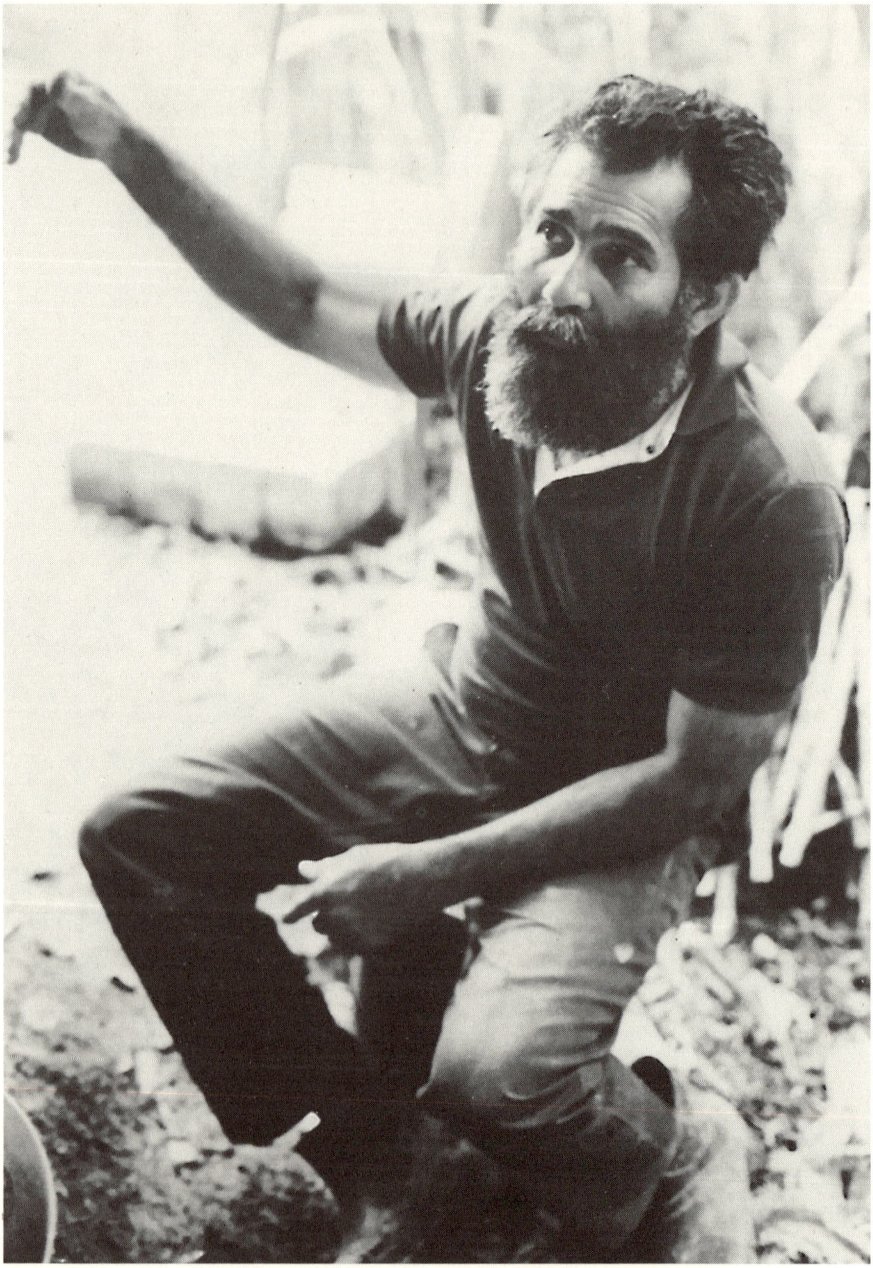

Pablo Díaz Cuadrado nos cuenta sobre sus abejas.

La tala sin venenos, el gallinero sin guaraguaos*

Pablo Díaz Cuadrado

Orocovis

Pablo Díaz Cuadrado mantiene 20 colmenas de abejas y cultiva ocho cuerdas de café bajo la rica sombra de tabonucos, palmas de sierra, árboles cítricos y leguminosos, y matas de guineo. También se dedica a cultivar hortalizas utilizando técnicas de agricultura orgánicas; es decir, sin el uso de abonos químicos, plaguicidas o yerbicidas.

Gran observador de la naturaleza, colabora con ella para cultivar maíz, calabaza, habichuelas y habas, gandules, pimientos y ajíes, tomates grandes y de los pequeños "de letrina", apio, yautía, batata, yuca, malanga, caña de azúcar, plátano, repollo, cebollines, y gran variedad de plantas culinarias y medicinales como la chincha (el cilantrillo), el recao, el poleo, la menta, el orégano y la mata de gallina.

Sus hortalizas crecen en una montaña de Matrullas, donde saludan el sol de la madrugada y reciben las copiosas lluvias de la tarde orocoveña. Un alegre ambiente de jardín caracteriza esta parte de la finca, cuya pendiente se ve interrumpida por atractivos escalones y terrazas de manejo que disminuyen la erosión y facilitan el cuidado de las plantas.

Socio de la Asociación de Agricultores de Puerto Rico, Pablo comparte con agricultores y jóvenes del área a través de su trabajo voluntario con el Servicio de Extensión Agrícola y el Club 4-H. Cree aspasionadamente en la importancia de la agricultura para el bienestar económico, cultural y espiritual de Puerto Rico.

El modelo agrícola que nos describe representa una fuente de alimentos de primera calidad. Como punto de partida para la educación ambiental, este mismo modelo nos enseña a reconocer y respetar la infinita sabiduría de nuestra madre naturaleza.

M: Usted lleva unos veinte años como agricultor. ¿Qué anhela hacer a través de la agricultura?

Pablo: Quiero tener la oportunidad de crecer y hacer crecer. Quien produce carros depende de que le saquen los metales de la tierra, de que le fabriquen los plásticos que se confeccionan del petróleo, que también hay que sacarlo de la tierra. Y al fin y al cabo, no multiplica nada. No crece nada. En cambio el agricultor tira una semilla y le saca un quintal. ¡Y la gente come!

La comida es lo que nos mantiene. Aparte del aire que respiramos y del agua que tomamos, nada tiene más importancia que el alimento. ¿Y quién lo produce? ¡El agricultor! Por eso digo que la agricultura debe ser la primera fuente de capital y de mano de obra que tengamos en el planeta.

M: Mucha gente, inclusive el gobierno de Puerto Rico, piensa que volver a la agricultura sería dar un paso hacia atrás.

Pablo: Mira, Benedetti. Se necesitan vehículos y se necesita progreso. Porque lo más grande es que me saquen un diente sin que me duela. *(risa)* Así que yo adoro el progreso. Pero hay que dirigirse hacia el buen uso de todo y decidir qué tipo de progreso es el más apropiado para este país. Porque, hablando honradamente, un "progreso" que nos enriquece hoy para empobrecernos mañana es un verdadero atraso.

Cada año, hay más gente y menos agricultores. Es que no valoramos al agricultor como se debe. Muchas veces los agricultores mismos no se dan cuenta de su valor, porque han heredado su vocación y quizás no han tenido otra salida. Otros sienten el llamado de la tierra, y trabajan por el amor que le tienen, pero no han reflexionado sobre la importancia de su trabajo.

En la zona agrícola de Puerto Rico nos han enseñado desde muchachos que hay que educarse para poder salir de la agricultura. Que el agricultor es bruto. Que ser agricultor es una tragedia. Y esa imagen es completamente falsa, especialmente considerando que sin el agricultor, no sobreviviríamos sobre este planeta. Honradamente te digo que ser agricultor es una responsabilidad muy grande y es un orgullo igual de grande.

M: Para usted, ¿qué cualidades debe tener un buen agricultor?

Pablo: Ser agricultor no es solamente sembrar. Para ser agricultor hay que cumplir con muchos requisitos. Primeramente, el agricultor tiene que ser buen observador. Porque hay que trabajar en armonía con la naturaleza, y para eso es preciso conocerla. El agricultor tiene que ser paciente y tener fe. El agricultor necesita de muchos conocimientos prácticos para cuidar esas matas durante sus procesos de maduración y producción. Hay que tenerles amor a las plantas. Hay que tenerle amor a la tierra.

Ahora, déjame decirte; hay quienes se dedican a hacer los estudios científicos sobre la agricultura. Pero hacer mil estudios en un laboratorio no te hace agricultor. Un agricultor no se hace en cuatro años ni en ocho. La agricultura es una ciencia empírica. Se aprende practicándola.

M: A través de los años, usted ha podido desarrollar varias alternativas para sustituir el uso de los químicos empleados en la agricultura convencional. ¿Podría hablar sobre sus descubrimientos de productos naturales que sirvan, por ejemplo, como repelentes de insectos?

Pablo: El mejor repelente de insectos es una planta saludable. Si tenemos que usar plaguicidas en las talas, es porque estamos violando las leyes de la naturaleza. Si envenenamos la tierra, y de la misma forma debilitamos las matas, los insectos enemigos van a aprovecharse de ese estado de debilitamiento.

Una de las formas más efectivas para mantener un predio de tierra saludable es intercalando las siembras. Así uno evita que se agote el suelo, y que haya una profusión de plagas.

Pero si hay que usar repelentes, pues pongo huevos a podrir. ¿No sabías que los huevos podridos sirven como bomba molotov para los insectos? Se me ha metido a las calabazas un ataque de mosca blanca, ¡y a fuerza de huevos podridos las saqué!

M: ¿Cómo se prepara esa "bomba", Pablo?

Pablo: Para que un huevo se dañe rápido, sólo hay que mojarlo. Te digo que la industria avícola tuvo un problema con los huevos cuando alguien decidió que lo más higiénico sería lavar los huevos en las granjas. *(risa)* No sabían que la naturaleza provee al huevo de una capa defensora que protege al pollito de infecciones. Al lavar el huevo, le entran hongos y microbios que lo dañan.

Así que para preparar la "bomba" esa, sólo hay que lavar los huevos con agua y dejarlos hasta que apesten. ¡Y comienzan a apestar como centellas! Entonces los rompes en donde está la plaga. Ese olor tan fuerte les quita las ganas a los insectos. Es como comer al lado de una letrina. *(risa)* A la vez, el huevo actúa como si fuera un poco de abono; el cascarón le brinda calcio al suelo.

Otro producto muy efectivo es el orín. Sirve de abono y, a la vez, de repelente de insectos. Lo mezclo con agua en galones: una parte orín a tres partes agua. Después de fermentada la mezcla, rocío las plantas de arriba para abajo. Con el nitrógeno que contiene, el orín es un abono foliar bien concentrado y muy efectivo. A la vez, les cambia el sabor a las matas. Las plagas quedan disgustadas y se van para otro lado.

quedan disgustadas y se van para otro lado.
M: Conozco un remedio bien bueno para controlar las lapas. Si se están comiendo una mata en un tiesto, se echa un poco de cerveza en la tapa de un frasco de mayonesa dentro del tiesto. Al otro día encuentras todas las lapas muertecitas, ¡con unas sonrisas bien grandes! *(risa)*

Pablo: He visto que un alto contenido de potasio y la alcalinización del terreno ayudan a eliminar las lapas. Al terreno se le puede echar cenizas, por ejemplo.

M: ¿Ha oído hablar de las cenizas usadas como repelente de hormigas?

Pablo: Si yo le digo a un agricultor que riegue cenizas para ahuyentar a las hormigas se va a reir de mí. Porque el agricultor no quiere repeler las hormigas. ¡Quiere matarlas! Y le doy la razón, porque la hormiga que tenemos ahora no es la de antes. La hormiga de ahora es muy brava. Cada picada te saca una bolsa de agua. ¡Y lo rápido que se mueven! Te paras encima de un hormiguero y rápido te alcanzan la cabeza. Son las brasileñas que entraron por la costa sur.

Pero las hormigas son importantes cuando uno hace cultivos. Porque te hacen túneles en la tierra. Suavizan el terreno. Hacen que la tierra respire. Las hormigas tienen su lugar en el ecosistema.

Ahora, un desbalance en el suelo o la presencia de hongos en los cultivos puede causar problemas. Porque los hongos debilitan las matas y entonces vienen los ácaros. Al metabolizar los carbohidratos, los ácaros dejan una estela de azúcar. La hormiga viene a comérsela y entonces se convierte en una plaga.

Mi idea es mantener las plantas bien alimentadas y resistentes para que nunca se debiliten. Porque cuando tú tienes un terreno saludable, balanceado, un terreno alimentado con una amplia variedad de compuestos orgánicos, la planta tiene todo lo que requiere, tanto para el crecimiento como para la producción. Por eso siempre voy haciendo mi composta* . . .

M: ¿Cuáles son los elementos de una buena composta?

Pablo: En la capa de abajo debe haber palitos de madera para que la mezcla quede levantada sobre la tierra y haya buena circulación de oxígeno. Entonces echas paja seca y hojas, y echas aserrín, porque la madera se descompone y se transforma en nitrógeno. Más arriba van los desperdicios de comida vegetal y la gallinaza, más un espolvoreo de cal agrícola. Entonces le tiras ceniza. Mantienes la pila de composta húmeda pero no mojada. Después de un mes se voltea todo para acelerar el proceso de descomposición.

Puedes abonar las plantas con la composta, al momento de sembrarlas o después de sembradas. La composta es lo mejor que hay para los semilleros y para hacer mezclas de tierra. Porque mejora la calidad de la tierra. Y se le puede echar directamente a la planta.

M: Entiendo que la prevención es la mejor medicina, pero si tuviera una plaga de hongos, ¿conoce algún fungicida natural?

Pablo: Para eliminar los hongos, primero hay que alimentar la mata para que resista mejor. Entonces, está el sulfato de cobre, producido por la industria agroquímica. Es el mejor fungicida que he probado pero en grandes cantidades contamina las quebradas y ríos. No quiero abusar del cobre, ni de nada.

El ajo también ayuda a combatir los hongos. Aquí los palos de china tienden a padecer de un hongo llamado fumagina. Los estoy tratando de diferentes maneras. A ese palo que ves allí le metí un poquito de cobre, y está hecho una belleza. Aquel otro palo estaba a punto de morirse. En ese caso le eché gallinaza y ajo, y ¡mira cómo se ha recuperado! Ahora, aquel otro palo que se ve bien afectado, voy a dejar que coja bastante hongo, pues me interesa experimentar con el anamú y con el poleo.

También, en el cafetal, tengo mucho rábano bravo. Cuando logre conseguir una trituradora agrícola, pienso experimentar con él a ver si podré utilizarlo como repelente de insectos.

M: Mencionó que está utilizando el ajo como fungicida. ¿Puede explicarme cómo lo prepara?

Pablo: Tú sabes que la gente se queja del ajo; dicen que se les queda subiendo y bajando, o sea que lo repiten. Pero eso se debe al aceite que contiene. Sin el aceite, es mucho más fácil de digerir. Así que yo separo el aceite de la masa. Me como la masa y utilizo el aceite en la medicina y en la agricultura.

Primero rompo las cabezas y dejo los dientes en agua de un día para otro. Eso me facilita quitarles el pellejo. Entonces muelo todo ese ajo puro en la licuadora hasta hacerlo puré. Lo pongo en frascos de cristal y lo dejo añejar en la nevera. Después de un par de semanas el aceite sube hasta la superficie y se saca fácilmente. La masa de ajo se consume.

El aceite de ajo tiene veinte mil usos. Es lo mejor que hay para picadas, nacidos, infecciones. En la agricultura lo estoy usando como fungicida y también como repelente de insectos. Se mezcla con agua y un poco de jabón para que se pegue a las plantas. Se puede preparar mezclando una caneca de aceite de ajo con agua en un tanque de cuatro galones. Si el aceite está escaso, se puede usar la masa del ajo, pero que sea hecha en casa. La pasta que se compra en el supermercado no sirve.

M: Y las cebollas. ¿También ha tenido ocasión de usarlas?

Pablo: ¡Cómo no! Las pongo a fermentar en agua. Después de un par de semanas, cuelo el agua y la rocío sobre todas las matas.

M: Es decir, rocía los cultivos que sufren de una plaga . . .

Pablo: ¡No, no, no, no, no! En el caso de las hortalizas no espero a que se enfermen. Todo el tiempo les voy dando una buena alimentación y les aplico los fungicidas y demás suplementos que te estoy describiendo.

Uno no puede esperar a enfermarse para comenzar a tratar la enfermedad. ¡Si ése es el problema que tenemos! Nunca pensamos en la prevención. ¡Si la gente viene a buscar la miel cuando ya tiene catarro! La miel no cura el catarro. La miel lo que hace es que te ayuda a resistir el catarro. Pero para evitarlo, hay que seguir tomando miel todo el tiempo, porque contiene muchas sustancias que no se encuentran en los otros alimentos. Y esas sustancias alimentan en cantidad. Nos dan mucha resistencia.

Así mismo hay que tratar las plantas. Porque la mejor medicina es lo que uno se come, alimentos que sean sanos y nutritivos. Si uno tiene una alimentación adecuada, resiste mejor las enfermedades.

Nos detenemos a observar las gallinas que nos rodean y por primera vez noto una botella verde colocada en un árbol y otras más invertidas sobre estacas largas en el corral de aves. Le pregunto sobre el significado de tales "adornos".

Pablo: ¡Adornos no son, negrita! *(risa)* Cuando uno cría gallinas, el guaraguao llega a ser enemigo de uno. Tiene la vista perfecta, pero el vidrio verde se la perturba. Pongo botellas de vidrio verde en los árboles alrededor de la finca, ¡y ya no me roban las gallinas!

M: ¿Cómo descubrió ese remedio?

Pablo: Intento reciclar todo, y voy reciclando las botellas de cristal con la idea de envasar la miel que vendo. Un día fui a recoger botellas en casa de un amigo agricultor y vi que tenía muchas de vidrio verde. No me gustaban para la miel, pero él me dijo: "Llévate las verdes. Te las enganchas en los palos para que los guaraguaos no se acerquen". Y yo le dije: "Pues si es para espantar guaraguaos, me interesa, porque ahora mismo tengo más guaraguaos que gallinas". *(risa)*

Los guaraguaos son buenos porque se van comiendo los ratones, pero cuando buscan un cambio de carne y me cogen las gallinas, pues tengo que buscar una solución. Así que seguí la sugerencia del vecino y me ha dado buenos resultados.

M: Quisiera que me hablara un poco más sobre el reciclaje. Veo que encuentra la forma de reutilizar prácticamente todo lo que viene a parar en sus manos.

Pablo: Para mucha gente el reciclaje es ir a un centro de acopio para que otros le resuelvan el problema. No hay conciencia de que todo debe reciclarse. La naturaleza es un sistema de reciclaje. Desde que la primera hoja cayó e hizo tierra, ha habido reciclaje.

En nuestra sociedad hemos visto muchos adelantos en la fase de producción porque el fin del capitalismo es que la gente consuma siempre más y más. Pero hemos sido irresponsables al no tomar en cuenta el destino final de las cosas que producimos. No nos hemos educado desde un principio para conservar los recursos y utilizarlos sin crear desperdicios. Y esa es la mejor forma de detener la contaminación del planeta.

En mi finca reciclo los vasos plásticos para hacer mis semilleros de hortalizas. Hasta utilizo el "foam" para producir mi propio barniz. Lo uso para sellar los poros de la madera de los cuadros de las colmenas.

M: ¿Cómo se le ocurrió esa idea?

Pablo: Dicen que la necesidad es la madre de la invención. Pues, tenía problemas con enfermedades en las colmenas. Con una mano de barniz sello los poros de la madera, y así evito que se contamine con enfermedades y plagas que de otra forma podrían dañar las futuras generaciones de abejas. No tenía barniz, así que decidí experimentar con una fórmula que había utilizado en la carpintería.

Los ingredientes son dos: la gasolina y ese "foam*" duro y blanco que sirve para empacar las cosas. Definitivamente, las abejas no pueden tener contacto con el plomo, así que hay que usar la gasolina sin plomo. Y hay que usar gasolina "premium*". La regular -y hasta la "premium" de algunas marcas- te forman una pasta y no disuelve el "foam".

En una paila echo un galón de gasolina y le voy echando el "foam" para que la resina que se va formando me quede bastante gruesa. Sería difícil decirte las cantidades de "foam" que uso porque viene preconstruido y cada pedazo es diferente. ¡Pero uso bastante! Uno va experimentando. Si por la calidad de la gasolina no se disuelve bien, se puede rebajar con un poco de "thinner*".

Cuando el cemento de las casas se agrieta, se le puede aplicar esa misma resina. También sella la madera y los paneles de fibras de cristal. No hay que gastar dinero en productos nuevos si lo que tenemos -a veces en el zafacón- nos puede servir.

También reciclo todas las semillas que encuentro. Si no las voy a usar en la finca, las guardo en los bolsillos y dondequiera que me pare, por los riscos, por donde sea, las tiro. Así la naturaleza se encarga del proceso y voy contribuyendo a salvar y a procrear la vida. Intento reciclar todas las semillas de las frutas que consumo.

M: ¿Y qué piensa hacer con aquellas plumas de ave que guarda en la canasta?

Pablo: Las plumas contienen una alta concentración de minerales y son importantes ingredientes en una composta.

Además, en el tratamiento del asma, se queman las plumas, especialmente el cañón, la parte dura del medio, y se respira el humo.

El cañón de la pluma se puede utilizar hasta como

tranquilizante. ¿Que no sabías eso? Se guaya la parte dura de unas cuantas plumas con una lima y se hace solución con un poquito de ron o un poco de vino. Entonces meneas el polvito en el líquido y se lo das a la persona que no ha podido dormir. Eso es un remedio para el insomnio. También se puede usar la limadura de uñas. ¡Y tiene otro uso! Se utilizaba ese "remedio" cuando un tipo problemático llegaba a una fiesta o a un negocio de bebida. Para que no causara problemas, le daban el palito "fortificado" con limadura de uñas y se quedaba dormido pa' rápido. *(risa)*

M: ¡Ave María, Pablo, lo que uno aprende en el campo! *(risa de los dos)* Tendré que probar ese remedio cuando no pueda dormir.

En este momento viene un vecino acatarrado a comprar un galón de miel de abejas hecha de las flores de los árboles de eucalipto que rodean la casa. Pablo le receta un jarabe a base de sábila, miel y cebolla para la tos y todos disfrutamos del ameno intercambio.

M: Veo que la gente le pide recetas. ¿Podría hablarme un poco sobre algunas de las plantas medicinales que ha utilizado?

Pablo: Una planta que me ha servido mucho es la escoba. Cuando tengo una herida, machaco la planta, me la pongo allí ¡y a volar!, que no bota sangre. Y no se me infecta.

También me he curado de una úlcera del estómago con la mata de gallina. Hervía las hojas con leche y me la tomaba sazonada con miel. Además, cada vez que pasaba cerca de una mata de gallina me comía una hoja. Así me curé.

Y hablando de curaciones, ¡el cedro se puede utilizar para curar la madera! El aserrín del cedro se echa a hervir en agua, y después se baña la madera que se va a tratar con esa agua hirviendo. Este es un secreto de los apicultores, pues muchos lo usamos para curar la madera de las colmenas. Se dejan los cuadros en ese baño hirviente por unos quince minutos para que el agua de cedro penetre bien los poros de la madera. Al cedro nunca le da polilla, y la madera tratada así la resiste mejor.

M: Hasta ahora, no hemos hablado de las abejas. ¿Podría hablarme un poco sobre el papel que juegan en la agricultura?

Pablo: Hay un proverbio chino que dice que cuando Dios vino a la tierra, trajo dos cosas: semillas y abejas. Tiró las semillas y dejó que las abejas se encargaran de polinizar y de hacer los cruces, para que hubiese mucho fruto y mucha variedad de cultivos.

El oficio de las abejas es el de polinizar. Ahora, hay varios insectos, pájaros y los murciélagos, que polinizan. Hasta nosotros, si vamos de flor en flor por su perfume, puede que polinicemos también. Pero es casual. Las abejas lo hacen por encomienda. Es su trabajo principal.

M: Los químicos utilizados en la agricultura convencional, ¿les hacen mucho daño a las abejas?

Pablo: Fíjate. A veces el problema no está en el veneno en sí, sino en el mal uso que se le da. El Diazinon en polvo es el gran veneno. Y a veces la gente lo usa cuando la planta está florecida. Porque la flor es de gran atracción para todos los insectos, y al ver tal cantidad de ellos sobre las matas, a veces el agricultor presume que las van a dañar. No piensa en que si no hay insectos, no habrá polinización y como resultado, tendrá un producto inferior. Si a una mata se le riega veneno cuando está florecida, ese veneno matará las abejas que se le acerquen.

Si te voy a hablar honradamente, te diré que todos los químicos son peligrosos. Hubo un tiempo en que las abejas de Puerto Rico estuvieron a punto de desaparecer por descontroles en el uso de venenos y por enfermedades. Yo quisiera que nunca utilizáramos químicos. Pero dadas las circunstancias, a veces hay que usarlos. Eso sí, siempre concientes de cómo hay que usarlos, y poco a poco desarrollando alternativas más seguras.

En el campo de las alternativas, la gente tiene que ver acción. Quiero que esta finca sea punto de partida para que muchas personas puedan ver y participar en unas alternativas y de sus resultados. En el cultivo de hortalizas, por ejemplo, aunque sea a pequeña escala. Como apicultor, también les voy enseñando a los vecinos cuál es la importancia de las abejas.

Luis Ramos tiene una chayotera enorme. Al principio sus cosechas eran bien flojas, bien flojas. Las flores se le caían antes de cuajar. Yo le hablaba de las abejas, y él dudaba; pero para complacerme me dijo que le trajera dos o tres colmenas a su finca. Las coloqué a unos cien pies de la chayotera en un llano bien bonito. Luego de ver la cantidad de chayotes que cosechó después, me dijo: ¡"Tráeme más abejas, muchacho, que las abejas son tremendas"!

¡Y en el café! He visto que el café da su rendimiento máximo cuando hay abejas.

M: ¿Ha visto un resurgimiento en el interés por la apicultura durante los últimos años?

Pablo: ¡Eso es lo bonito! Tú ves cómo la gente se va interesando, ¡hasta los niños! Ya la abeja no es un monstruo. Porque se ha hablado tanto de abejas asesinas, y no hay tal cosa. Sí, hay abejas más agresivas, pero tienen su manejo. Buscamos los medios de tratarlas. Lo que nos hace falta son las herramientas para bregar bien con ellas.

Y te voy a decir, las abejas me han enseñado mucho. Porque a veces uno vive como el tipo que se queja: "Si no fuera por tantos árboles, podría ver el bosque". Y así, todo el mundo ve la naturaleza pero pocos llegan a verla con entendimiento.

Cuando comencé a estudiar las abejas, comencé a ver la naturaleza de una forma completamente nueva. Iba observando y pensando: las abejas están locas con esa flor. Tendrá un néctar rico en azúcar. Pero a la semana veía que habían dejado esa flor y ahora estaban detrás de otra variedad. Así aprendí que el contenido de azúcar en la segunda flor es más alto que en la primera, pues las abejas están buscando azúcares para producir su miel. Antes yo veía las plantas y me estaban bonitas o fragantes. Ahora admiro la vegetación y noto la forma que tiene su flor, su perfume; noto si la planta es melífera, polinífera, si contiene la resina necesaria para la confección de propóleos.

Entonces uno va aprendiendo a observar. La observación es la clave. Uno va conociendo el ciclo de vida de los árboles y de otras plantas. Cuándo es la época de florecer. A tres kilómetros a vuelta redonda, ¿qué alimentos están disponibles para las abejas? Es toda una escuela. Uno va observando las relaciones entre las diferentes especies y el clima.

Es más, se podrían realizar estudios ecológicos de todo un barrio basados en la apicultura. Eso sería un proyecto maravilloso para los muchachos de escuela superior.

Pablo me alcanza unos tomates bien colorados y pequeños, y me los deposita en la mano. Los pruebo, ¡qué dulces!

M: ¡Estos son los tomates que más me gustan! No entiendo por qué no se cultivan más, si son más ricos que los que vienen de California en las canastitas, y la gente paga $3 por veinte de ellos.

Pablo: Tal vez no se cultivan porque se conocen como ¡tomates de letrina! ¡Si la gente prefiere ni recordar la letrina! *(risa)* Pero el nombre no es por desprecio. Se debe a que este tomate se da cerca de las letrinas.

Un día me puse a pensar por qué crecían allí, y recordando mi propia niñez, pude entender el origen del nombre. En casa de mi abuela a los niños no nos permitían usar la letrina, porque uno podía caerse por el roto. Entonces los chiquitos hacíamos las necesidades *detrás* de la letrina. Y como las semillas del tomate son como las del maíz que no se digieren, al salir quedaban sobre el suelo . . .

M: ¡Un suelo bien abonao!

Pablo: *(risa)* ¡Exactamente! Y nacían. Los niños los sembrábamos directamente, y las semillitas recibían un chorro lo más bueno del agua que bajaba del zinc del techo. Entonces, la gente siempre decía: "Mira, tráeme los tomates de detrás de la letrina". Y así se les quedó el nombre: "tomates de letrina".

M: Para mí, siempre serán los tomatillos del país. Los más sabrosos y los mejores adaptados a este clima.

Pero, hablando de cosas folklóricas, coménteme un poco sobre su relación con la luna.

Pablo: Uno siempre trabaja con la luna porque los ciclos de los insectos se rigen por ella. Pero también uno se deja llevar por las características de luz, calor y lluvia en el sitio donde va a sembrar. Porque aún dentro de una misma región, los cultivos en una tala que recibe sol por la mañana pero ninguno por la tarde, se comportan muy diferente a los de una tala que recibe solamente el sol de la tarde o durante todo el día. Uno tiene que conocer su finca.

Así es que uno siempre hace sus experimentos, en armonía con la naturaleza. Porque los seres humanos tenemos el privilegio de poder utilizar la conciencia para trabajar con la naturaleza, pero hemos querido ponerla a nuestra manera.

Miguel Monroig, agrónomo y especialista en café, me informó que en el Colegio de Agricultura en Mayagüez han comenzado a estudiar los efectos de la luna sobre la poda de café. Y han descubierto lo que el jíbaro siempre ha sabido: hay que podar en luna menguante. Que si se corta un palo en luna nueva, ¡hay una pudrición! Se vacía por completo, los tallos se debilitan y atraen cuantos insectos hay. Es que la savia brota, y viene un insecto y pone huevos y después las larvas acaban con to'. Si se corta fuera de la menguante, no tiene la fuerza necesaria para regenerarse. Y para probártelo te digo que me sacaron los dientes en luna nueva hace años y todavía no me han vuelto a salir. *(risa de los dos)*

Para muchos cultivos, la mejor época de siembra es la de luna menguante. Pero en Orocovis, es mejor sembrar las calabazas en tiempo de luna creciente para luna llena.

¡Y el apio! Antes sembraba el apio en la menguante hasta que un gran agricultor me dijo: "Muchacho, siémbralo en luna nueva para que tú veas la diferencia". Ahora siembro el apio en los días de luna nueva para el cuarto creciente, y me ha dado buenos resultados.

M: Una amiga de Comerío me cuenta que los guarapitos de cogollos de apio sirven para tranquilizar a los bebés.

Pablo: ¡Y a los grandes también! Un refresco de apio es el que mejor te alimenta. Y tranquiliza todo el sistema.

Mira, María; quiero que veas los gandules que he producido con el abono que preparo con la gallinaza. ¡Mira qué lindos están!

M: ¿Podría hablarme un poco sobre los abonos que usa en la finca?

Pablo: El mejor abono es un complejo de muchos elementos alimenticios: el nitrógeno, el fósforo, el potasio, el calcio, el magnesio, el manganeso, el boro y muchos otros elementos también. Por eso, la emulsión de pescado es un abono excelente. Yo la uso como abono foliar mezclado con agua y uno de los fungicidas naturales que te mencioné.

Pero quisiera hablarte de la gallinaza. Bien curada, es uno de los mejores abonos que existen. Sin embargo, uno de los problemas más grandes que tiene el pueblo de Puerto Rico en cuanto a la calidad de sus aguas, se llama Gallinaza. Porque en Puerto Rico todos los años se producen 80,000 toneladas de gallinaza, ¡y se desperdicia! ¡No se utiliza en la agricultura! Va a parar a nuestros lagos y ríos, donde el nitrógeno que contiene produce un desbalance total.

Participé recientemente en un foro sobre la gallinaza, y estuve a punto de llorar. Porque en Cayey, Coamo, Aibonito y Salinas, hay gallinaza que se acabó, ¡pero los avicultores no saben qué hacer con ella! Y el gobierno no ofrece apoyo para que se pueda mercadear. Uno va a la granja y le dan la gallinaza, pero no dan incentivos para transportarla. Nos vemos obligados a usar abonos químicos, teniendo un exceso de gallinaza en este país.

M: ¿Utiliza la gallinaza para el café o solamente para las hortalizas?

Pablo: Para abonar mis ocho cuerdas de café con gallinaza, ¡imagínate la cantidad que necesitaría! Como es tan difícil conseguirla, para el café me veo forzado a usar abono químico. Pero lo uso en cantidades mínimas. Porque mi café está sembrado en la sombra, y recibe el abono de todas las hojas que caen en el cafetal. Las hojas de guineo le dan mucho potasio, y los palos leguminosos le fijan el nitrógeno. Bajo la sombra de tantas matas, tampoco sufre de sequía. Si yo tuviera acceso a mucha gallinaza, se la tiraba encima como elemento adicional.

M: ¿Tiene una sugerencia sobre cómo se podría lidiar mejor con el problema de la gallinaza, para que estuviera más accesible para el agricultor que quiera utilizarla como abono?

Pablo: El procedimiento correcto para bregar con la gallinaza de este país sería comenzar a producir algunos de los muchos productos que se hacen a base de ella. Se podría crear una industria con el gas metano que se libera en el proceso de curación, y otra de abono orgánico. Así nos deshacemos del problema del sobrecrecimiento del jacinto acuático y de tanta contaminación.

El procesamiento de la gallinaza sería una forma de matar varios problemas de un tiro. Se podría construir plantas para aligerar la descomposición de la gallinaza y después mezclarla con otros compuestos. La gallinaza es compuesto de muchos elementos, pero uno puede ir echándole sus suplementos. Por ejemplo, cuando las plantas están floreciendo, uno quiere echarles más potasio; así que podría agregarle ceniza a la gallinaza. También la gallinaza se puede rebajar; se puede echar en agua para después rociar las plantas con ese líquido.

La gallinaza es un abono excelente y muy bien equilibrado. Voy mil a una a que todos los agricultores de Puerto Rico, especialmente los que están en frutos menores, estarán dispuestos a utilizar abonos orgánicos. El problema ahora es el costo. Porque no se puede gastar treinta pesos en una bolsa de gallinaza si el abono químico vale diez pesos el quintal. Mientras tanto, la gallinaza sigue contaminando nuestras aguas.

M: Me sorprende que el gobierno ofrezca seminarios para discutir el problema sin proponer soluciones factibles para el avicultor.

Pablo: Parece que intentaron hacer algo, pero como no nos avisaron a los agricultores, todo quedó en nada. Si el gobierno quiere adelantar la agricultura de verdad, tiene que trabajar más unido al agricultor. Ahora mismo sabemos que los productos que usamos nos hacen daño, pero en muchos casos los usamos porque son los más baratos y los más fácilmente disponibles. Hasta ahora no nos han presentado alternativas que nos ayuden a hacer una agricultura verdaderamente sostenible.

M: Pero usted ha tomado la iniciativa para crear alternativas . . .

Pablo: He eliminado muchos de los químicos que una vez utilizaba. Porque me di cuenta de que no tenía sentido empujar tanto a las plantas para que produjeran más y más a fuerza de químicos. A veces no puedo siquiera cosechar todo el café que tengo. Entonces, ¿por qué voy a gastar en la compra de químicos? Yo no tengo por qué engordar más a las transnacionales, a los pulpos. Prefiero enriquecer la tierra.

M: ¿Tiene un mensaje para sus compañeros agricultores a través de Puerto Rico?

Pablo: Hay muchas formas de practicar la agricultura. Pero la agricultura genuina no es tirar cualquier cosa con la actitud de que: "Después que se dé, no importa".

Nunca perdamos la verdadera esencia de la agricultura: un entendimiento de la naturaleza que nace de la observación y de nuestra colaboración con ella.

Curaciones y cuentos de una comadrona

Abelarda Valle viuda de Pérez

Isabela

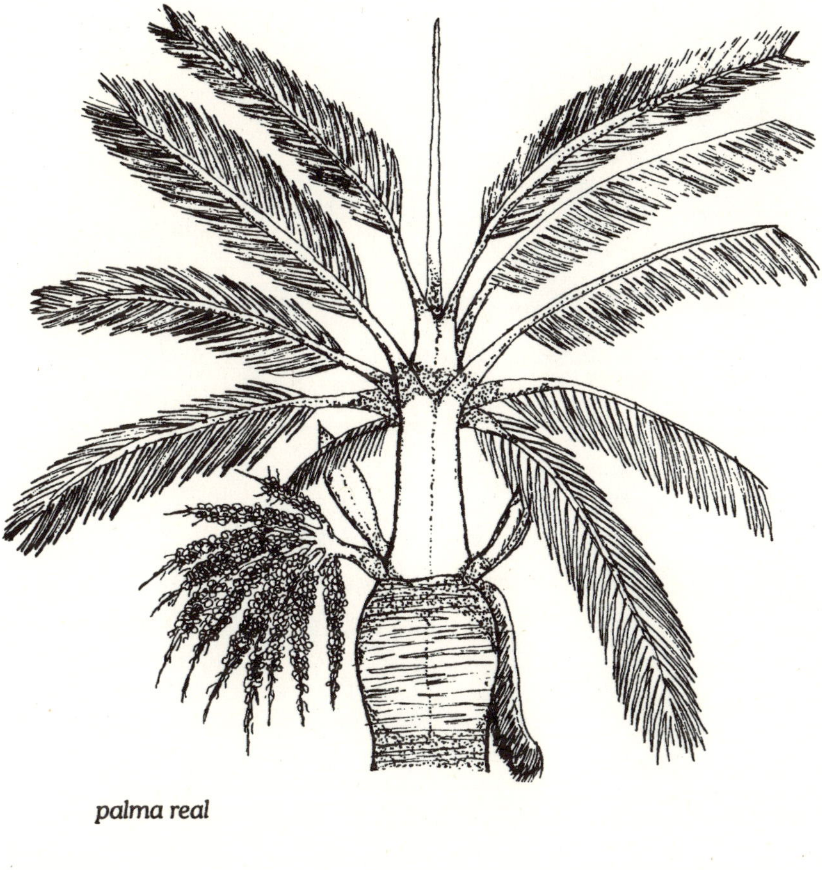

palma real

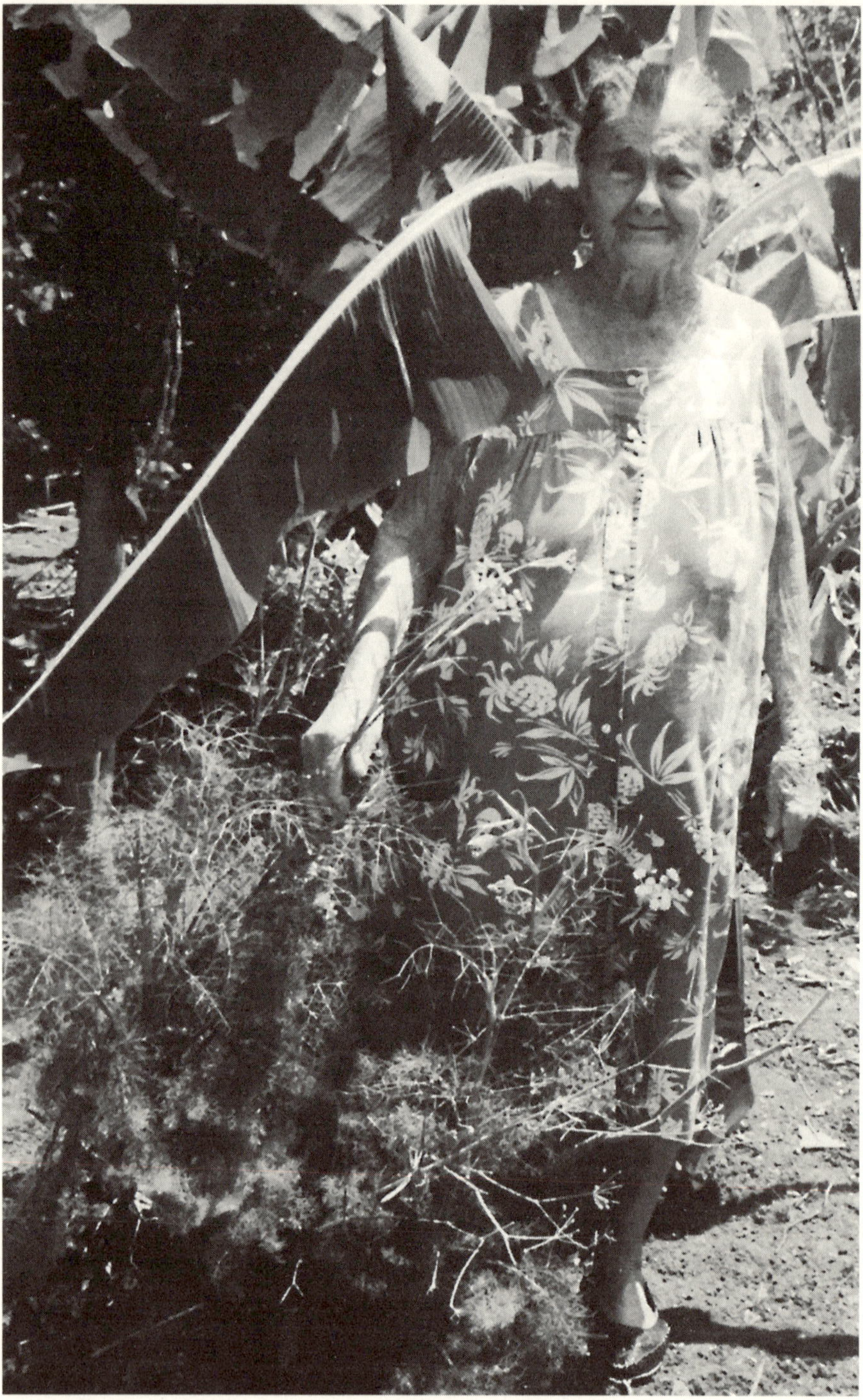

Abelarda Valle nos presenta el hinojo de su patio.

Curaciones y cuentos de una comadrona

Abelarda Valle viuda de Pérez
Isabela

En la búsqueda de nuevas formas de sanar, cogimos prestados fragmentos de tradiciones ajenas.

De la China aprendimos sobre la acupuntura y -más recientemente- sobre el valor terapéutico del cartílago de tiburón. De la India hemos aprendido el yoga: un conjunto de ejercicios y meditaciones para tranquilizar la mente y tonificar el cuerpo. Compartiendo con los pueblos indígenas de Africa y las Américas "descubrimos" el chamanismo, o sea, un cúmulo de prácticas utilizadas para sanar y conocer la realidad basadas en lograr estados de conciencia que unen al practicante con lo que se conoce como "la voluntad divina". A veces, este estado de identificación con todas las manifestaciones de la vida hace posible que el sanador se comunique con la enfermedad misma, directamente.

Afanados por aprender de otros, muchos nos hemos cegado ante la existencia y valor de las tradiciones autóctonas. Sin embargo, ante el desconocimiento de la acupuntura, hemos podido contar con una gran variedad de sobos y santiguos efectivos para tratar desde tumores hasta huesos quebrados. Y los caldos de pescado con harina de maíz de las costas de Puerto Rico -especialmente cuando han contenido el cartílago de nuestras rayas, primos hermanos del tiburón- nos han fortalecido *durante generaciones. El yoga criollo abarca las formas de meditar tradicionales, es decir, los largos rezos, las plegarias y los rosarios, complementados por el rítmico movimiento del trabajo físico en las talas*. El chamanismo criollo siempre ha existido como parte de la medicina integrada, beneficiando al paciente a niveles espiritual, mental y físico. Y todavía existe. Sólo falta que lo reconozcamos, que lo busquemos en nuestras comunidades y rescatemos su valor.*

Al conocer a doña Abelarda Valle de Pérez, presenciamos su fe activa y su sincero amor al prójimo, cualidades del sanador exitoso. La conciencia de lo divino satura todos los aspectos de su vida. A la hora de curar a una persona que padece de culebrilla -después de pintar el área afectada con una pluma con tinta china- utiliza un mazo de hinojo mojado en vinagre para ir "fueteando como se manda a fuetear". Al mismo tiempo, entona oraciones para Dios Padre y súplicas para la culebrilla. Entre los colores, olores, sonidos y dolores brindados durante el tratamiento, es fácil intuir la transformación de conciencia que rige tanto el trabajo de la curandera, como el proceso curativo del paciente. Esta manifestación del chamanismo puertorriqueño, está radicada en la tradición católica de un pueblo que ha sabido convivir íntimamente con la naturaleza.

La vida y obra de doña Abelarda reflejan los más altos atributos humanos y puertorriqueños. Además de lo que logró como comadrona, curandera, esposa, madre y agricultora, ha sabido canalizar su creatividad mediante poesías (en forma de oración) y cuentos. Estos reflejan un antiguo y venerable código de valores que contrasta dramáticamente con el materialismo. Finalmente, y más importante aún, Abelarda Valle nos enseña a percibir la obra de Dios en todo momento y en todos los aspectos de la vida.

Abelarda: Nací en el Barrio Mora el primero de diciembre del 1901 y gracias al Dios Padre y a la Virgen, lo único que me falta es la vista. Mamá siempre estaba trabajando y yo me quedaba sola criando a los hermanos míos y a mis primos. Me casé a la edad de 16 años y vine a vivir aquí en Arenales Bajos. Viví con mi esposo 59 años y procreamos once hijos. Me quedan cinco varones y cinco mujeres. Hasta el día de hoy los he criado pobremente y pobre vivo.

Pero vamos al caso. Lo que se necesita para asistir en los partos es la voluntad de nuestro Padre divino y el amor a Dios, pues si a media noche cualquiera me necesitaba, yo dejaba mis hijos con mi esposo y me tiraba abajo.

M: ¿Cómo aprendió a atender partos?

Abelarda: La primera vez, yo estaba cuidando una señora en lo que llegaba la comadrona. Yo tenía 19 años y había parido tres veces. Ya yo sabía cómo la comadrona bregaba conmigo. Yo le hablaba a la señora de lo buena que estaba la casa, de la suegra y de la familia, todo para entretenerla y tranquilizarla. Entonces le dije a la suegra: "Hiérvase una olla de agua bien hervida. Así, cuando llegue la comadrona podrá esterilizarse las manos y pasar los guantes por el agua caliente para entonces bregar con la parturienta".

Pero la comadrona no llegaba; y la señora: ¡"Ay Virgen, que me estoy ensuciando"!

Yo le dije: "Mi'ja, no te apures si te estás ensuciando. No te apures, que yo te atiendo". Entonces, fui a la cocina, me lavé las manos, y entonces cogí y le lavé la vulva. Cuando venía la criatura, yo le dije: "Lo que tienes que hacer, mi'ja es abrir bien las piernas y pujar pa'lante pa' que la criatura no vaya a fallecer".

M: ¿Las señoras daban a luz acostadas?

Abelarda: No, sino sentadas en un cajoncito o en una bacinilla, cualquier cosa así. Entonces cuando venía la criatura, le decía: ¡"Ya viene"! Entonces yo le apretaba el vientre y la ayudaba.

Cuando salía la cabecita, yo la esperaba con un pañito limpio.

Cuando salía el cuerpito yo lo ponía sobre el pañito.

Al poco rato de haber parido, la señora decía: ¡"Ay, ay, ay, si tengo otra vez el dolor"! Entonces yo cogía la membrana, y la iba jalando poquito a poco, poquito a poco para que saliera. Luego, la lavaba a ella bien lavada, y buscaba un paño para la sangre y se lo ponía.

Entonces la echaba en la cama para poder atender al beibi. Después de bañado, le cortaba el ombligo, y con un hilo negro tenía que amarrárselo por dos lados, una pulgada aquí, otra aquí, y entonces arriba, su punta. En la puntita le untaba un poquito de iodo, o lo que había.

Cuando se hubiera caído el ombligo, se raspaba tabla de yagua, de la palma real. Se mezclaba ese aserrín con un poquito de aceite de palo y se le ponía en el ombligo para curarlo.

M: ¿Tenía nombre ese aserrín?

Abelarda: Le decíamos el polvo real. Entonces le ponía una fajita sobre el ombligo y lo vestía.

Una vez se le quebraba el ombligo, se le pedía una limosna al padrino, un chavo prieto. Había que pedírselo al padrino, pero que él no supiera para lo que era. Ese chavo prieto se le ponía encima del ombliguito, ya estando sano. Entonces se le amarraba con una tela para que no se le perdiera el centavo.

M: Tengo entendido que muchas veces las comadronas bautizaban a los bebés que traían al mundo. ¿Lo hacía usted como parte de su trabajo?

Abelarda: ¡Cómo no! La primera agua se la echa la comadrona haciéndole la cruz en la frente, sosteniendo una vela en las manos en la misma hora en que nace, después de arreglarle y amarrarle el ombligo.

Cuando -ya sacada la suciedad- se le pone la ropita, entonces uno coge el beibi así, y le dice a la madre: "Señora, ¿cómo usted va a dejar la nena"? Me decía: "Me la voy a dejar María del Carmen" o el nombre que fuera, ¿verdad? Entonces yo buscaba el agua y decía: "María del Carmen te pongo agua en el nombre del Padre, del Hijo y del Espíritu Santo, Amén". Y se le hacía la cruz en la frente. Entonces rezaba un Padre Nuestro. Volvía a echarle el agua, y yo decía: "María del Carmen te pongo agua en el nombre del Padre, del Hijo y del Espíritu Santo", y le rezaba el Credo. Así le echaba el agua al beibi y se podía decir que el bebé ya tenía agua. Usaba agua bendita.

Por eso es que tengo tantas comadres . . . y compadres. Pero a los que nacen ahora en las clínicas, no les hacen nada de eso.

M: Después del parto y del bautismo, ¿se quedaba con la madre?

Abelarda: No lo hice la primera vez porque había otra mujer en la casa. Pero a veces la cuidaba los cuarenta días después del parto, lavándole la ropa y preparándole los calditos. No me mudaba para su casa; solamente que tenía el trabajo de ella y el mío también. A los dos días volvía para bañar al beibi y para ver a la mamá. Cada rato, hasta que se le caía el ombligo al beibi, yo estaba visitándola, ¿ves?

Por esos momentos nunca me gané un peso, pero me lo gané con Dios, y me gané mucho cariño por todos lados. Ahora mismo si me tocara ayudar a una vecina, lo haría.

A veces estaba yo de noche sentada torciendo tabaco, y venía cualquiera a tocar la puerta. Entonces me tiraba, andando por esos montes y sin conocer a todas esas personas, y no me pasaba nada. Tampoco le pasó nada a ninguna mujer, ni un sólo muchacho se ha muerto en las manos mías.

M: ¿Nunca tuvo una mala experiencia relacionada con sus partos?

Abelarda: Una vez un médico me acusó de estar haciendo partos de chivo. Así que yo fui a ver a ese médico. Esperé en su sala hasta que salió la última pacienta. Entonces el médico me preguntó: "¿Tiene miedo de entrar"?

Yo le dije: "Ando sola pero no tengo miedo, porque cuando salgo de mi casa, amarro el perro, y a Dios que me cuide".

Y él: ¿"Por qué no quería entrar?"

Yo le dije: "Tú querías hacerme pasar un bochorno ante esa gente. Yo sé que me tienes acusá porque estoy haciendo partos siendo yo una persona analfabeta. Verdad es que no tengo letras. Pero si tú me dejas a mí cuidando a una señora y por suerte a esa señora le entran los dolores y la criatura viene, ¿tú crees que yo puedo poner la mano en sus partes y echársela pa'dentro? No, doctor. Hay que buscar la manera de ayudarla desde el vientre hacia abajo para que no fallezca ni la madre ni el niño. Hay que auxiliar a los dos. Ahora, tú, como eres médico, haz lo que tengas que hacer conmigo. Que si me quieren llevar a la cárcel en Atlanta que me lleven. Pero si a la media noche me buscan pa' que le ayude a una señora que está de parto y no llega ningún médico pues yo le atiendo. Le hago el favor. Porque hay que hacer siempre la obra de caridad. Y nunca he perdido a ningún particular".

Me miró y me miró, y no discutió conmigo. Me mandaron a tomar unas clases en el hospital, pero lo que nos dijeron, ya lo sabía de memoria. Entonces me dieron un maletín con aceite de palo, iodo, mercurio, alcohol, gasa, las tijeras y el cordón para el ombligo.

M: ¿Podría contarme sobre un parto difícil que le haya tocado atender?

Abelarda: Cuando mi hija iba a parir, pues quería parir en el hospital. Tenía el bebé al revés y la iban a operar. Me llamaron y fui a atenderla. Cuando llegué, la muchacha estaba bañada en sangre: las piernas, la ropa y todo. Yo la atendí. Enderecé el bebé, y había comenzado a limpiarla cuando llegó la norsa con un sombrero así. Ella me dijo: "Deje esa muchacha quieta, que está en cama de operación".

Yo le dije: ¡"En buenas manos la tengo! Lo principal debe ser la higiene. La limpieza. Y mire usted, ¡que el nene no estaba ni en posición de nacer"!

Y ella: "No la toque. Déjela".

Y yo: ¿"Para que muera en manos suyas? ¡Jamás! Que muera en las mías, que soy su madre. Yo puedo atenderla. Ella está aquí porque vino a pagar chavos, pero para parir, yo puedo atenderla". En eso salió la criatura. Cuando llegó el doctor, vio que ya no tenía que operarle.

M: ¿Cómo aprendió usted a dar el sobo para enderezar al bebé?

Abelarda: Yo se lo hago así, así, suavecito, poquito a poco. No es apretar y hacer así. Tiene que ser una cosa bien hecha, como si usted le invitara al bebé a que naciera.

En los partos de hospital, la madre se desgarra porque no saben ayudar a la parturienta. Uno tiene que introducir el dedo por el ano y evitar que se desgarre. El parto es un proceso delicado. Te digo que yo he cuidado a gente en Buen Pastor. En Suzoni. En Perea. Y he cuidado a gente en Bella Vista pero siempre como visitante. Cuando llega otra que sabe más que uno, pues uno deja que le atienda la que llegó.

M: Además de servir a la comunidad como comadrona, me dicen que usted también sabe tratar la culebrilla. ¿Cómo aprendió a curar esa enfermedad?

Abelarda: A mí no me enseñó nadie. Venía cualquiera con ese ampollado, unas ronchas aquí en el estómago que si se juntan se encierra la culebrilla y se muere la persona.

Para curar esa condición, que es bastante peligrosa, cojo tinta china de escribir y una pluma de gallina. La pluma se moja en la tinta, y entonces uno va pintando la culebrilla con tinta china por arriba, por fuera y por dentro. Se le pinta, se le va escribiendo con la punta de la pluma. Y rodeándole siempre a vuelta redonda, por la orilla, por fuera y por dentro para que la culebrilla no camine. Entonces viene la oración: "Yo te escribo culebrón, por si fueras culebrilla. No me camines más abajo ni tampoco más arriba". Por tres veces. Y se rezan los Padre Nuestros.

Entonces se coge un poco de vinagre blanco y se echa en un vasito. Coges un macito de anís de semilla, el de la espiga larga, o la mata de hinojo. Entonces se le pregunta a la persona: "¿Por dónde es que te salió la culebrilla?" Y la fuetea en el mismo sitio donde ha salido.

M: ¿Se da un sólo fuetazo en donde salió la culebrilla?

Abelarda: No una vez, ni dos. Hay que fuetearla pero fueteada como se manda a fuetear. Hay que estar muchas, muchas veces dando fuete. Tiene que arder. La persona grita ¡"Ayii, Ayii"! Pero hay que castigarla en el mismo sitio, en donde salió la culebrilla. Y duele. Si no se hace así, la enfermedad se encierra por dentro, y se mueve como una culebra hasta matar a la persona.

Ahora, tienen que estar bien hechecitos los mazos. Tienen que ser gordos, y mojados en vinagre blanco. Y si acaso la mata se va secando con los fuetazos, vuelves y la mojas y sigues, muchas veces. Porque si no se hace como es, pues por eso mismo mucha gente se ha muerto. Y todo el tiempo con la oración de la culebrilla y con el Padre Nuestro. Eso es de la culebrilla.

M: ¿Inventó usted la oración para que la culebrilla no camine?

Abelarda: A mí Dios me la dio y yo se la he recibido.

El otro domingo venía de misa y me esperaba una señora que había recibido dos curas. Y vino a que le curara la última vez.

Porque hay que darle tres veces. Le curé por tercera vez, y a los tres días, la muchacha estaba buena y sana.

Y no hace mucho, vino un maestro de las parcelas, un trigueño, grande así. Tenía la culebrilla encerrada, y no lo dejaba vivir; no lo dejaba comer. Entonces como era un hombre, lo paré en medio del soberao y lo curé allí. Vino dos veces y le dijo a su familia: ¡"Yo no vuelvo! Porque la carga que mamá no me ha dado a mí, me la ha dado esa señora". A la cuenta, se sanó con dos, pero son tres que manda.

Entonces, no hace ni un año vino aquí una señora, y me enseñó lo que tenía. Eso ha sido lo más terrible que yo he curado en mi vida. Yo le dije: "Lo que tienes no es culebrilla. ¡Lo que tú tienes es una serpiente"! Porque le cogió toda la barriga y le cogió la parte de atrás hasta la pierna. Le dije: "Yo, poniendo a Dios por delante, te curo. Pero ni en la sala ni en el cuarto te puedo curar. Vamonos adonde la máquina de lavar", le dije. Porque había que desnudarla. Entonces, le mandé a quitarse el traje, el brassiere, los pantis, y la dejé desnuda como su madre la parió. Entonces esa señora se torcía, y yo le fui escribiendo eso poco a poco, poco a poco por todos lados, así, así, así, así, así. Hasta que le llegué aquí a la pierna, porque la tenía allí. Si esa señora se queda así, ¡enterrá estuviera! Tuve que darle cinco curas, pero hoy está perfecta.

M: Cuando usted dice que está perfecta, ¿quiere decir que no tiene ni una cicatriz ni nada?

Abelarda: Nada, nada.

Lo malo de la culebrilla es cuando se encierra adentro. Cuando están saliendo las ronchas, pica. Si se trata cuando están las primeras ronchas, se va a la vez que se le den las dos o tres curas. Hay que tratar la culebrilla cuando está principiando, porque a los dos o tres días empieza a darle la vuelta al cuerpo. Y si no se atiende pronto, sigue caminando y se encierra.

M: Cuénteme sobre la primera vez que curó la culebrilla.

Abelarda: A quien primero le salvé de eso fue al esposo mío una noche. De espalda él, y me decía: "Ay, si yo tengo un picor aquí atrás". Entonces, yo lo escudriñé y le dije: "No te rasques, pues eso parece ser una culebrilla que te está saliendo". Eso fue como a las diez de la noche. Entonces, al otro día por el amanecer tenía unas ronchas grandes así. Y yo le dije: "¡Válgame Dios! Espérate que te voy a curar".

Primero fuí donde las gallinas y saqué una pluma. Cogí la tinta y le escribí a vuelta redonda, rezándole y diciéndole: "Yo te escribo, culebrón, como si fuera culebrilla. Que no camines más abajo ni tampoco más arriba". Entonces me fui y cogí unos ganchos de hinojo y los mojé en un poquito de vinagre. Le caí encima con el gancho, y le caí con el gancho. ¡Y la maté! ¡Se la maté!

M: ¿Y no le echó iodo ni más nada?

Abelarda: No, no, no. Se cura nada más que con eso, la tinta y el vinagre. No se puede echar ni iodo ni mercurio ni nada. Es una cosa sagrada. Para eso hay la tinta, el vinagre, y la oración. Lo más esencial es la oración. Sin la oración no vale nada. Eso está ya escrito.

M: ¿Podría decirme otras oraciones que ha aprendido a través de los años?

Abelarda: Es que me vienen a la mente como una obra del Espíritu Santo. Escucha: "Cuatro esquinitas tiene mi cama, cuatro angelitos guardan mi alma". Pues, según cuatro, son cuatro veces que se dice. Después mira uno pa'rriba y se dice: "Con Dios me acuesto, con Dios me levanto, en el nombre de la Virgen María y el Espíritu Santo". Se persigna uno tres veces y se reza tres veces. No hay que estudiarlo ni nada. Es por obra del Espíritu Santo, como yo digo.

Porque el Espíritu Santo está en la puerta de subir de uno, y la Virgen. Por más pobre, por más rico que sea.

Doña Abelarda mira hacia arriba y comienza a orar espontáneamente:

"Padre mío, en tus manos encomiendo mi espíritu. En tus manos encomiendo mis diez hijos. Bendíceles en sus hogares o en dondequiera que estén. Favoréceles y acompáñales. Dámeles salud. Dámeles suerte. Dámeles felicidad del corazón".

¡Y todo eso es la obra del Espíritu Santo que atraviesa las millas!

Cuando hay muchos rayos y centellas y viento, uno dice: "Por los rayos de Santa Bárbara bendita en el cielo estás escrita. Líbranos Madre de rayos y centellas". Vuelve y la repite en dos o tres ocasiones y se santigua uno, ¿sabes?

Y al acostarme le encomiendo mis hijos a Dios. Le digo a Dios Padre: "Tengo tantos hijos. Tú me los diste, me diste con qué alimentarlos, me diste con qué criarlos. En tus manos te los entrego en el nombre del Padre, del Hijo y del Espíritu Santo".

Me acuerdo que antes, si no había ninguna imagen sagrada, el abuelo cogía el mocho* y con el mocho hacía la cruz para comenzar a santiguar. Hay oraciones especiales para santiguar, y se santiguaba para toda clase de dolor corporal. Pero nadie quería enseñarle a nadie las oraciones y hoy no hay quien santigüe a uno cuando le duele la espalda, la cintura. A mí no me querían enseñar, ¡fíjate!

M: Sin embargo, usted trataba a los niños con empacho, ¿no?

Abelarda: Para empacho, se rezan tres Padre Nuestros y tres Credos, y se soba para abajo con fuerza. Rezando siempre, sobando y untándole el aceite verde* en cruz. Así se curaban.

M: ¿No le daban un guarapito purgante después?

Abelarda: Te voy a decir. Donde dormían las vacas, se recogían las bolas de lo que vomitan las reses. Tienen mucho pelo. A eso le decíamos el chilito. Se raspa la parte de afuera y se hierve con tres granos de sal y unas gotitas de aceite de oliva. Ese guarapo es un vomitivo efectivo para niños y adultos también. Se da el sobo y después el chilito, y con eso tenía. Con una sola cura.

Pero esas cosas no se dan ya. Como el té del rabo del lagartijo. Otros los hacían con los lagartijos enteros pero con el rabo nada más se cura, y le crece otro rabito al lagartijo. Antes, cuando una persona sufría de la fatiga* se hacía. Sencillamente, hierves el rabo del lagartijo y le das ese guarapo a la persona sin que sepa lo que se está tomando.

M: Ese remedio me lo han mencionado varias personas de distintos pueblos. Hay que ser valiente, ¿sabe? *(risa de las dos)*

Doña Abelarda, cuando usted curaba la culebrilla, ¿cómo le pagaba la gente?

Abelarda: Yo no cobraba nada. ¿Quién me enseñó las oraciones que yo te he dicho? ¡Pues el Espíritu Santo! Y lo que nuestro Dios nos da, es para regalarlo y hacer la obra de caridad que sus hijos necesiten. No es para venderlo ni sacrificar al paciente. Yo no curo a nadie; es el Espíritu Santo que cura. Y esa es la naturaleza de la Tierra.

¡Si Dios es grande! Antes, mi piso no era de concreto. Esto era un soberaíto de madera. Dondequiera había un cantito roto. Y las sabandijas. Subían las cucarachas, subían los arrieros.

M: En sus tiempos, ¿qué hacían para controlar las sabandijas?

Abelarda: Quemábamos alrededor. Hacíamos sahumerios de la basura que se recogía del patio; se hacían mogotes. O se hacían hogueras cerca de la casa para que las sabandijas se alejaran o se murieran. También había un veneno que se llamaba Verde París. Pero ahora está controlado.

M: Mencionó que antes, torcía tabaco de noche. ¿Lo usaban como medicina?

Abelarda: Nunca lo usaba como medicina, pero se usaba en sahumerios para espantar los zancudos.

¡Y para ganar chavos! Porque de la hojita de arriba, la primera, se iba estivando hasta tener un quintal. Un rollo valía a diez o quince pesos. Teníamos cuatro cuerdas 'e terreno y, ¡a sembrar tabaco!

Cuando yo me casé, mi esposo ganaba cuarenta centavos, que era lo que ganaba el hombre antes en un día, desde las seis de la mañana hasta las seis de la tarde desyerbando, picando caña, lo que fuera. Yo me quedaba aquí. Les daba el desayunito a los muchachitos, los dejaba en el piso y me tiraba a trabajar por ahí con la azada y el machete. Y así los crié. Sembraba maíz, habichuelas, tabaco, gandules, calabaza, batata, yuca y algodón. ¡Se vendía el algodón, nena!

Ahora, lo que tengo son mis plantas medicinales. Tengo siempre el hinojo o el anís de semilla, la yerba buena. Tengo la mejorana, la menta, el llantén.

M: ¿Para qué usa la yerba buena?

Abelarda: Yo preparo guarapos todos los días, nena. Tengo un galón allí en la nevera para toda la semana, para todos los días, como si fuera medicina. En vez de café por la mañana me caliento ese guarapito de yerba buena y me lo tomo puya.

M: Usted sabe que pienso incluir nuestra conversación como parte de un libro. ¿Hay algo que quisiera compartir con los lectores, algo que les sea de beneficio?

Abelarda: Echaré un buen cuento, para que veas.

Había dos hermanas. Una rica, y la otra, pobre. La hermana rica tenía mucho terreno, mucha finca, muchos animales, mucho dinero y buena casa. Entremedio de todo tenía una panadería. La hermana pobre vivía con sus tres nenes en un ranchito de yaguas. Esta tenía que dejar a sus tres nenes solos en la casa en lo que trabajaba en la panadería de su hermana rica, haciéndole el pan.

Antes de salir de la panadería, la hermana pobre no se lavaba las manos. Cuando llegaba a su casa, como los nenes no habían comido durante el día, ella se lavaba las manos en una palangana y con esa misma agua les hacía las miguitas a los nenes hasta que apareciera lo demás que les iba a dar. En una, la hermana rica fue a la casa de la pobre y vio a los muchachitos y dijo: "Bueno y esos muchachitos tuyos tan pobres, ¡qué gordos están! Los míos con tanta comida fina, y están flacos". Ella, pensando en el dinero que gastaba para comprarles la comida y la ropa que usaban.

La hermana pobre pensaba en el amor que les tenía a sus hijos, y le dijo: "Sea la voluntad de Dios".

Al otro día, después de hacerles las miguitas a los nenes, vio un pollito en el patio. Lo peló, lo descocotó, y estaba haciendo su caldito cuando llegó un viejo pidiendo.

"Dios sea aquí", dijo el viejo.

"Ahora y siempre, señor", contestó la hermana pobre. Entonces le dijo: "Señor, no tengo ahora nada que darle pero siéntese allí en ese piloncito, que estoy preparándoles un caldito a los nenes, y dentro de poco tendré algo para darle, así que no se vaya".

Entonces el viejito se sentó en el pilón hasta que se le dió un poquito del caldo. El viejito se comió su presita y después le dijo: "La bendición de Dios quede contigo, mi hija". Y ella se quedó parada en la puertita viendo cómo el viejito se iba.

Cuando volvió a la cocina, vio . . . ¡aquella clase de banquete! Fue que la hermana pobre se volvió rica. Y la rica, a pesar de tanto negocio y dinero, era pobre de alma, y así murió.

M: Para mí, ese cuento enseña que la verdadera riqueza es una cualidad espiritual.

Abelarda: Y hay otro mensaje, mi'ja: Haz bien, no cates a quien. Haz mal y siéntate a llorar.

La agricultura orgánica: un despertar . . .

Tato Rodríguez Núñez
Ciales

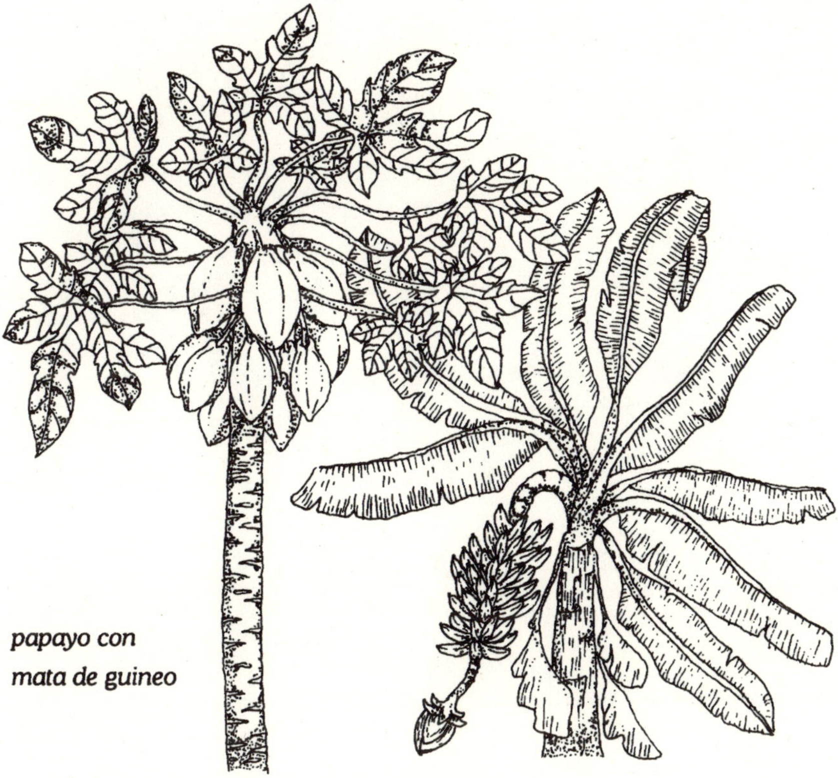

papayo con
mata de guineo

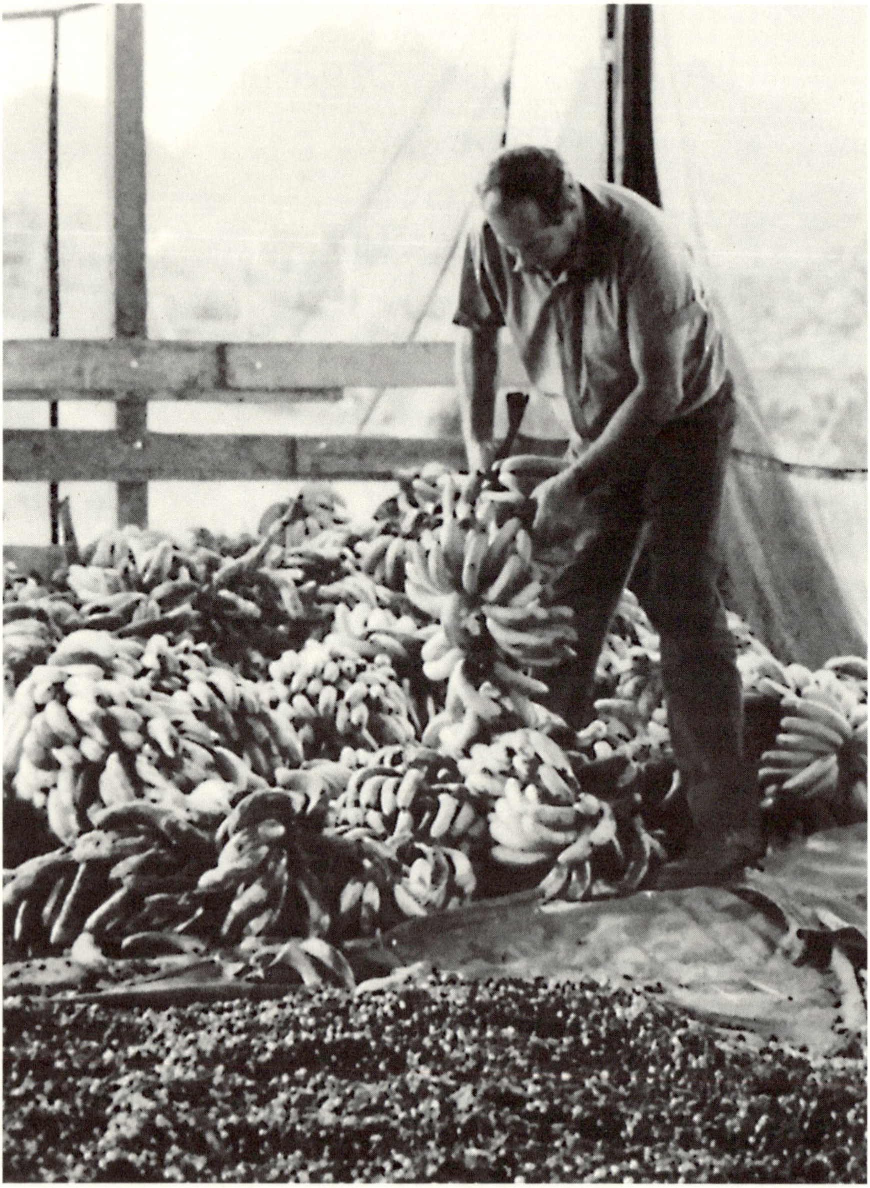

Detrás de un toldo de café maduro, Tato Rodríguez inspecciona guineos orgánicos. De ellos hará un puré para la exportación.

La agricultura orgánica: un despertar . . .

Tato Rodríguez Núñez
Ciales

Nacido y criado en el seno de una familia de agricultores, Tato Rodríguez Núñez es uno de los protagonistas del movimiento de la agricultura orgánica en Puerto Rico. Pero no hace mucho, utilizaba una variedad de yerbicidas, insecticidas y abonos químicos en sus cultivos de café, hortalizas y frutas. Aquí nos cuenta sobre su despertar a la realidad de aquellos químicos y sus efectos. Después describe su trayectoria hacia la creación de una alternativa, inclusive sobre los primeros esfuerzos para establecer un mercado para productos orgánicos en Puerto Rico.

Aunque han tropezado con varios obstáculos que atrasan el crecimiento del mercado local, Tato y su esposa Marta Núñez Reynés están comprometidos con el cultivo y la venta de productos libres de químicos.

La entrevista presentada aquí es el fruto de dos conversaciones. Una se efectuó en la finca de Tato y Marta en el barrio Frontón de Ciales donde disfrutamos de la visita de Guillermo Rodríguez Pérez, hermano de Tato. La otra se condujo en Casa Corretjer, museo, biblioteca y centro cultural del pueblo de Ciales. El agricultor orocoveño Pablo Díaz Cuadrado también participó en este diálogo.

Tato: Hay toda una serie de razones que nos hace dar la batalla por la agricultura. En primer lugar, Marta y yo entendemos que haciendo agricultura desempeñamos una labor patriótica. Porque para vivir, la producción de alimentos es lo más básico en una economía. La agricultura sostenible* nos ayudará a sobrevivir como pueblo.

Pero el sistema está encaminado a todo lo contrario. Teniendo buenos recursos en la isla, se supone que seamos eternamente dependientes y que la gente consuma productos de afuera. Y de esta forma nuestro dinero se va del país. A través de la producción agrícola contribuimos para que el dinero se gaste en los productos del país y se quede aquí. Además, los productos del país son los más frescos que podemos conseguir. Nos conviene consumirlos.

En segundo lugar, en la práctica, la agricultura puede representar una forma de conservar nuestros recursos. El café se cultiva en las montañas, en donde nacen las quebradas y ríos que suplen agua a Puerto Rico. Y el cafetal tradicional es un bosque, que atrae la lluvia y conserva los suelos.

En tercer lugar, el café es motivo de orgullo nacional. Es uno de los productos que más prestigio le ha ofrecido a Puerto Rico a través del mundo.

Marta: En Roma, en Checoslovakia, en Francia, en Alemania, por toda Europa y en Latinoamérica también . . . ¡hasta en Cuba han preferido el café puertorriqueño! Hemos exportado el café de Puerto Rico a otros países productores de café, por su calidad. Y nuestro café ha ganado premios.

Tato: Hay un vínculo entre el centro del país -la zona cafetalera- y muchas de nuestras cosas más autóctonas. Durante el siglo pasado, la lucha organizada para liberar a Puerto Rico políticamente se dio en Yauco, Ciales y Lares. Y en Lares se declaró la república. Durante este siglo, se declaró la república en Jayuya, otro pueblo cafetalero. Hoy día, mucha gente viene a la montaña en Navidades a reyar* y a reafirmar su identidad puertorriqueña. La zona cafetalera representa la sede del desarrollo de muchos aspectos de la cultura nuestra.

Todos los países celebran festivales de cosecha. Si buscas en el folklor nuestro, el acabe de café es el festival de cosecha más grande en Puerto Rico. Aquí le decíamos el festival del "ripio".

En los cafetales, el último día de la cosecha, las señoritas tenían que capturar al capataz. Entonces lo amarraban con una cinta, simbólicamente, y el dueño de la finca tenía que pagar un rescate. El rescate era una fiesta con mucha comida, bebida y baile. Si los dueños de la finca eran puertorriqueños, ellos y sus familias se involucraban y disfrutaban de la fiesta también.

M: Tato, veo que usted ama la agricultura. ¿Viene de una familia de agricultores?

Tato: Sí, y siempre he vivido en la finca de casa. Ahora quedan 160 cuerdas pero antes era más grande.

Se puede decir que he podido observar un poco de la agricultura orgánica tradicional del país, porque mi abuelo no usaba químicos y todo se le daba.

M: ¿Recuerda algunas prácticas de su abuelo?

Tato: Mi abuelo era asturiano, y tenía costumbres interesantes. Recogía el estiércol de las bestias y lo iba echando en una estercolera. Se mezclaba con hojarasca y después se usaba como abono para el café y para diferentes siembras.

¡Y te digo que el repollo de mi tío era famoso! Mi hermano Guillermo podrá hablarte de eso porque como es mayor, estuvo más tiempo con ellos.

Guillermo: Mi tío sembraba mucho repollo; preparaba el terreno a picota o azada. Unas tres semanas antes de sembrarlo, hacía unos hoyos bien grandes, los llenaba de estiércol de caballo, y los tapaba con tierra. A las tres semanas, iba a los semilleros, hacía un hoyito de quizás una pulgada de diámetro para cada mata, y plantaba las matas allí. Pero alrededor de la mata, enroscaba una hoja de mamey en forma de cono, como una barquilla. La hoja de mamey era para evitar que los gusanos se comieran la mata.

M: Tanto las hojas como las semillas del mamey tienen fama de ser tremendamente efectivas como repelentes de toda clase de insectos. Pero no había pensado en utilizar las hojas así, para proteger las matas nuevas.

Guillermo: Mi tío tenía ideas muy buenas. Recogía todos los orines de las escupideras de la casa en latas. Me entregaba las latas a mí y yo llenaba el regadero del orín. Cuando las matitas de repollo medían unas tres o cuatro pulgadas, regábamos ese orín sobre ellas.

M: Serviría de abono y fungicida a la vez que de repelente de insectos . . .

Guillermo: De abono sí porque una vez llegué a cosechar un repollo de 45 libras. ¡Un repollo! Y no te estoy mintiendo. Era tan duro como esta silla. *(Hay risa y expresiones de asombro entre todos los presentes.)*

Y mi abuelo, ¿sabe lo que hacía con los caballos? Nunca los dejaba al sereno. Construyó unos ranchones largos en donde les tenía su yerba picada. El piso era de cemento y tenía un declive. A lo largo había una zanja que bajaba hasta un tanque de cuatro pies de alto. Ese tanque recogía el orín de los caballos. Usaba el orín de caballo en la finca de café.

También mi tío usaba del orín del tanque. Entre lo que se recogía allí y en las escupideras, no se perdía una gota. *(risa de todos)*

Tato: Esas prácticas antiguas se están adoptando de nuevo como parte del movimiento de la agricultura orgánica. Porque la agricultura orgánica depende de un suelo bien rico en nutrimentos y microorganismos. Un suelo trabajado con químicos se queda relativamente estéril. Pero la tierra orgánica contiene mucha, pero mucha vida.

M: Para ustedes, ¿cuáles son otras características importantes de la agricultura orgánica?

Tato: La agricultura orgánica está basada en un ecosistema saludable, un ambiente de mucha diversidad. Eso es lo que brinda protección ante las plagas. Ciertas plantas ejercen unos efectos beneficiosos sobre otras. Por ejemplo, el guineo protege a la papaya de varias plagas. Y la papaya siempre tiene buen mercado. De la misma forma, cuando uno siembra el café con plátano, pues, el plátano produce mucho antes que el café. Así te provees de una cantidad de dinero que te ayuda. Además, la sombra del plátano ayuda para que el café se desarrolle más rápido. Y las hojas del plátano -o del guineo- abonan el suelo con minerales, especialmente con potasio.

M: El otro día encontré todo un artículo sobre el blero. Aprendí que los tomates que crecen junto con el blero resisten mejor los insectos, y que las papas producen mejor al lado del humilde blero. Pero casi todos lo arrancamos como "yerba mala" por no reconocer su valor.

Tato: Hay sitios en la India, plantaciones de té, en donde se le reconoce el valor a todas las plantas, ¡pero a todas! Se utiliza cada planta silvestre que nace en la plantación. Esto es todo lo contrario de lo que impulsan las transnacionales con sus monocultivos. Ellos utilizan el monocultivo hasta que no rinde más producción, y entonces abandonan las tierras. Quizás eso sea viable en los continentes donde hay vastas extensiones de terreno. Pero aquí no se puede, y en ningún sitio del mundo sirve como modelo a seguir por un pequeño agricultor. Por eso, el sistema orgánico es especialmente importante para nosotros los pequeños agricultores. Va mejorando el suelo siempre, y es más económico a largo plazo.

M: Estoy pensando en un policultivo tradicional, el cafetal, con sus guineos y chinas y jengibre. Esas frutas que crecen silvestres en una finca abandonada, por ejemplo, ¿se consideran orgánicas?

Tato: Según trabajamos nosotros, aunque no les hayamos aplicado químicos, los guineos silvestres no cumplen con las normas de la industria. Tienen que haber cultivos, cultivos orgánicos.

No es el mero hecho de que tenga una finca sin químicos y vaya a cosechar. En todos los casos, al agricultor de productos orgánicos le toca mejorar el suelo. Debe usar la composta y sembrar productos complementarios, plantas que ayuden a evitar una plaga, por ejemplo. Hay que ir alimentando, mejorando. Tiene que haber un esfuerzo de parte del ser humano.

M: ¿Ustedes practican la rotación de cultivos?

Tato: ¡Cómo no! Si un año siembro berenjenas en una tala, al otro año, siembro habichuelas. Con esa combinación, evito las plagas y las habichuelas van reponiendo los minerales que las berenjenas hayan utilizado.

Esas son cosas que podemos aprender de los viejos, que por necesidad practicaban la agricultura sostenible. Hacían un reciclaje completo y constante. Para evitar la erosión, sembraban al contorno y hacían cunetas en las lomas. También usaban las cáscaras del café como abono. ¡Y es tremendo!

Pero no todo lo que hacían antes era bueno. El desyerbo "escantiyao", no dejaba ni un tocón de nada. ¡Eso era al ras, picapieza! Fíjate, que en el cafetal nace un helecho y donde está ese helecho, no crece yerba. Sirve de cobertor. Y en sitios inclinados, agarra la tierra para que no haya mucha erosión. Esa planta era importante; pero se erradicaba. Los agricultores orgánicos no estamos de acuerdo con eso. Basamos nuestro trabajo en las tradiciones, pero sabemos unas cosas que no se sabían en aquellos tiempos.

Alineamos las siembras de café, por ejemplo. Es una buena práctica de conservación que facilita el trabajo. Antes no se hacía. Se sembraba al contorno, pero sin ningún orden.

También tenemos el beneficio de poder utilizar una taladora que trabaja con gasolina -y bastante bien- en la finca. ¡Tumba pasto! La estoy usando en los caminos y da buenos resultados.

M: En cuanto a su eficiencia, ¿se puede comparar la taladora con los yerbicidas?

Tato: El yerbicida mata todo. Entonces cuando viene un aguacero se dañan los caminos. Se quedan sin protección. Usando la taladora, las raíces se quedan aguantando el terreno, y los caminos se mantienen.

Esa máquina es tremendo adelanto, porque en una finca grande como ésta, sería carísimo tumbar todo el pasto con machete. Nos hemos ido mecanizando un poco con eso, igual que con el "rototiller", que es bien importante en la preparación del suelo para los vegetales. Además ayuda mucho a integrar el estiércol y la cal a la tierra. Y aquí hay que echarle cal a la tierra porque hemos abusado de ella. Es una forma de reponer algo de lo que hemos quitado.

M: Hace poco tuve el privilegio de entrevistar a Jorge Gaskins de Tropical Sources. Durante nuestra plática me enteré de que hay un mercado muy grande para una variedad de frutas orgánicas de Puerto Rico y que -simplemente- no da abasto para suplir la demanda. No estamos produciendo lo suficiente.

Tato: Es que la fruta de Puerto Rico es muy buena. Una compañía de California, Earth's Best, ha mandado a pedir el mangó mayagüezano. Para sus propósitos, le resulta ser de una calidad extraordinaria. La misma compañía nos pidió un puré de guineo y lo encontró demasiado de bueno.

En el extranjero, el mercado para productos orgánicos está creciendo. En varios países de Europa, por ejemplo, los alimentos para bebés tienen que ser orgánicos, ¡por ley! Y van a pasar una ley parecida en Estados Unidos. Es que los bebés no toleran bien ni pequeñas concentraciones de venenos en la comida.

En muchos países ya rechazan los productos que contienen venenos, los productos enlatados. Estan buscando calidad. Y los que buscan calidad piden alimentos frescos y orgánicos. Tenemos la ventaja de que quieren productos tropicales y que nos los tienen que comprar a nosotros, los países tropicales.

Hace poco Tropical Sources vendió cincuenta furgones de puré de guineo. Ahora, los que compraron el guineo están interesados en otros productos: la parcha, la batata, la china, limón criollo . . .

M: La calidad del limón criollo es sobresaliente. Pues un sólo limoncito puertorriqueño contiene el jugo de cinco o seis de esos limones grandes que vienen de la Florida.

Tato: El limón es uno de los productos que más se necesita en la industria orgánica, porque se utiliza el ácido cítrico como preservativo. ¡Y ese limón criollo, dondequiera que lo conocen lo piden! Es uno de nuestros frutos más importantes.

La chironja también tiene muchas posibilidades en el mercado fresco.

También tenemos la china frontón, que te dura un mes sin dañarse. La cáscara es idónea para la confección de dulces y mermeladas, ¡y tiene un jugo tremendo!

Ya se hizo la prueba en Hartford y en Nueva York con la china criolla, que también le dicen la jíbara. Se vende muy bien para las máquinas de exprimir jugo en las cafeterías. ¡La han pedido por furgones!

¡Y la piña! Si hubiera agricultores que metieran mano con la piña orgánica, tendría un mercado segurito.

El mangó también. Y ahora no sólo quieren el puré de mangó sino que quieren el mangó orgánico como fruta fresca.

Otros productos serían la vainilla (las semillas se venden carísimas), y las hojas de naranjo, el orégano . . .

M: ¡Y el pacholí, que antes le decían "baúl del pobre"! Uso su aceite como perfume. Y sirve como repelente de insectos. Además, su siembra beneficia al agricultor; es una de las plantas que mejor evita la erosión del suelo, aún en las fincas más empinadas.

Pablo: En la industria del café, tendemos a pensar en el café de mesa. Pero la industria del café es enorme, y no la hemos explotado. Piensen en las posibilidades: confitura, licores y vinos, productos farmacéuticos, alimentos para ganado.

Tato: Así mismo es. Y pensando un poco sobre el guineo, ¿qué dices de una masa de guineo lista para hacer pasteles?

M: ¡Qué bueno sería no tener que guayar!

Veo que parte del problema es que hemos tenido una idea muy limitada en cuanto a lo que es -y lo que podría ser- la agricultura.

Tato: Y por esa razón, no le hemos sacado provecho. En Costa Rica se derivan alcoholes industriales de los desperdicios de café; porque de cada 560 libras de café uva, se sacan sólo unas 82 libras de harina. ¡La mayor parte se pierde!

Y en Cuba, aunque el azúcar es importante, la industria de la caña se ha diversificado. Los productos derivados le han dado todavía más importancia a la caña. Por ejemplo, están sacando un subproducto que se llama el PPG para bajar el colesterol. Me dicen que Johnson y Johnson compró la patente hace poco.

Aquí también tenemos personas que buscan alternativas; por ejemplo, el agrónomo Roberto Olivera, que había trabajado con la ASA* haciendo las primeras pruebas con metano. Vino a una feria que hicimos, puso una estufa y un botellón con estiércol de vaca y un par de cosas más, y tenía esa estufa prendida todo el tiempo con una llama azulita. ¡Gas metano hecho del estiércol de vaca!

El problema es que el Departamento de Agricultura da ayuditas para mantener la agricultura, pero no hay un programa para desarrollar la industria como tal. ¡Y es una lástima! Porque con los millones de pesos que se reciben en cupones, aquí se podría desarrollar una agricultura genuina, para que dentro de unos pocos años nadie necesite ayuda.

Ahora, la agricultura orgánica es especialmente difícil porque el gobierno responde a los intereses de unas companías que tienen mucho poder.

Algunas personas del gobierno se asombraron cuando Tropical Sources vendió esos cincuenta furgones de guineo, pero hasta ahora no han cooperado. No les pedimos mucho. Sólo queremos que reconozcan nuestro modo de cultivar como una alternativa a la agricultura que depende de químicos tóxicos.

Imagínate, si de afuera nos han pedido 140 furgones de puré de guineo ¡para este verano! Estamos hablando de cuarenta furgones al mes que son cientos de miles de dólares en ventas de fruta nada más. Ahora mismo no podemos cumplir con esa demanda.

Recientemente nos pidieron 10,000 libras de acerola. Conseguí más de 5,000 y quedaron bien satisfechos con la calidad del producto. La acerola tiene un mercado tremendo. Así que tenemos el mercado más adelantado que la producción. Y es un mercado buenísimo.

M: Tengo entendido que a través de Tropical Sources, muchos productos orgánicos de aquí se están vendiendo a compañías en Europa. ¿Tiene ventajas ese mercado?

Tato: La ventaja de bregar con los europeos es que hay controles. En Estados Unidos, una corporación como Del Monte o Nestlé ve un buen mercado y puede tumbar a todo el mundo y quedarse con ese mercado. El mercado europeo no lo permite. Te da una cuota y si tú la cumples, la tienes y nadie podrá sacarte de allí. Así que Europa nos viene siendo un mercado mejor que el de Estados Unidos. Y los europeos están muy interesados en los productos puertorriqueños.

M: Además de la falta de apoyo gubernamental, ¿a qué se debe la brecha entre la realidad de poca producción y las tremendas posibilidades?

Tato: Por un lado se debe a que el agricultor puertorriqueño no se ha dado cuenta del tesoro que tiene entre sus manos. También falta conciencia sobre las ventajas de cultivar orgánicamente. ¡Y faltan productores!

Pero hay otra razón muy importante. Las empresas químicas han invertido muchos millones de dólares para convencernos de que los químicos son necesarios y que sin ellos no podemos vivir. Y nos metieron en esa encerrona.

Es que -como con otros productos farmacéuticos- el uso de los químicos agrícolas causa una dependencia, una adicción. Empieza con el abono, que aunque no haga daño al producto, va debilitando el suelo. No es el abono en sí, sino las sales que trae el abono. Esas sales eliminan unas defensas que tiene el suelo. Como resultado, los nemátodos* se desarrollan con facilidad. Nos crea un problema con nemátodos en áreas donde éstos nunca fueron una plaga. Entonces, hay que traer otro químico para matarlos, un nematicida. Pero en ese proceso de matar los nemátodos, uno mata muchas otras cosas que son beneficiosas. Así que uno va causando otro desbalance. Es una cadena destructora, igual que la drogadicción. Y daña tanto el suelo como la mente del agricultor puertorriqueño que ha llegado a creer que esos productos son necesarios para la agricultura y que sin ellos no podremos competir.

Pablo: Hablando muy específicamente sobre los nemátodos, quisiera mencionar que la presencia de mucha materia orgánica en el suelo los elimina. Los nemátodos hacen daño porque al no encontrar materia orgánica como alimento en el suelo, atacan las raíces, pues eso es lo único orgánico que hay allí. Se elimina esa plaga a través de un suelo bien preparado, bien alimentado.

Tato: Otro problema que enfrentamos es que esa información no llega al agricultor. Nuestras prácticas agrícolas son diseñadas por las compañías que venden los químicos. Ahora mismo el incentivo para el caficultor es el abono químico y el riego de venenos en la finca. Viene una brigada a la finca y lo tira. El gobierno te facilita todo lo que tiene que ver con los químicos. Y todo es monocultivo. Te imposibilita otra clase de siembra.

En esta finca, en las orillas de las quebradas, había muchas matas de viandas silvestres. Había malanga, yautía y palmera. Pero cada vez que llovía, los yerbicidas iban erradicando esas siembras. Dicen que el Roundup es uno de los yerbicidas que menos daño hace a las personas. Pero en cuanto a la finca, es uno de los más dañinos. Porque el Roundup es un veneno sistémico. Coge la planta por la clorofila y llega hasta la raíz. ¡Elimina todo! Entonces el terreno se queda suelto. Cae un aguacero y se va en cantos. Todo lo que toca se liquida.

M: ¿Ya no cosechan viandas para su consumo?

Tato: De cien quintales de malanga que crecía al lado de la quebrada, ahora la finca no produce ni cincuenta libras en un año.

Si el gobierno tuviera conciencia de estas cosas, prohibiría las siembras con químicos en las montañas. Porque de allí surgen nuestras fuentes de agua potable. Y ya se están contaminando con los químicos. Aún los abonos químicos contaminan.

Hasta ciertos productos naturales, aprobados para el uso en una finca orgánica, nos pueden perjudicar. Por ejemplo, en la industria del café, no se menciona que el cobre -que se usa para combatir la roya*- desarrolla el minador* en la finca. Se supone que uno riegue cobre cuatro veces al año, pero en el tiempo de seca, te abre el campo para el ataque del minador.

Pablo: Yo le echo el cobre una vez al año, en mayo cuando viene la humedad, y estoy teniendo buenos resultados. Pero como nos daban el cobre para echarlo cuatro veces al año, tengo mucho almacenado ahora.

Tato: Es mejor que lo tengas almacenado porque si lo hubieras tirado, habría hecho mucho daño. El uso del cobre está permitido, pero si cae en los cuerpos de agua, mata la vida acuática.

Una vez en Adjuntas, tiraron bastante cobre en una quebrada y mataron todos los peces y camarones. Y eso fue el cobre. ¡Si hubiera sido el Dysisdon! Según noticias, una vez se tiró mucho Dysisdon y tuvieron que suspender el servicio de agua en Lares completo, porque contaminó las aguas que van al acueducto de Lares. Se han cometido barbaridades y quedan como chistes, como si no hubiera pasado nada.

Pero no es ningún chiste. Yo lo sé porque mi finca era en donde más químicos se usaban. Según yo había pedido, Extensión Agrícola adiestró a los trabajadores y éstos consiguieron licencias. Pero no creas que hicimos la gran cosa. Lo que hicimos fue un daño. Porque con sus licencias compraban cuanto veneno encontraban, y los compraban para cualquiera. La intención no fue esa, pero se prestó para eso.

M: ¿Cómo ocurrió su transformación, del agricultor que más químicos usaba, al agricultor de productos orgánicos?

Tato: En parte, el despertar mío viene del reflexionar y preguntarme, que si antes nunca se usaban y todo se daba, ¿por qué será necesario usar tantos químicos ahora?

Pero también me empezó a preocupar la salud. Porque cuando uno empieza a ver las cosas no puede negar verlas. Aquí murió un señor envenenado con yerbicida. Más tarde, murió otro en el barrio Caguana de Utuado. Entonces, un sobrino mío que trabajaba para el Departamento de Agricultura me dijo que en un día, él había visto envenenarse a seis personas usando plaguicidas en Santa Isabel. Al tiempo, un vecino de nosotros murió. Los otros vecinos nos informaron que según el médico, se había intoxicado con un plaguicida. Después murió un amigo mío, mucho más joven que yo, en Lares. Yo le había avisado que cualquier cosa le podría pasar, porque él abusaba de los químicos. En el caso de él, fue un proceso lento que le produjo un cáncer.

Y lo que te voy a contar, nunca se me olvida. Una vez, para adelantar la siembra de café en la finca, se sembraron plátanos. Y para el plátano usábamos un nematicida de color violeta. Vi un lagartijo cruzarle por encima y caer muerto al otro lado. Yo me dije: "Ave María, pero si a ese animal le mata así de rápido, ¡para que me mate a mí, sólo es cuestión de tiempo"!

Entonces, en ese mismo platanal, para esos mismos días, iba caminando en la guagua con los muchachos míos atrás. Cuando el menor de casa vio aquel polvo violeta en el tronco de la mata, se ha tirado gritando: "¡Mira qué cosa más linda!" y le echó la mano encima. Pues yo brinqué y le lavé las manos y les hice claro a todos los muchachos que con esas cosas había que tener cuidado. Caí en cuenta aquel día de que si seguía usando venenos, un día se me iban a morir dos o tres.

Ahora mismo en Puerto Rico se está utilizando el Temik, aunque está prohibido en los Estados Unidos. Se prohibió porque si se usa en un fruto como el guineo, sube a la fruta y aparecen trazas del Temik en el guineo maduro. Lo han usado en la parcha y lo usan en el café. No está recomendado para el uso en los guineos o en las cítricas, pero si se va a regar en un cafetal, se contamina todo. Además, todos sabemos que los productos químicos se usan y casi nadie sigue las instrucciones al pie de la letra. Aquí un agricultor por poco se muere de envenenamiento con el Temik. Es extremadamente tóxico.

M: Según he leído, el Temik debilita el sistema inmunológico.

Tato: En el café, usábamos el Dysisdon en contra del minador. Pero desde que dejé de usar el cobre en la finca mía, el minador ha bajado de una forma considerable. Así que ya combatimos el problema sin químicos . . .

M: Y ya no hace falta el remedio.

Tato: ¡Y qué remedio! Mira lo que pasó. Yo tenía un gallinero suelto en la finca. Pasaban de cientos de gallinas que tenía. Se echó el Dysisdón en la finca y de repente me quedaron sólo dos gallinas que estaban echás.

Me dijeron que era una epidemia, y yo enterrando gallinas y quemando gallinas. Entonces, comencé de nuevo con nuevas gallinitas. Tenía un montón. ¡Y lo mismo me volvió a pasar! Entonces fue que me di cuenta. Me dije: "Espérate, si esto no es ninguna epidemia na'; ¡si esto es el veneno"! Dejamos de regar el Dysisdon y no ha vuelto la epidemia. Después, supe que el Dysisdon está diseñado para usarse en fincas grandes, donde hay extensiones enormes en donde no vive nadie. ¡Pero nosotros vivimos dentro de la finca!

Todas esas cosas me llevaron a la conclusión: O brego orgánicamente o no brego. Punto. ¡No vuelvo a usar químicos!

M: ¿Cuál fue el próximo paso?

Tato: Me fui educando. Y aprendí que a nivel mundial, el cambio hacia la agricultura sostenible es beneficioso y muy productivo.

Recientemente vi un programa sobre Indonesia, pues allí cambiaron de los cultivos tradicionales a los cultivos con químicos. Al principio los químicos les subieron la producción, pero causaron mil trastornos ecológicos, y después de un tiempo, la producción bajó. Así que están volviendo a su sistema tradicional. El problema es que después de haber ocasionado tanto daño, no es simplemente una cosa de volver atrás. Hay que reconstruir el suelo.

Los que bregamos en la agricultura orgánica estamos hablando con personas de muchos lugares del mundo que han regresado a una agricultura tradicional. Estamos todos en un proceso de aprendizaje y de experimentación.

M: ¿Podría hablar sobre algunos cambios que haya notado en su finca desde que abandonó el uso de venenos?

Tato: En cuanto a los productos, notamos que los orgánicos duran más que los convencionales. Tú pones una lechuga orgánica al lado de una convencional o hidropónica y la orgánica te dura más. Tiene otra textura y otro sabor. El sabor y la textura del plátano orgánico también son diferentes. El plátano cultivado con muchos químicos sale duro.

En cuanto a la finca, hemos comprobado que cuando la siembra principal es de guineo, por ejemplo, hay que intercalar otros productos en el predio de terreno. Organizar la siembra de esta forma resulta más económico y ventajoso para el agricultor, pues le saca provecho a dos o tres productos, en vez de a uno solo.

Y hemos cambiado nuestra forma de hacer desyerbos. Ahora, talamos, pero manteniendo el mantillo. Uno va viendo que diferentes plantas dominan en diferentes áreas: la horquetilla en un lugar, el cohitre en otro. Algunas son bien útiles. Y la sombra ayuda a controlar el yerbajo.

Además, con la ausencia de venenos y la diversidad en la

vegetación, han vuelto muchas especies de aves que habían desaparecido. Ahora tenemos pájaros bobos y carpinteros, yaboas y zumbadores. Y esos pájaros se alimentan de los insectos que de otra forma podrían llegar a ser plagas.

M: Me pongo a pensar que el agricultor por herencia, por vocación, ama la naturaleza. Ama la libertad de estar debajo del cielo abierto rodeado de plantas, escuchando las aves. Ama la siembra y el proceso de cultivar. No es que ame los tomates solamente, o el café. Sin embargo, en nuestros tiempos se espera que esa persona que siente tanta afinidad por toda la naturaleza sea quien vaya envenenándola. Eliminando todo lo que no sea importante en términos comerciales. En vez de visualizar un ecosistema saludable y productivo, aprende a visualizar la producción de un sólo cultivo, logrado a fuerza de químicos. Me parece un atropello espiritual.

Tato: Es que nuestro sistema educativo ya no produce agricultores sino empresarios agrícolas. Pretenden que la agricultura se convierta en trabajo de fábrica. Y existen agricultores que saben muy poco de la naturaleza. Los de antes sí, sabían el nombre de cada mata, cada pájaro, cada mariposa. Y se ha probado que muchas de sus "supersticiones" tienen su explicación científica. Se ha probado que fuera de enero y febrero -es decir, durante casi todo el año- si tu cortas un árbol en luna nueva se apolilla enseguida. Se desangra y se debilita. Todos lo sabemos.

Ahora que regresamos a la verdadera agricultura, sería más fácil si no hubiéramos dependido tanto de los venenos, de los abonos químicos. No nos hemos preocupado por la vida del suelo. Y ahora nos toca reconstruirlo.

M: ¿Cómo se hace?

Tato: Primero, hay que introducir mucha materia orgánica. No es como con los químicos que hay que seguirles echando, porque una vez que el suelo se reconstruye se logra un equilibrio. Entonces, hay que invertir -y hacer- siempre menos para mantenerlo. Pero al principio, comenzamos con un mínimo de dos toneladas de materia orgánica por cuerda. Joseph Dunsmoor, que está en Rincón, trae un producto muy útil. Es una mezcla de minerales que nos podría eliminar mucho trabajo. Con este producto, la reconstrucción del suelo se hace más rápido.

En el barrio Las Aceitunas, en Moca, unos amigos lograron producir unos vegetales preciosos donde antes había un suelo bien, bien pobre. ¡Tan duro como esta loseta! Usaron una composta de gallinaza, cachaza de la central y esa mezcla de minerales.

M: ¡Fue un éxito total!

Tato: Fue un éxito a nivel de esa finca. Pero para que haya un éxito de verdad, los que trabajamos en el campo de la agricultura orgánica tendremos que estar bien unidos. Porque cuando nos organicemos, podremos comprar los productos necesarios: las mezclas de minerales, los abonos foliares o la gallinaza, en grandes cantidades, y a precios razonables.

Ahora mismo, hay agricultores que quisieran botar los químicos pero todavía no hemos desarrollado una red de personas que distribuyan los minerales y el estiércol.

Para que la agricultura orgánica siga creciendo, además del mercado, necesitamos obtener los productos que ayudan a alimentar la tierra. Si las tiendas de la ASA trajeran esos productos, ¡eso sería un adelanto! Nos toca formar grupos de agricultores que los compren.

Moraima Rivera tenía la idea de organizar a los agricultores orgánicos dentro de un capítulo de la Asociación de Agricultores. Porque la Asociación ofrece servicios de cabildeo. También hace falta desarrollar proyectos de reciclaje de estiércol y otros productos que sirvan de abono. Esa es parte de nuestra visión agrícola.

M: Para el agricultor que esté interesado, ¿cuál sería el primer paso hacia una integración plena en la agricultura orgánica?

Tato: Una alternativa sería Tropical Sources, porque esa compañía da una garantía de compra. No ofrecen el mejor precio del mundo para los guineos, por ejemplo, pero te firman un contrato para un precio fijo durante todo el año. Además, Tropical Sources facilita el proceso de certificar una finca como finca orgánica. Están exportando guineos, acerolas, parchas, guanábanas, tamarindo, mangós, muchas frutas diferentes.

En cuanto al suelo, lo más indicado sería consultar con personas como Joseph Dunsmoor en Rincón o con Angel Rivera en Aguadilla. Ellos conocen varias maneras de aligerar el trabajo. Recomendarán abonos foliares que alimentan las plantas en lo que uno trabaja para reconstruir el suelo. Una solución de algas marinas o la emulsión de pescado sería recomendable.

Marta: Debe comenzar con un estudio de suelo, para ver qué requiere su finca. Eso es lo primero.

Tato: Marta tiene razón. El laboratorio agrológico en Dorado nos brindaba ese servicio. Hacía recomendaciones sobre los cultivos que mejor se iban a dar en ese suelo. También le decían a uno qué necesitaba y qué no necesitaba. Pero últimamente ese laboratorio se ha abandonado. Ahora hay que mandar las muestras a un laboratorio en la Florida. Cuesta treinta dólares pero le dicen a uno lo que requiere el suelo, lo que no requiere, y cuáles son los minerales que -aún estando presentes en el suelo- no se podrán asimilar. Ese laboratorio recomendó que utilizáramos magnesio en esta finca. Su informe también mencionó que hay un par de elementos que no están accesibles a las plantas.

Así que vamos a usar bastante pollinaza, el estiércol de pollo, que es una buena fuente de nitrógeno, magnesio y muchos otros nutrientes. Ya he hecho gestiones con la Junta de Calidad Ambiental para que Picú nos la supla. Traen 22 toneladas en cada viaje. Es uno de los abonos más completos que hay. Sólo hay que pagarle a Picú algo de la transportación y -para cumplir con Calidad Ambiental- hay que preparar una barrera para que no haya escorrentía. Pensamos compostear la pollinaza allí.

M: Cuando haya más agricultores trabajando en esto, cuando haya más potencial para una producción sostenida, quizás entonces puedan comenzar a crear un mercado local amplio.

Tato: Estamos viendo que existen varias posibilidades: está el supermercado . . .

Marta: Y las tiendas de productos naturales, los restaurantes gourmet y los vegetarianos . . .

Tato: ¡Todo eso! Los supermercados pagan buenos precios, pero no te pagan antes de treinta días. Cuando estemos organizados, cuando podamos suplirles contínuamente, serán un mercado importante.

Recientemente hablé con un representante de los supermercados Grande porque ellos están interesados en comprar todos los productos orgánicos que se produzcan en Puerto Rico. Están dispuestos a abrirnos góndolas en cuantas tiendas querramos, con el producto certificado, empacado y sellado como orgánico. ¡Y esa es la forma de hacerlo! Porque a veces llegan productos supuestamente orgánicos, pero no están sellados. ¡Y encima, los venden carísimos! Nosotros queremos vender a precios accesibles.

Hemos visto un mazo de brócoli "orgánico" en casi cuatro pesos. En la misma tienda vendían otro que se veía igual, ¡a uno y pico! ¡No hay necesidad para tanta diferencia! Si al agricultor de productos orgánicos le pagan un 15% más, entonces, ¿por qué no vender los productos para alante a un 15% más?

Ahora sí, es primordial que el agricultor tenga una compañía que mercadee su producto. Porque si uno va a mercadear, deja de ser agricultor. Es un trabajo a tiempo completo.

M: Hace un par de años, un grupo de agricultores estuvo trabajando con una persona que facilitó el mercado en el área metropolitana. ¿Podría hablar un poco sobre ese proyecto?

Tato: La idea de aquel sistema fue idónea. Varios agricultores de Ciales producíamos ñame, yuca, yautía y hortalizas. Desarrollamos una tomatera que era una belleza. Brócoli, cilantrillo, nabos, perejil, ají, pimiento morrón, lechuga, berenjena . . . . Y no tuvimos problemas de enfermedades.

Entonces Iris Varas venía a recoger los productos ya pagados por anticipado. Los llevaba a un par de sitios en San Juan, y los consumidores los iban a recoger. Ella comenzaba con las tiendas de productos naturales y también había hecho contacto con los supermercados Amigo, Grande y Econo. Había abierto unos canales y se iban a vender muchos productos. Pero por dificultades personales de Iris, y también por la sequía, el proyecto se ha aguantado.

Ahora mismo, le suplimos a Para Vivir, una tienda de productos naturales en Puerto Nuevo. Tienen un restaurán y casi todos los productos que preparan son orgánicos. Tienen que estar comprándolos carísimos de afuera. A nosotros nos compran lo que podamos suplirles y nos pagan bien.

Así que hay muchas alternativas. Estamos luchando para que más agricultores puedan beneficiarse de ellas.

Agua de piringa, alacranes en alcohol y algunos secretos del barro

Bernardino "Tuto" Sierra Rosario
Cidra

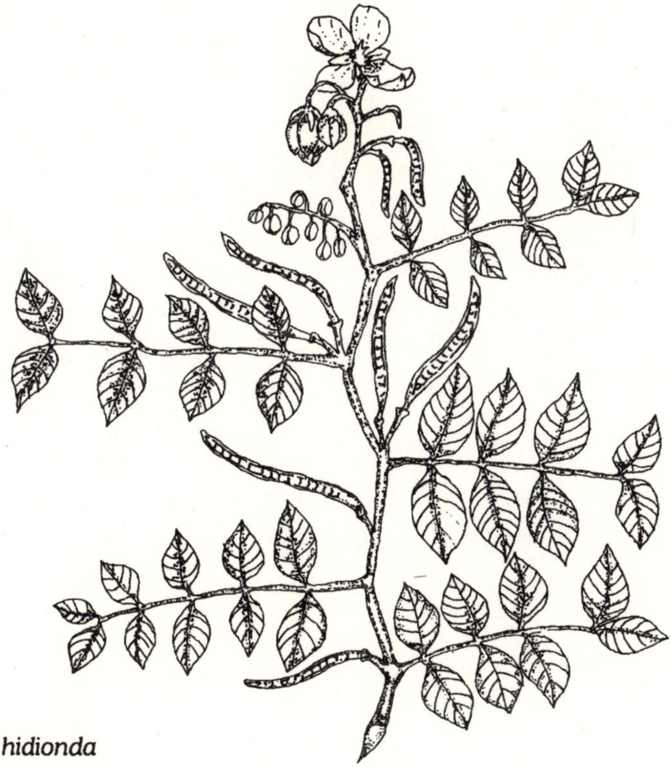

hidionda

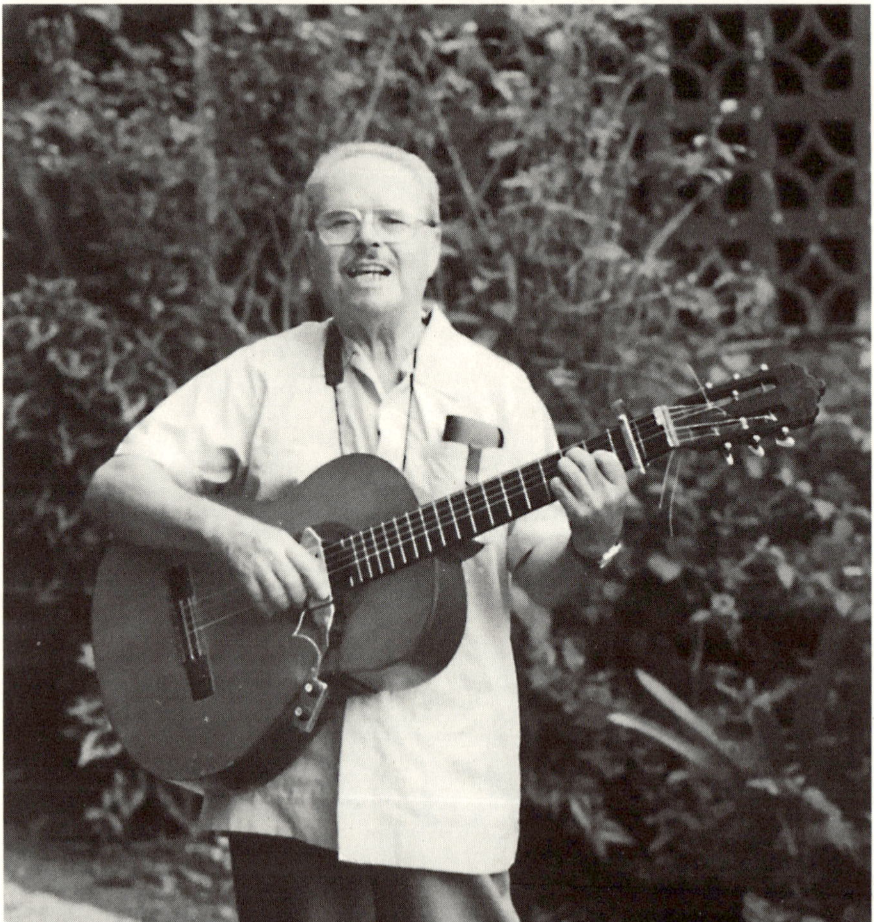

Tuto Sierra Rosario nos canta una trova autobiográfica.

Agua de piringa, alacranes en alcohol y algunos secretos del barro

Bernardino "Tuto" Sierra Rosario

Cidra

Conocí a don Tuto durante una conferencia sobre medicina casera en el barrio Montellano I de Cidra. Aquel día los integrantes del comité ambientalista Despertar Cidreño y sus invitados compartimos información, confeccionamos cataplasmas, jarabes, tisanas y guarapos, y disfrutamos escuchando las graciosas -y a menudo concientizadoras-canciones de don Tuto. Este ciudadano dedica mucho de su tiempo a las luchas por mejorar la calidad de vida en Cidra, y por alejar de la zona central la amenaza de la explotación minera en manos extranjeras. Dice don Tuto: "La minería sería una gran fuente de contaminación y agotaría nuestros abastos de agua potable. A la vez sería robar los futuros recursos de nuestros nietos, que posiblemente los necesiten más que nosotros".

Mi amiga Juanita García me acompañó a la casa de don Tuto y su hospitalaria esposa doña Ana. Allí nos arropó el deseo de quedarnos largo rato entre la sinfonía de los coquíes y las melodías campesinas que brotaron de la voz y la guitarra de nuestro anfitrión. Escuchando con el corazón, percibimos su gran sinceridad y su firme deseo de legarnos la sabiduría ganada a costa de unos 65 años de experiencia. Aquí saboreamos un par de temas tratados por el trovador cidreño.

Tuto: Mi padre nació en Barranquitas y se vino para acá cuando joven. Conoció a mamá (que ahora tiene 102 años) y se casaron. Mi papá siempre fue agricultor pero nunca se alquilaba; nunca trabajaba a jornal.

M: Es decir, ¿nunca trabajaba sino en su propia finca?

Tuto: Correcto. Tenía un terreno de 22 cuerdas. ¡Y las ha trabajado! En aquel tiempo no había acueductos, y casi nada venía de afuera. Todo era por esfuerzo propio.

En su finca, cultivaba de todo: arroz, granos, hortalizas, frutas. Así mismo criaba cabros, guineas, conejos, vacas y becerros, ¡de cuantos animales había! Cuando la gente trabajaba, en vez de pagarles con dinero, mis padres les daban yautías, batatas, todos los frutos menores. Mamá era costurera a nivel de sastre, y nos hacía toda la ropa. También se dedicaba a ayudar a los enfermos y a los necesitados. En ese tiempo había desnutrición y poca higiene. Había mucha lepra. Mi mamá -que le decían Mama Pola- la curaba con plantas. Usaba guarapos de saúco, y para secar las llagas usaba los polvos de yuca y de maraca.

En este momento don Tuto agarra la guitarra y comienza a afinarla. Al terminar, me dice:

Juanita me dijo que venías y te preparé un par de cantos.

Yo nací en el campo
donde vivo muy feliz,
de pequeño aprendí
a rezar el Padre Santo.
Hoy día sigo cultivando
muchas plantas naturales,
porque curan nuestros males

y facilitan la preñez.
Jamás abandonaré
mis raíces culturales.

¿Y saben lo que es el agua de piringa? Mi mamá preparaba mucha agua de piringa.

M: He escuchado esa palabra para describir cualquier bebida desabrida o bien aguada. En algunos lugares, usan ese nombre para describir una bebida hecha con jengibre y azúcar, algo como el agualoja.

Juanita: *(risa)* Por aquí se ha utilizado esa expresión como desprecio. Por ejemplo, cuando una persona iba al hospital esperando que le pusieran una inyección de antibióticos y en cambio le daban un jarabe, la gente decía: "Me dieron agua de piringa na' más".

Tuto: Para nosotros el agua de piringa es el agua que sueltan las plantas, pero sin hervirlas. También le dicen tisana o agua común. Hacíamos un agua de piringa bien buena de la hidionda chiquita. Se molían las hojas de la hidionda y se echaba agua en una tinaja sobre las hojas molidas. Se dejaba así de un día para otro, y después se tomaba esa agua sin hervirla. ¡Y era un fenómeno! Se usaba para sacar los gases del estómago. Era muy refrescante, y la gente la consumía mucho en tiempos de calor. Quitaba el salpullido o cualquier erupción de la piel. Esa era el agua de piringa que usábamos nosotros. De hecho me acuerdo de una canción que una vez escribí:

Recuerdos tengo en la vida,
jamás los podría olvidar.
Pues los quiero recordar
de una forma positiva.
Yo tengo la alternativa
cuando trabajo en la finca,
del vegetal que no hinca.
Y tengo recuerdos amables
de cuando mi querida madre
me daba agua de piringa.

Bien recuerdo la hidionda
que nos servía de café
y también un sabroso té
preparado en buena forma.
Sus flores amarillas,
su tallo sin espinas . . .
Mientras yo volaba chiringa,
mi mamá la recogía
y después la convertía
en la rica agua de piringa.

Hay aplausos de parte de todos los presentes. Doña Ana aprovecha para servir jugo y galletas, pero don Tuto continúa hablando apasionadamente sobre la humilde mata de hidionda:

Algunas personas hasta se pasaban las hojas machucadas sobre los barros. También, las hojas de hidionda se machucaban y se mezclaban con aceite de comer. Después se ponían sobre los riñones como plasma*. Servía para dolores musculares. Y cuando había mala digestión, se ponía la plasma de hojas sobre el estómago con una toalla caliente encima.

M: Don Tuto, me gustó mucho la imagen de su mamá recogiendo las hojas y semillas de hidionda mientras usted volaba su chiringa. Háblenos un poco más de su vida.

Tuto: Papá quería que estudiáramos, pero yo no quería estudiar ni quería trabajar en la agricultura. Cuando tenía 16 años, unos vecinos y unos medianeros se iban para Canóvanas, a la costa como decían, para trabajar en la caña. Yo me decidí, y me fui con ellos. Pero bendito, como dice la canción:

Para Canóvanas cogí,
me puse a trabajar
dentro de un cañaveral,
y a las dos horas me fui.
Eso no era para mí,
aquella tarea tan dura.
Y aunque fuera una locura,
me fui a pie a San Juan.
Al revés voy a cantar,
a ver si tengo fortuna.

Nueve, ocho, siete, seis,
cinco, cuatro, tres, dos, una!

(Risa de todos) En San Juan conocí la alfarería. Vi un rancho, y me pregunté: ¿Qué habrá allí? Entonces encontré unos muchachos más o menos de la misma edad mía, y les pregunté qué hacían. "Bregando con barro", me dijeron. "Aquí hacemos tejas y ladrillos, y el dueño vende todo eso". En eso llegó el dueño, y me preguntó: ¿"Qué buscas? ¿Trabajo"? Dije que sí y allí mismo me quedé.

Empecé buscando las buenas minas de barro, sacándole la capa de arriba y las impurezas, preparándolo. ¡Me gustó en cantidad! Aprendí a hacer las tejas y los ladrillos. Llegué a hacer las terminaciones que le llaman los capacetes, esas puntitas bonitas que se ponen en las esquinas de las casas. Iba bien.

La fábrica era pequeña, pero no había más que cuatro en toda la isla: una en la parada 15 en Santurce; una en Hato Rey donde yo estaba; una en Carolina y otra en Cabo Rojo. Esas cuatro fábricas distribuían todo el ladrillo y las tejas y toda la terracota que se utilizaba en ese tiempo, pues no había tanta construcción como ahora.

El dueño trabajaba también en una fábrica de cemento, y no tenía mucho tiempo para atendernos. Un día me dijo: "Mira, Bernardino, voy a hacer un negocio. Te voy a arrendar la fábrica. Allí tienes los materiales, y sabes cómo es. Tienes a don Matías", que era un viejo más bueno, ¡trabajador!

Entonces me quedé trabajando y me especialicé. Me hice alfarero. Pero yo no tenía conocimiento de lo importante que era ese oficio.

En eso vino la cerámica de los Estados Unidos, una fábrica gigante que pusieron en Carolina. Fueron a la fabriquita de nosotros a entrevistarnos a ver si queríamos trabajar con ellos. Yo fui y no me gustó porque era malo para llegar. No había tantos carros como los hay ahora. Había que caminar a pie; pues decidí quedarme en la fabriquita.

Pero las cosas se pusieron malas porque los americanos tenían unas máquinas modernas y podían hacer todo más rápido y más barato que nosotros. Así que fui a trabajar con un ingeniero arquitecto que quería hacer unos techos tropicales prefabricados, de terracota. Aprendí a la vez algo de la ingeniería. Lo bueno fue que para mantener el ambiente colonial en el Viejo San Juan, no se podía fabricar nada que no fuera con los materiales originales. Y los techos del ingeniero eran muy parecidos a los originales. Allí el señor hizo pie porque consiguió muchos contratos. Todo me fue bien. Llegué a ser jefe del personal y todo, y allí trabajé hasta el 60, cuando él murió. ¡Y descubrí un remedio muy interesante!

Pasa que parte de su trabajo era deshacer el trabajo viejo que habían hecho los españoles y meter vigas prefabricadas que se parecían mucho a las originales. Metíamos esas vigas y las rellenábamos con una mezcla de cemento.

Entonces, en esas construcciones había alacranes, y los muchachos que trabajaban conmigo se los llevaban. Los echaban en un frasco con el alcohol que venden en las farmacias, y los dejaban en ese alcohol. Cuando alguien recibía una picada de insecto, como la araña pelúa, el guabá, el ciempiés, una avispa o el mismo alacrán, ellos cogían y se pasaban ese alcohol sobre la picada. Todos lo usábamos y tenía un poder curativo muy grande.

¡Pero es del barro que te quiero hablar!

El barro, que es la tierra misma, yo lo comparo con el oro. Es el mejor material, el mineral más abundante del país. ¡Tantas cosas que se hacían del barro antes: desde los techos hasta las tinajas! ¡Y lo medicinal que es el barro! Cuando yo lo trabajaba no sabía que era una medicina, pero sentía algo raro. Cuando comencé a bregar con el barro, tenía la cara con muchos hoyos y muchas espinillas feas, lo que ahora le dicen acné. ¡A los dos meses no tenía ni una manchita! Ni en la cara, ni en el cuerpo.

Juanita: ¡Usó el barro para quitarse los barros!

M: Como dicen en el campo: un clavo saca otro clavo. *(risa)*

Tuto: ¡Así mismo! Había muchos muchachos enfermizos entre los que se escogían para trabajar allí, y después de un tiempo, al mes o a los dos meses, estaban sanos, sin artritis, sin calambres, sin los achaques que tenían.

Juanita: La gente ha comenzado a reconocer el valor del barro. En las tiendas de productos naturales se puede conseguir ya purificado.

M: Don Tuto, vamos a decir que un nieto suyo tuviera un caso de acné como el que usted tenía. ¿Cuál sería su receta?

Tuto: Le diría que coja el barro puro, y lo amase bien hasta que se ponga resbaloso, y se lo ponga como mascarilla durante un par de horas. O si prefiere, que lo use como si fuera jabón dos o tres veces al día.

Para las manchas en la cara, hasta las manchas del sol, se utiliza así, como si fuera jabón, dos veces todos los días. Sólo que no se debe dejar por mucho tiempo porque si se llega a secar, se pega, y si coge el vello se lo lleva.

Juanita: Don Tuto, me inspiré con lo que usted dijo durante el taller sobre la medicina casera, y he estado experimentando, haciendo un jabón de barro y sábila. Unas amigas que padecen de acné lo han probado, y están teniendo tremendos resultados. ¡Y es fácil de hacer! Usamos las cuchillas grandes del guayo* para rallar cuatro o cinco barritas de jabón de Castilla y lo echamos poco a poco en una taza y pico de agua hirviendo. Meneamos la mezcla hasta que el jabón queda disuelto; entonces echamos la mezcla en la licuadora, agregándole unas tres o cuatro cucharadas de barro. Cuando se ve que el barro queda bien mezclado con el jabón en la licuadora, le echamos una penca de sábila picada. Después, vertimos la emulsión en un molde. Cuando se endurece, la cortamos en ocho barritas.

Tuto: En la alfarería, nosotros teníamos contacto directo con el barro. Le sacábamos la capa de arriba, la corteza, y las vetas, las impurezas. Entonces echábamos el barro en un saco de lona. Allí lo mojábamos y lo amasábamos con los pies brincándole encima descalzos, o con las manos. La cosa era amasarlo. Quedaba como un pan. Entonces, lo cortábamos. Mira, María, ¡si nosotros nos lo pasábamos hasta para bañarnos! Antes de bañarnos, nos empavonábamos bien con ese barro. No necesitábamos jabón. Salíamos como unas yucas mondadas, ¡blanquitos! y con un frío que se sentía aún en los días más calientes del año. Nos sentíamos bien, fresquecitos, limpiecitos, bien contentos. ¡Nosotros nos despercudíamos en aquella fábrica de barro!

M: ¿Ha tenido experiencia utilizando el barro como cataplasma?

Tuto: Para usarlo como plasma, tú lo coges y lo amasas. Sirve así, puro. Si el barro tiene vetas de otra cosa, las sacas. Entonces haces una torta y la colocas sobre el sitio donde se tiene el dolor o infección. Sirve para las infecciones de las mujeres, de la matriz, y tiene un montón de otros usos. Conozco a varias personas que se han curado usando ese remedio. El barro es muy medicinal.

M: Hoy día, el barro de algunos lugares está contaminado con petróleo o plomo y otros metales. Sin embargo, en muchas partes del mundo, algunas personas desnutridas comen barro como fuente de minerales. Además, en el caso de hemorragias y algunas enfermedades, se receta el barro limpio en solución de agua. ¿Nunca ha tomado el barro así?

Tuto: Fíjate, si cuando niños, ¡nos lo comíamos! Y en la fábrica hacíamos unas tinajas de barro. Nos tomábamos el agua directamente de la tinaja. ¡Eso no tenía esmalte ni tenía nada!

La tinaja hay que formarla a mano para que te quede bien y para que no filtre. Después no se te escapa ni una sola gota de agua, y queda bien fría. ¡No te hace falta ni hielo! Pero antes de usar la tinaja hay que cocinarla. Después de formarla bien, hay que secarla. Cuando está seca se mete en el horno. El barro hay que quemarlo a temperaturas de unos 500, 600, 700 grados. Cuando tú cargas el horno, y le metes candela y más candela y sientes una explosión, es el barro. Es que las tejas han cogido fuego, y arden.

Siguen ardiendo bárbaramente. Mientras el humo sale de la chimenea como una nube negra, se sigue. Cuando arriba se ve una llama bien blanca, bien brillosa como una luna llena, se apaga el horno porque entonces ya se ha quemado todo desde abajo, y quedará todo de un mismo color. Después de ese proceso, puedes tirar las piezas al piso y no se rompen. ¡Si se han convertido en piedra!

Antes se hacían casas completas de barro, o sea de ladrillo, ¡y casas frescas! Los españoles tenían esa tradición. Esos techos que hacían te enfriaban la casa. Hay una diferencia de unos diez grados de temperatura entre una casa con techo de barro y una casa con techo de cemento o de otro material.

M: Don Tuto, ¿no tiene una canción sobre el barro?

Tuto: ¡Como no, mi'ja!

En la tierra hay minerales;
de esto puedo hablar buen rato.
¡Y te puedo asegurar
que no hay ninguno como el barro!

Es un mineral precioso
y fácil de preparar.
No se debe de olvidar
que también es milagroso.
Si haces un profundo pozo
y lo sacas del subsuelo,
labóralo con esmero
y te sentirás dichoso.
¡No ves que es muy hermoso
la vida del alfarero!

Agua de piringa, alacranes en alcohol y algunos secretos del barro

Hace mucho descubrí
que en la vida primitiva,
lo usaban los humanos
de ungüento y medicina.
Y de forma preventiva,
era remedio casero.
Lo usaba el pueblo entero
y con gran satisfacción.
¡Para mi ha sido un honor
vivir la vida del alfarero!

Por eso muy bien yo narro,
nunca podría olvidar
aquello que solía fabricar:
unas tinajas de barro.
Tambien estatuas de santos
que compraban los santeros,
y además los curanderos
que practicaban la medicina.
¡Era una vida tranquila
la vida del alfarero!

Historias y remedios de una doctora campesina

Ercilia Otero Rivera
Comerío

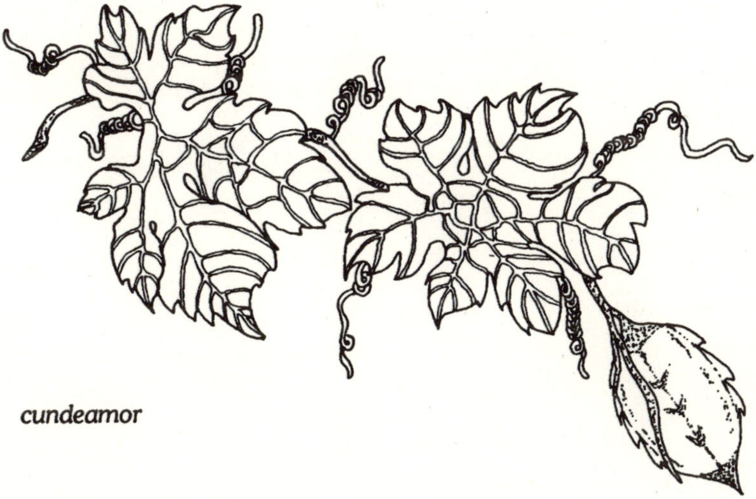

cundeamor

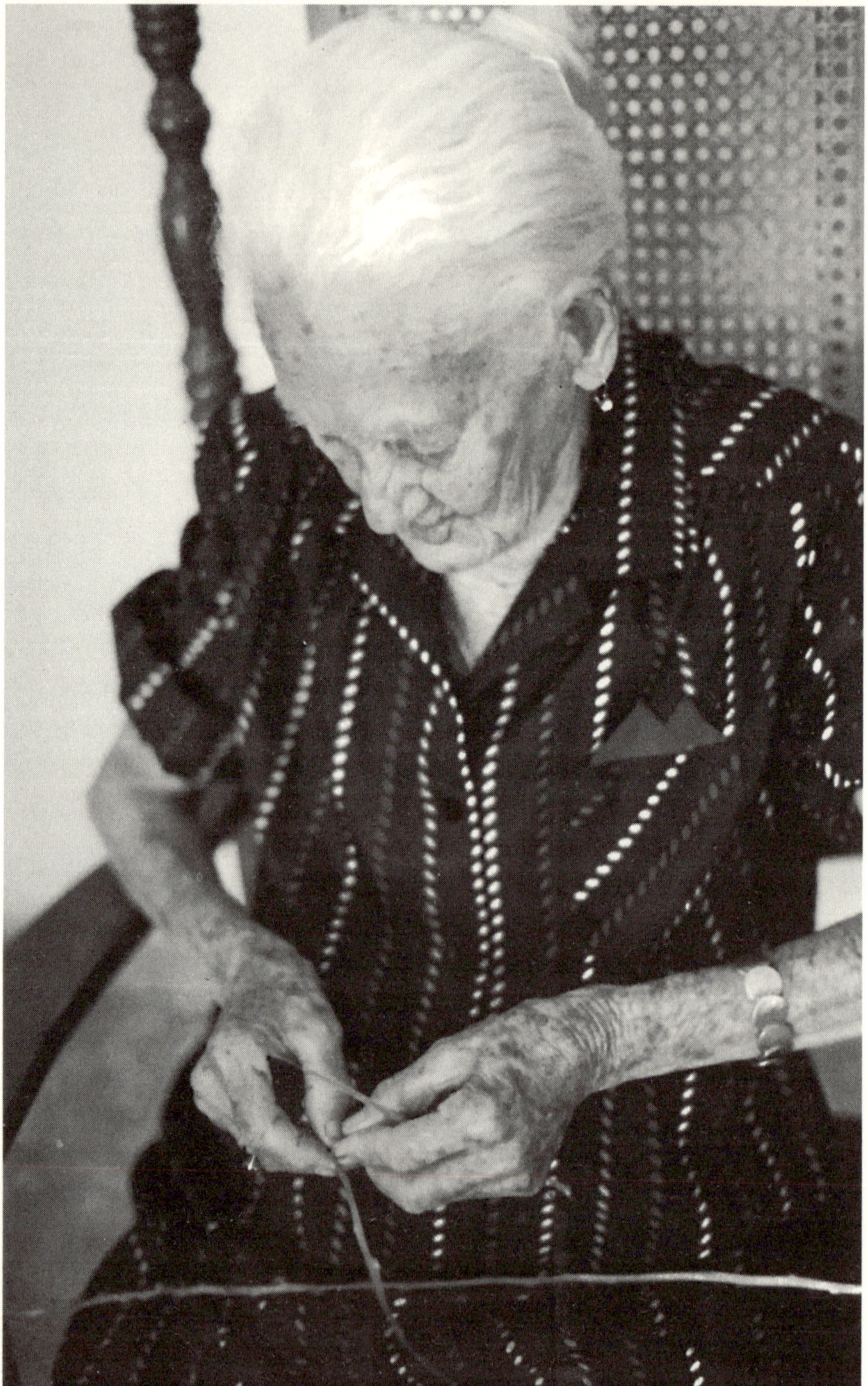

Ercilia Otero Rivera me prepara una pulsera curativa del tallo de la pavona.

Historias y remedios de una doctora campesina

Ercilia Otero Rivera

Comerío

Durante mi exploración por los campos de Cidra y Comerío, mis anfitrionas y guías Juanita García y Vivian Morales me presentaron a doña Ercilia, una extraordinaria mujer de 108 años. Doña Ercilia laboró durante más de siete décadas como comadrona. Además siempre ha socorrido a sus vecinos, valiéndose de sus amplios conocimientos médicos.

Recibí una grata sorpresa al verla por primera vez rodeada de hijas, nietas y bisnietas, riéndose y entregada a un juego de bingo. Cuando les expliqué que quería entrevistarla, su bisnieta Glenda me aseguró: "Abuela Ercilia nos cura siempre. Sabe de muchas plantas y nos soba cuando tenemos dolor de estómago o del cuello o de los pies o de la espalda".

Entonces nueve mujeres nos apiñamos en el balcón para poder escucharla. Nos hablaba de su vida como niña, joven y comadrona, y sobre las plantas que le han ayudado a través de los años. En medio de los cuentos, recetas e intervenciones de hijas y visitantes, me sobó un quiste que me cubría uno de los huesos de la muñeca. Después me confeccionó una pulsera con la corteza interior de la pavona. (Dicho sea de paso, el quiste que me había molestado por casi dos años desapareció pocos días después del tratamiento.)

Además de su gran conocimiento sobre plantas y su acierto dando sobos y santiguos, doña Ercilia ha desarrollado un método chamánico para diagnosticar que según ella "no falla".*

Al final de nuestra visita, oró sobre un pedazo de papel y así creó un amuleto. Lo coloqué entre la grabadora y su estuche, y me ha servido bien como recordatorio de que lo sagrado está a nuestro alcance en todo momento.

M: Doña Ercilia, cuénteme sobre una de las plantas que más le ha servido en su larga vida, de las más útiles que haya conocido.

Ercilia: La mata de ruda es buena pa'l dolor de cabeza y pa'l estómago. Pa'l estómago, se puede tomar en té pero sin hervir las hojas. Se echa el agua caliente encima de las ramitas y se deja hasta que el agua se enfríe. También se puede tomar caliente, porque la ruda es caliente.

O si prefieres, puedes coger dos ramitas y ponerlas sobre el estómago. Cuando tengo dolor de estómago, me las pongo. Y para un dolor de cabeza también. Dos ramitas puestas sobre la frente. Sin machucarlas ni nada, según vienen de la mata.

La ruda también sirve para darse lavados de los pies. Cuando a uno le da un dolor de cabeza y se le anublan los ojos, se da un buen baño de ruda cálido de la cintura para abajo. Si puede sentarse en el agua, mejor.

Lydia: Tenemos una vecina que viene a buscar la ruda porque le baja la presión. La hierve y le da buenos resultados.

M: ¡He tenido mala suerte para cultivar la ruda!

Ercilia: Nena, si se te muere una mata, coge unos ganchos de una mata sana y sécalos. Entonces usa los ganchos ya secos para hacer tus guarapos.

Pero la ruda se prende dondequiera. Uno va podando y trasplantando hijos de la mata. ¡Se prende de ganchito! Cuando la mata ya está poniéndose mayorcita, sigue sacándole hijos y trasplantándolos. Así nunca te faltará la ruda. Sembré una mata cerca de la carretera para que la gente cogiera de ella, y cuando me enfermé me la arrancaron. Pero yo había sembrado un hijo, y ese hijo está vivo. En una orillita lo tengo.

La ruda sirve para muchas cosas, y para el dolor de ijá también, echando el agua caliente sobre las hojas, sin hervirlas. Si quieres, puedes echarle tres cogollitos de anís, tres de menta y tres de manzanilla.

Y nadie aprecia el algodón, ¡con la importancia que tiene! Las hojas sirven para el cabello. Las hierves y te lavas el cabello con esa agua. ¡Se te pone el pelo bien lindo!

M: Según he leído, en muchas partes del mundo utilizan los guarapos de la corteza de la raíz del algodón, para tratar hemorragias causadas por esos tumores del vientre que les dicen fibromas. Algunas esclavas africanas usaban esa misma fórmula después de ser violadas por sus amos, pero para provocar el aborto. También usaban esos mismos guarapos para facilitar el parto.

Ercilia: Nunca he usado el algodón así en los partos. Cuando paría una señora, yo le daba un té de manzanilla o de los cogollitos de las hojas del aguacate. Para limpiar la matriz después del parto le daba un poco de ron con ajo asado. O malta con ajo.

Juanita: En esas ocasiones mi mamá asaba un par de dientes de ajo y los molía antes de echarlos en una caneca de ron. Ponía a curar la mezcla por varias semanas. Al tomársela, la mujer se alimentaba, y le fortalecía la matriz.

Ercilia: También se echaba un poco de ruda en ron con canela y queso. Se tomaba por cucharadas después de curar la mezcla por unos cinco días o hasta una semana. También sirve para el dolor de ijá.

Unas cuantas semanas antes de que una mujer diera a luz, sus familiares le preparaban un marimbo*. Por un boquete que le hacían, echaban una caneca de ron, ajo morado, nemoscá y otras especias. Después de dar a luz, la mujer tomaba de ese líquido para que botara lo que le quedaba. Ahora les dicen coágulos pero entonces les decían "animales". Era la segunda (la placenta), unas fibras, a veces otras cositas, todo eso. Porque si no se sacan del cuerpo, pueden causar infecciones.

La segunda de la mujer siempre se enterraba. Los que nacían muertos, mucho antes de tiempo, también se enterraban detrás de la casa.

M: Una comadrona orocoveña, María Cruz Avilés, me dijo que para reducir los gases durante un parto, se usaban guarapos hechos con semillas de anís y hojas de hidionda.

Ercilia: Te voy a decir cuál es el mejor remedio para las ventosidades. Si hay matas de hidionda en abundancia, sacas las raíces de tres matas y una hoja de cada mata y las echas en unas tres cucharadas de ron caña. Entonces le añades tres dedos (o unas tres onzas) de miel de abeja, lo mueves y lo dejas asentar. Se puede tomar a los cinco días, pero no se toma mucho: solamente la punta de la cucharadita. Es tan bueno para los gases como para el estreñimiento.

Para sacar los gases, también se pueden tomar guarapos de hojas de naranjo, de guanábano y de los cogollos del café. Esas hojas son todas bien frescas. Se pueden mezclar, o tomarlas solitas.

¡Y el jugo de caña es lo mejor que hay para la digestión!

Lydia: Tengo un remedio para bajar el colesterol. Llevo tiempo usándolo y me ha dado buenos resultados. Mondas una berenjena y la cortas en cuatro pedazos. Entonces, la dejas en un galón de agua en la nevera. Al otro día el agua está lista para tomar. Vas tomando de esa agua durante la semana que sigue, siempre llenando el galón para reponer el agua que tomas. Cuando la berenjena se pone oscura, se cambia por berenjena fresca y se repite el proceso. Si tienes el colesterol alto, esa bebida te lo baja. ¡Y no sabe malo!

M: Tengo el colesterol controlado, pues como tengo la vesícula vaga me veo forzada a evitar la grasa. Por eso estoy interesada en conocer todas las plantas que ayudan con la digestión.

Ercilia: Pa'l estómago, el poleo es una mata caliente bien buena. Los teses de poleo sirven cuando uno está malo del estómago.

También se puede hacer un té de anís de hoja con unas hojitas de menta y una flor blanca de espuela de galán.

Las hojas del guanábano le sacan los gases a cualquiera y suavizan la digestión cuando tienes el estómago descompuesto.

Delia: Cuando tengo dolor de estómago, mami siempre me da una pelotita de nuez moscada, y la muerdo un poquito. Es amarga pero me quita el dolor; enseguida me alivia.

¡Oigan, y mami tenía una pelota amarilla, de azufre . . .

Ercilia: Cuando todavía se conseguía el azufre, se sacaba un poco del polvo y se ponía en agua. Entonces se hacía un menjurio* hirviéndolo con anís de estrella y azúcar, o quizás con unos clavos para que le diera buen sabor. Eso se lo tomaban las mujeres después de dar a luz.

Y para los aradores, los piojos y otros pajaritos que dejan picadas, les aplicábamos una mezcla de azufre en aceite.

Yo le he curado las niguas a la gente con ajo morado machacao con azúcar prieta y un poco de gas (kerosén). Se aplica esa mezcla a los pies y después se amarran con un trapo. ¡Se van las niguas!

En este momento, Vivian Morales le enseña una larga ristra de cundeamor.

Ercilia: El agua del cundeamor hervido es bueno para la piel, nena. Sirven también las gundas que salen en los ñames. Se abren y se untan en la piel cuando hay espinillas.

Entonces, para hacer un jabón bien medicinal, uno mezcla hiel de puerco con un jabon derretido. Lo mueves y lo mueves, y después lo echas en un molde. Sirve para llagas, para espinillas, para piojos, ¡para todo!

Para el salpullido, pásate un poco de sebo de olor.

Y para que no te salgan arrugas, hazte mascarillas de miel de abeja. Te la dejas por unos quince minutos, nada más.

Delia: Cuando me da un salpullido, me empolvo con polvitos de yuca, o sea con el almidón de yuca seco y guayado.

Para empolvar a los niños, el almidón de apio es lo mejor que hay. Se guaya el apio crudo, se cuela el almidón y se escurre bien escurridito. Después, se pone al sol. Entonces se muele ese almidón con una botella. ¡Es bien medicinal!

Ercilia: El almidón de yuca mezclado con un poquito de agua y azúcar se puede tomar para el dolor de estómago. Es muy fresco. Y con el almidón de la maraca haces una crema bien suave, la mejor del mundo para desayunar.

M: Doña Ercilia, vemos que tiene muchos conocimientos prácticos debido a sus años de trabajo como comadrona, y también por haber vivido por más de un siglo. ¿Podría contarnos algo sobre su niñez y juventud?

Ercilia: Vivíamos en una casa hecha de paja de yaguas cerca de una quebrada en El Verde, de Comerío. El piso era de tierra. Mi padre trabajaba en el cafetal de los dueños de la finca desde las seis de la mañana hasta las seis de la tarde. Mamá cogía café y también pescaba de esos camarones y guábaras* y bruquenas* para comer con guineos salcochados.

Era un pedacito de tierra, una cuerda, na' más. Pero teníamos un lechón y una cabra, y mamá sembraba de to': malanga, apios, tayotes, repollo, recao del monte, lechosa, yautía, lerenes. Había tomates de esos chiquititos. Había chalota, que es como una cebolla bien buena; la comíamos cruda.

Mamá cogía cogollos de yautía, de apio y de tayote nuevos. Los hervía y después los picaba bien picaítos y les echaba el mojo y un chispín de sal. Entonces nos daba las verduras* para comérnoslas con esas hojas. También comíamos el blero cocido. El berro lo comíamos crudo en ensaladas. Y comíamos de las palmeras, que son como la malanga, pero la raíz es amarilla. Mondábamos las raíces, las poníamos al sol por dos o tres días, y después las raspábamos y las cocinábamos. ¡Hasta hacíamos pasteles de la palmera! A veces se compraban unas arencas prietas, y se asaban. A los muchachos nos daban las cabezas, ¡que no tienen na'! *(risa)*

M: ¿Fue a la escuela?

Ercilia: No fui a la escuela pues tenía que cuidar a los otros. Eramos cuatro hermanos. Los varones dormían en las hamacas, y nosotras, metidas en sacos prietos, dormíamos juntas en esteras sobre el piso. Hacíamos las esteras de paja de maíz o de caña o de yerba de guinea trenzada, o dormíamos sobre hollejos de guineo.

Para blanquear la ropa, usábamos el añil del pasto, que se parece al moriviví. La raíz se deja pero se cogen los tallos y se machacan. Después, se ponen en agua y al otro día lavas la ropa. Entonces mueves bien el agua con el añil. Después de lavada, pasas la ropa blanca por esa agua. ¡Era el cloro de antes! Pero yo caminaba por toda la finca con mi cotita de saco prieto.

Eramos pobres pero había mucho respeto. Uno le pedía la bendición a todos los viejitos.

Para los bebés, no había botellas. Se alimentaban con unas mamaderas de trapo. Las mamás metían un pedazo de tela en el guarapito o en el agua con azúcar prieta y entonces el bebé iba chupando la tela, que era como una mecha, y el líquido iba subiendo hasta la boca del nene.

Ahora no se ve eso, pero hay muchos remedios que todavía se usan. Porque cuando un nene está echando dientes, un guarapo del piquete blanco, de las flores y las hojas, ¡es lo mejor que hay!

Cuando un nene se indigesta mucho, pero mucho, se le da un santiguo y un té de la flor de la espuela de galán. Después se le da un guineo malango, de esos que les dicen "machuelos".

M: Creo que también les dicen "mafafos" o "chamalucos".

Ercilia: ¡Ese mismo! Y si no hay de los verdes para cocinar, le das uno maduro.

Esa espuela de galán es muy fresca para el estómago. También saca la flema. Es muy importante para los nenes pero también sirve para los grandes.

M: ¿Cómo pasaban el día los niños de su tiempo? ¿Tenían que trabajar mucho?

Ercilia: Nos pasábamos jugando con caballitos hechos de guineo malango. Les poníamos ojos y cuatro patitas, entonces los arrastrábamos. También buscábamos leña y buscábamos agua en marimbitos, los calabazos de higüera. O llevábamos el agua en vasijas de bambú del gordo, cortado. Porque la quebrada estaba un poquito retiradita.

M: ¿Había que hervir el agua antes de tomársela?

Ercilia: No, mi hija. Era limpia. Nos la tomábamos así, natural.

Me acuerdo que al lado de la finca había mucho tabonuco. Al

palo de tabonuco uno le daba un tajo y amanecían unas velas blanquitas hechas de la savia del palo. Nosotros, los muchachos, íbamos a recoger esa savia. Con ella se hacían jachos* para alusarnos*. También se hervía la savia en agua y se tomaba en guarapos. Curaba el catarro; limpiaba los bronquios. Y cuando había mosquitos y otros animalitos voladores, se quemaba la resina del tabonuco y se iban.

También hacíamos canastos de bejuco de caro. Primero había que secar los bejucos; después había que ir amasándolos con las manos mojadas para que cojieran forma. Con el caro hacíamos tejidos, esteritas, zapatitos. Igual que con las pencas de palma de costa, la palma de yagua*. Usábamos las pencas -que eran los tigüeros- para llevar la ropa a lavar en petacas*. También doblábamos las pencas para hacer cajones de yaguas, y nos bañábamos dentro de ellos. El agua no se fugaba.

Mamá se enfermó cuando tuvo a mi hermana Margarita, la más chiquita. Y como no la podía cuidar, se la dio a una señorita bastante madura que tenía un novio. Esa señora cosía para la gente, pero donde ella vivía había muchos varones. Para que no le hiceran maldades a la nena, cuando iba a lavar la ropa metía a la muchachita en una petaca y se la llevaba a la quebrada.

M: Y cuando mejoró su mamá, ¿buscó a la nena?

Ercilia: Mi mamá murió. Cuando eso, me trajeron una vela y yo fui a verla. Estaba acostá en una estera. Y por la misma enfermedad mi papá también murió. Los enterraron en Comerío Arriba. Entonces recuerdo que el abuelo me llevó al pueblo de la mano. El río estaba crecido y él me arrastraba. No había zapatos.

La señora que me cogió para criarme fue doña Cristina Carmona Santiago. Su esposo, don José Celso Santiago, era juez en Comerío, y primo de Muñoz Rivera. Yo era hija adoptiva de doña Cristina y don José, pero me crió Micaela, la esclava liberta. Tenía el pelo como seda, hasta el piso, y era bien buena conmigo.

También había criado a doña Cristina.

Doña Cristina me compró unas alpargatas, los primeros zapatos que me puse. Pero los ratones me las comieron. También me hacían unos trajecitos de una tela que le decían "vichí". Tenía cuatro cortecitos: oscuro, amarillo, colorao y azul. Y con eso pasaba el año.

M: Los jóvenes de su época, ¿cómo socializaban? ¿Iban a bailes y fiestas?

Ercilia: Ay, muchacha, ¡sí! Yo sabía la polka, el seis de pañuelo, la mazurca, el vals. Un vals, un seis bien tocado, ¡qué bueno es!

Clavaban tablas de costa sobre el soberao y allí bailábamos, descalzos todos. Las muchachas nos poníamos pantallas de semillas de guamá, y nos adornábamos con cucubanos. Los cogíamos y nos los poníamos en el pelo. Después los soltábamos y no se morían.

No teníamos colorete, pero cogíamos hojas de gandul y nos las poníamos por el revés de la hoja por un rato. Nos irritaban las mejillas y nos las dejaban colorás. Nos bañábamos con jazmines. Hervíamos el achiote, y con el agua colorá nos pintábamos el pelo. Nos poníamos gargantillas y pulseras de ajises ensartados.

M: Sé que los ajíes sirven de medicina, pero nunca hubiese pensado que podrían usarse ¡como prendas!

Ercilia: Sirven de medicina, sí. Cuando uno tiene una descomposición de estómago, lo que decimos el "padrejón" en los hombres y "mal de madre" en las mujeres, se hierven nueve ajises caballeros, que son picantes. Se hierven enteritos y después se toman como píldoras. No se pueden masticar. ¡Y se cura la persona!

Si no hay ajises, se puede machacar la parte gruesa de una penca de maguey. Entonces se tuerce bien torcido para sacarle el agua. Eso se llama el agua de maguey, y se toma hervida en un poco de agua pura cuando uno está indigestado.

Si tiene úlceras, se toma el zumo de la yerba mora.

¡Pero déjenme contarles de las fiestas!

A las muchachas nos encerraban en un cuarto. Empezaban a tocar el seis cojeao, la mazurca, la polka, el vals o lo que fuera, entonces venía un hombre y decía "denme una pareja". Entonces en la puerta del cuarto uno te cogía de la mano para que bailaras con él. Si no ibas a bailar con él, no te dejaban bailar más en toda la noche. ¡Te encerraban!

Esos bailes eran buenos, ¡muchachas! Todo el mundo bailaba. ¡Hasta los más viejos! Había comida, café, arroz con dulce, dulce de naranja, dulce de coco, todo enganchado para que los ratones no se lo comieran. Después de tocar largo rato, los músicos anunciaban que iban a descansar. En eso, viraban el cuatro. La gente le echaba los chavos* adentro para que siguieran tocando.

Antes del baile, cogían y cortaban unos palos de guayabo; los mondaban y los enganchaban. Porque si había discusiones, en seguida los cogían y ¡a pelear a palos! Siempre se esperaba la pelea. También los rosarios cantados terminaban a palos. A los que peleaban, pues los llevaban a curar o los curaban allí mismo con ceniza y sal, o con ceniza y azúcar prieta. Entonces, cada cual se iba para su casa. Pero antes de irte, te daban a tomar café servido en un coco.

Una vez, fui al velorio de un señor que en vida había tenido dientes postizos y que siempre los guardaba en un coco. Entonces cuando fueron repartiendo el café, un señor se quedó sin taza. Pues, llenaron de café aquel coco que quedaba, y se lo dieron. Iba sorbiendo el café poco a poco y cuando llegó al fondo se encontró esos dientes del muerto. ¡Ave María! *(risa de todas)* Así eran las maldades de antes.

¡Y había cosas buenas! Cuando una pareja se casaba, los vecinos les dejaban un cuadro de tabaco sin coger, para que la pareja lo cogiera.

M: ¿Tuvo usted un buen matrimonio?

Ercilia: Con el primer matrimonio mío, ¡mejor me hubiese muerto! Pero yo tenía mi trabajo y me gustaba.

M: Háblenos de su trabajo. ¿Cómo aprendió el oficio de comadrona?

Ercilia: A Comerío vino el doctor Lavandero. Carmelita, su hermana, era novia de Leopoldo, el hijo de doña Cristina. Cuando él iba a los campos a atender los partos, yo le llevaba la maletita. Después de yo tener a Delia, él me enseñó a sacar muchachos, cortar ombligos, sacar la segunda, abrir tumores y poner inyecciones.

También ayudaba con los becerros. Hay que amarrar la vaca y sujetarle el rabo, y tiene que haber dos hombres para asegurarle las patas. Entonces entras, le buscas el becerro y se lo sacas. A veces hay que santiguarlas, y mandarlas a subir y bajar la jalda unas cuantas veces.

Fui una vez bien lejos, donde había una vaca que valía ¡quién sabe cuánto! Llevaba cinco días sin poder parir. El becerrito se le había muerto dentro, pues era muy grande para la vaca. ¡Y las moscas! La vaca estaba bien mala. Les pedí unos pantalones, me los puse y la llevé al río. Allí en el río se lo saqué, buscándolo y estirándolo poco a poco. Se había podrido por completo. Yo se lo fui acomodando, buscando y estirando hasta podérselo sacar.

He bregado hasta con perras que han tenido problemas con el parto. A una puerca le saqué dos puerquitos muertos. Entonces sentí la patita de un tercero y estaba vivo. ¡Saqué tres más vivos! Y he sacado cabros, ¡que es difícil! Quien quiera hacer ese trabajo, tiene que tener la mano bien monga para poder acomodarse. Yo tengo la mano suelta, bien monga. Y si no tienes valor no le sacas nada.

Cuando trabajaba de comadrona socorrí a muchas señoras y

recogí muchos muchachos. Una señora dio a luz un nene que tenía los dos sexos, todo peludito. Murió al año.

M: Después de ayudar con un parto, ¿se quedaba con las mujeres unos cuantos días?

Ercilia: Si estaba bastante mala, me quedaba con ella un día o dos. Pero después de que se le cortaba el ombligo al nene, sólo iba para curárselo por nueve días corridos. Para curarle el ombligo -le decíamos "el bejuco"- se raspaba una tabla de la palma de sierra. Entonces ese aserrín se lo echaba sobre el ombligo para que se curara. Después le ponía la fajita, y a los tres días se le caía el ombligo.

M: ¿Nunca ponía un chavo prieto sobre el ombligo?

Ercilia: Algunos se lo ponían, pero yo no le puse el chavo a ninguno. Yo les cortaba el ombligo y a los tres días se le caía. Ahora, cuando tenían el ombligo explotao se ponía un vellón en el tronco del palo de pana. Entonces, comprobábamos que según se fuera cerrando la llaga del palo, se cerraba la brecha, el roto del ombligo. Ahora le dicen "hernia".

Delia: Mami era comadrona, pero también era médico. Hacía de todo. ¡Hasta cirugía hacía!

Ercilia: Curaba los tumores que la gente de antes tenía en los pies. Se los abría con una cuchilla o con una tijerita o hasta con un clavo machucado. Porque en aquellos tiempos, de un clavo se hacía un cuchillo. Al tumor se le sacaba la sangre y el sucio. Entonces el tajo se lavaba bien con agua de hojas molidas, de escoba babosa o de pavona, o de otras plantas que sirven de jabón. Entonces se le echaba ceniza con sal o con azúcar prieta. Para terminar, se hacía una mechita con un pedacito de tela y se la colocaba adentro para que saliera la raíz.

En otros casos, simplemente preparaba un cataplasmo de hojas de anamú molidas en aceite. Así el tumor madura y se revienta. Entonces hay que sacarle la raíz al tumor.

M: ¿Qué es eso de sacarle la raíz?

Ercilia: La parte dura que se siente allí, uno la va apretando con el dedo hasta que se vacía. Entonces se saca.

La otra medicina que se usaba en la curación era la mancha de guineo. Después de vacunarnos nos pegaban esa mancha. No les engaño.

Lydia: ¿Cuál era la hoja que usabas para curar los nacidos, mami?

Ercilia: La hoja de tomate. Para reventar un nacido, coges hojas de tomate, les quitas el frío sobre la candela y las colocas sobre el nacido con un chispito de aceite. Tapas el cataplasmo y verás que pronto se revienta el nacido.

M: A mí me ha salido un quiste aquí, sobre el hueso interior de la muñeca. ¿Podría ayudarme con él?

Doña Ercilia me examinó el quiste, palpándomelo con ternura. Susurró las palabras del párrafo siguiente como si fueran una oración.

Ercilia: Es como un hilito muy fino . . . Yo lo cojo, y cuando lo aprieto, se me cae. Hay que sobarlo y componer el hilito. Hay que buscarlo bien a ver si es por dentro. *(Larga pausa en lo que me va palpando.)* No está pegado a la materia, nena. No está pegado a la materia. *(Entonces, me mira y su voz recobra su timbre natural.)*

Mira, nena: coge una varita de la emajagüita o del cadillo baboso o de la pavona, y te haces la pulsera. La raspas para quitarle la corteza de afuera. Cuando toda la capita verde de adentro queda expuesta, está lista; te la amarras como si fuera una pulsera. La babita fresca que tiene adentro te saca el quiste. Verás que con el tiempo el calor del cuerpo la va tostando, endureciéndola, así que uno tiene que ir humedeciéndola. La medicina está en la fibra.

M: Me alegra mucho saber que la pavona, una planta que se usa tanto ornamentalmente, pueda servir de medicina.

Ercilia: La pavona es buena; es babosa. Y la escoba es igual de babosa. Después de sacarle la parte verde, esa misma cascarita se amarra y sirve cuando uno tiene los dedos descompuestos. ¡Viene gente todavía! A componerse las manos, los brazos, los pies . . .

M: He notado que a través de Puerto Rico, mucha gente sufre de asma y de otros problemas de los bronquios. ¿Cuáles son los mejores remedios para el asma?

Ercilia: Para los bronquios se hace un jarabe de plantas. Se mezclan pencas de sábila con los tres aceites: de almendra, de huevo, y de bacalao. Entonces se le echa miel de abeja y un poco de ron caña. Se toma siempre en ayunas, cuando uno se levanta de la cama. Es bien bueno. O se toman los teses de salvia, que sirven para la ronquera también.

Cuando los nenes tienen ronquera, se les pone un poco de sebo de olor* en las plantas de los pies, en la parte de adentro de los codos, y en el huequito de las axilas. El sebo de olor es caliente; le bota el catarro y se va la ronquera.

Las hojas y los capullitos de malva sirven para la tos y para el estreñimiento. Se muelen en el pilón y entonces se hierven. Después, todo se cuela en un paño porque tiene unos pelitos, y si te los tragas, van directamente a la matriz y te hincan. También se puede tomar la malva hervida con hojas de huevo de gato. Sabe amargo como la retama pero es bueno para la tos.

Delia: Eso de la malva me recuerda de algo. En los viejos tiempos, cuando una muchacha no quería a un hombre que la pretendía, ponía frente a la casa flores de malva y pasas de uva.

La miramos sin entender.

Delia: Pues, el mensaje era: ¡Mal vas si pasas! *(risa de todas)*

Ercilia: Cuando un muchacho se interesaba por una muchacha, ponía una estaca cerca de la casa de ella. Si ella lo quería, acercaba la estaca o la ponía en la escalera. Si no lo quería, ¡bien lejos se la ponía! *(risa)* Al otro día él regresaba a ver donde estaba la estaca. Y según la encontraba, pues proseguía.

M: Me parece una forma muy elegante de comunicarse los sentimientos sin que nadie quede herido.

Delia: ¡Había muchas cosas lindas! En los bautizos, después de la comida, se cogía una palangana grande con muchas flores para que la gente se lavara las manos. Entonces, dentro de la palangana, le dejaban chavos a la mamá.

¡Oigan! Cuando uno iba a hacer un mandado a la tienda o a la quebrada, los grandes escupían sobre el suelo asoleao, y te decían: "Vuelve antes de que se seque esa saliva". O, "Tienes que estar aquí a las cuatro". Uno medía las horas por el sol.

Pero, ¡ya serán las cuatro! Voy a preparar un poco de café para las que quieran. Y para las guaraperas, ¡hay jengibre! Lo tengo sembrado y nunca me falta.

Al poco rato, Delia vuelve trayendo café y guarapo de jengibre para las visitantes.

Delia: ¿Saben que el jengibre hervido con un poco de mantequilla es lo mejor que hay para el catarro? Limpia el pecho.

Ercilia: Botas todo el esputo. Y el jengibre amargo sirve para los dolores en las coyunturas. Hay que guayarlo o machacarlo. Luego se va estrujando en cualquier bálsamo: aceite de comer, manteca de ubre, sebo de olor. Con eso se dan unos sobos bien buenos.

Vivian: ¿Cuál es el mejor remedio cuando uno está sin fuerzas?

Ercilia: Cuando te falta el ánimo o tienes dolores, lo mejor es el maíz nuevo. Es una medicina para males de la sangre. Lo guayas nuevo, le echas un poco de canela y azúcar y te lo comes.

Delia: Mami, ¿recuerdas el médico que estaba que lloraba? Loco, pero loco estaba con el dolor de las hemorroides. Entonces un viejito le dijo: "Mire doctor, lo mejor son los supositorios de sábila". Entonces el doctor cogió unos pedazos del cristal, los hizo unas bolitas y las puso en el "frizer*" para congelarlas un poco. Después que estaban bien frías, las usaba como supositorios. Y las hemorroides se le secaron, sequecitas.

La compañera Vivian Morales le pidió a doña Ercilia que le hiciera un santiguo, y ésta comenzó a orar en voz baja:

Ercilia: "O Señor, tu sierva Vivian vino a pedir piedad para ella, para mí. Si me das el permiso posa tus manos sobre las mías. Tu corazón sobre el mío. Quede libre del mal de ojo enemigo. Lázaro lo padeció. Debajo de tu poder y con tu permiso lo lance al mar. Nuestra Madre, despliega tus manos y pósalas sobre mí, amén".

Guardamos silencio durante el santiguo, hasta que Ercilia pronunció las siguientes palabras:

Con las manos uno busca la pelota, pero no tienes nada, ¡gracias a Dios!

Entonces a un santo que tú tengas, le rezas y le pides para que te pongas buena.

Después del santiguo doña Ercilia me confeccionó una pulsera con una rama de pavona y nos habló sobre su vida de mujer casada. Nos reímos mucho contándonos anécdotas y chistes relacionados con el tema. Antes de irnos, doña Ercilia se ofreció para confeccionarnos amuletos para nuestra salud o para nuestro trabajo. Yo le pedí uno para el éxito de este proyecto.

Ercilia: Hago mis amuletitos de papel toalla. Lo coges y lo pones en una esquinita de tu cartera. Lo dejas allí y te libra de todo mal. Hay que prepararlo; hay que rezar. Yo lo hago en un momento. Empezamos con el agua bendita. Si no la tienes de la iglesia, entonces al medio día, coges un vasito de agua y la bendices . . .

La siembra, el mangle y la curación

Fausto Pérez Quiñones

Loíza

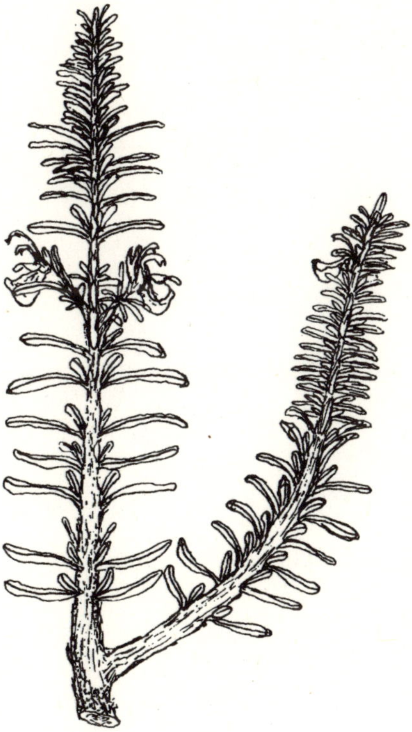

romero

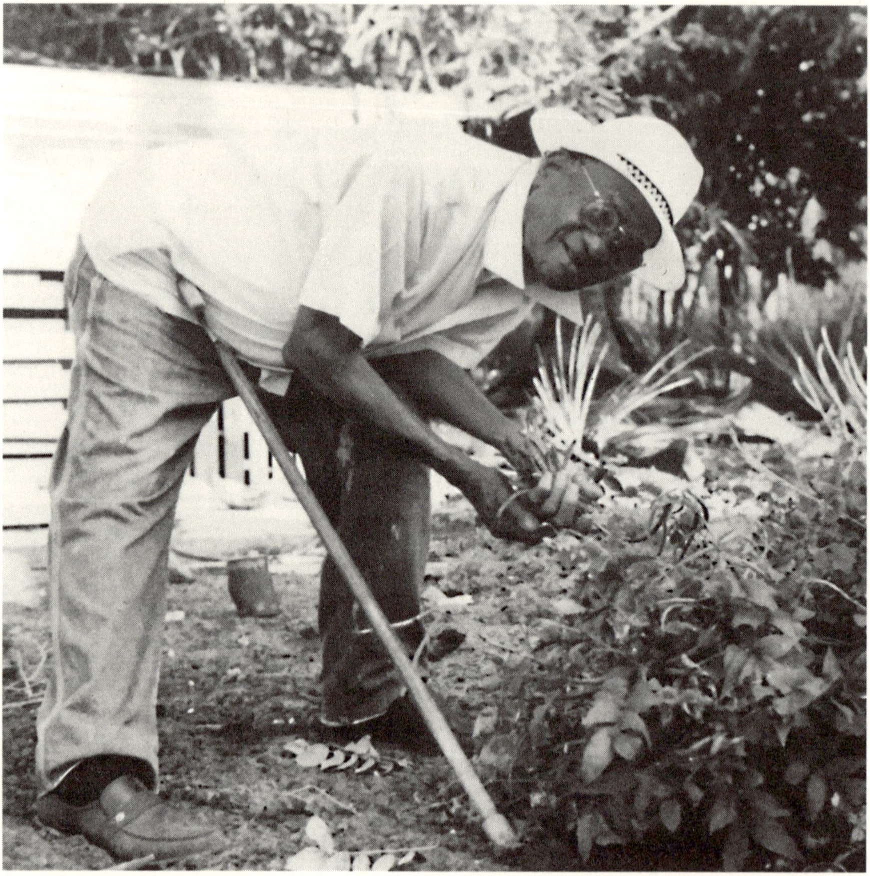

Fausto Pérez Quiñones recoge semillas de la hidionda chiquita.

La siembra, el mangle y la curación

Fausto Pérez Quiñones
Loíza

Hice esta entrevista durante una visita a la casa de Constancia Pérez Pizarro, hija de don Fausto, en el sector Las Cuevas de Loíza. Con su hijo Rubén, y la buena vecina María Victoria Rivera de Gutiérrez, la conversación abarcó diversos temas, desde la calvicie hasta los usos del orín en la medicina casera.

Al poco tiempo regresé a visitar a don Fausto. Al observarlo trabajando su cuerda de finca, creció mi respeto por este hombre que ha laborado en la carpintería, la albañilería y la agricultura, siempre como observador y defensor de los recursos naturales que le rodean.

Sobre la mesa de su cocina, don Fausto guarda sacos llenos de cortezas, raíces, hojas, tallos y flores útiles para la curación. Se me ocurre que bien podría ganarse la vida recetando, pues sus conocimientos reflejan un largo aprendizaje en los campos y manglares de Vacía Talega, donde su bisabuela le enseñaba los nombres y los usos de plantas y animales que desde otros siglos nos han servido de medicina.

A don Fausto le agrada compartir su saber; entiende que la supervivencia cultural depende de la transferencia de conocimientos de una generación a otra.

M: Don Fausto, me dicen que usted tiene más de 80 años y sin embargo, ¡se ve bien joven! De hecho, mi cara está más arrugada que la suya. ¿Cuál es el secreto de su vitalidad y de su buen parecer?

Fausto: *(risa)* Tengo 86 años, y nunca he fumado ni he bebido. Nunca me he dado un palo de ron ni me he fumado un cigarrillo. Vengo de una familia de agricultores, y somos de larga vida. Mi bisabuela María Eugenia vivió 117 años.

Creo que antes la gente duraba más porque todo era sano. El aire y toda la comida; todo sabía distinto. Yo, siempre dispuesto a sembrar lo mío, he notado que las batatas mías no saben a las del supermercado. Porque donde hayan echado veneno, la planta lo va extrayendo de la tierra y allí es que nosotros nos vamos envenenando. Un poquito hoy, y un poquito más mañana, pues ¡con los años ese veneno te va afectando!

M: Hábleme un poco sobre su forma de hacer agricultura.

Fausto: Diría que soy agricultor por herencia. Mi abuelo siempre me tenía detrás. Yo le observaba y le ayudaba. Sembrábamos de todos los frutos menores, de todo lo que comíamos.

Siempre me ha gustado lo de la finca. Hasta cuando trabajaba en la albañilería, pasaba los fines de semana sembrando. Ya no siembro para la venta sino para mi consumo y el de la familia. Cultivo batatas; una pieza cada dos meses, para tenerlas siempre. También tengo frijoles, gandules, chinas, acerolas, toronjas, piñas, naranjas, maní . . .

M: Nunca he visto cultivos de maní. ¡Me encantaría ver esa finca!

Fausto: ¡El maní es bueno, muy bueno! Porque aunque lo vaya sacando y sacando, en la tierra siempre queda, y sigue pariendo.

También hay parchas, guayaba, plantas medicinales, cerezas,

que también se llaman grosellas; y tengo una cepita de caña para el uso de nosotros, para chupar. No compro esas verduras que venden por allí cultivadas a fuerza de químicos. Y no uso venenos de ninguna clase.

M: Si no usa químicos, tendrá conocimientos valiosos sobre formas naturales de cultivar, ¿verdad?

Fausto: Lo principal es que se cambien los cultivos de sitio. Porque si este año uno va sembrando batata y se le da buena, y después siembra batata de nuevo, no se le dan tan buenas. Hay que cambiar los frutos todos los años.

M: Recientemente descubrí que los frijoles, todas las habichuelas y otras plantas leguminosas, tienen la habilidad de recoger el nitrógeno que hay en el aire y -a través de unos nódulos que tienen en las raíces- transferir ese nitrógeno al suelo. Así van abonando la tierra. Algunos agricultores siembran habichuelas u otras leguminosas en terreno debilitado para fortalecerlo poco a poco.

Fausto: Y para no perder la capa de tierra fértil en las guindas,* se hacen unas zanjas alrededor del cerro para que la lluvia no se lleve la tierra.

M: Unos amigos que viven en las montañas de Peñuelas han construido terrazas para sembrar de todo, desde habichuelas y gandules hasta maíz y plantas medicinales. Así, conservan el suelo a la vez que facilitan mucho el trabajo, pues viviendo en las montañas, trabajan sobre tierra plana.

Pero dígame, don Fausto, ¿qué clase de abono utiliza usted?

Fausto: Lo que he usado siempre para abonar la tierra es el pasto que voy sacando en la finca. Voy desyerbando con el machete o con la azada. Después de cortados el pasto y todas las malezas, los llevo a secar bajo el sol. También echo las pencas del coco y otras cosas picaditas. Cuando se seca todo, lo voy mojando hasta que se deshace. Se vuelve como si fuera fango, casi. Eso es el abono mío. Antes de sembrar, lo riego por toda la finca. Es lo único que le echo a mis cultivos y todo me sale.

M: ¿Se podrán reciclar todas las malezas de esa forma, transformándolas en abono?

Fausto: Si es yerba de pangola, habría que secarla sobre la carretera. O habría que enterrarla en un hoyo profundo. Porque esa yerba no muere. ¡No muere! *(risa)* Pero se puede usar cualquiera.

Hoy día, pocos agricultores usan el abono natural porque quieren más rendimiento. Como tienen que competir en el mercado con productos de afuera más baratos, sienten esa presión de producir más y más para poder ganarse el precio mínimo. Allí es que se sacrifica la calidad.

M: De la misma forma se sacrifica el beneficio de tener una variedad de cosechos, para el consumo propio y también como forma de evitar las plagas. Porque cuando hay variedad de cultivos, hay variedad de insectos, y unos tienden a destruir a los otros, evitando que alguno se convierta en plaga.

Fausto: El problema mayor del agricultor es que el gobierno no lo ayuda. Hay agricultores que dejan perder su producto. Conozco a un señor que tiene su finca amarilla, ¡amarilla por las chinas que tiene! Me dice el señor: "Si las recogo, pierdo. Primero tengo que alquilar gente para recogerlas. Después, un camión para llevarlas al mercado. Cuando llego al mercado lo encuentro lleno de chinas de otros sitios. Así que las dejo en los palos. ¿Usted quiere chinas?" me dice. ¡"Tómelas"!

Si el gobierno no asegura el producto del país, el agricultor pierde; perdemos todos.

M: Yo viví por mucho tiempo en una región de Nueva York productora de diferentes variedades de manzanas, y observé una situación parecida. Pero muchos dueños de fincas pequeñas descubrieron que la solución está en diversificar sus fuentes de ingreso.

Por ejemplo, algunos han convertido la cosecha de manzanas en una actividad de recreación familiar. Cuando uno llega a la finca con su familia o con unas amistades, los dueños y sus familiares les ofrecen una gira por la finca, enseñándoles las aves del lugar y hablándoles sobre la historia del área, y sobre las diferentes clases de manzanas. Entonces cada visitante coge un canasto y ¡a recoger manzanas! Después de pasar unas horas bien entretenidas en la finca, uno paga por el producto al salir. Se paga en una tienda donde se pueden comprar diferentes productos hechos de manzana: bizcochos, mermeladas, cidra, helados. También venden artesanías. En algunos sitios, hasta ofrecen actividades culturales por las noches. El que recoge la fruta paga menos de lo que iba a pagar por manzanas de menor calidad en un supermercado. ¡Pero quien sale ganando es el dueño!

Creo que se podría hacer algo parecido aquí; sería un tipo de ecoturismo que podría desarrollarse según las condiciones y tradiciones de cada pueblo. La idea es que los agricultores del país descubran formas de hacer agricultura que sean compatibles con su amor por la tierra.

En este momento, Constancia nos trae un rico jugo de parcha hecho en casa y la conversación vuelve a la finca donde laboraba el padre de don Fausto.

Fausto: La finca que administraba mi papá era una de 358 cuerdas. Para ese tiempo mi papá se ganaba $35 semanales más el 10% de la ganancia de la finca. ¡Era un capital! Porque para ese tiempo, con quince pesos de compra se cargaban dos caballos. Ahora con quince pesos uno se lleva un cartuchito, na' mas. *(risa)*

El dueño de la finca tenía una yunta de bueyes en la finca, y dos caballos. Me daba tres pesetas semanales para que le bañara los caballos y le echara agua de melao en los pesebres. El agua de melao mantenía a las bestias más saludables, con más fuerza.

M: ¿Cómo se preparaba el agua de melao?

Fausto: Por cada galón de melao, le echaba dos latones de cinco galones de agua. Cuando les daba sed a los bueyes y a los caballos, venían a beber. Entonces yo les pasaba aceite de coco con las manos y después con un cepillo. ¡Se ponían bien bonitos!

M: Me imagino que en aquellos tiempos habría cantidad de palmas de coco por aquí.

Fausto: ¿Si había palmas de coco? *(risa)* Todo el mundo sacaba su aceite de coco y su aceite de higuereta (que ahora le dicen el aceite de castor), cada cual en su casa. Pero ahora, tengo unos 600 cocos secos en los bajos de la finca, y se van a perder porque nadie quiere pasar el trabajo de sacarles el aceite. Pagan a treinta pesos el galón en el hipódromo, ¡y nadie quiere trabajarlo!

El aceite de coco se usaba para freir el pescado. Y es lo mejor que hay para el pelo. ¡Si mi bisabuela lo usaba! Ella guayaba el coco y lo exprimía con agua. Entonces, dejaba esa agua de un día para otro. Cuando iba a sacarle el aceite, le echaba romero y pétalos de la rosa cienhojas. Todo eso se hervía hasta que saliera el aceite. Después lo colaba y usaba ese aceite para peinarse. A los 117 años se le podía pagar a quien le encontrara un pelito blanco en la cabeza. ¡Tenía el pelo negrecito! Conocí a otras señoras que usaban la misma receta y nunca les salió una cana.

María Victoria: Esa rosa cienhojas sirve también para el cutis. Se deja la rosa en agua al sereno y al otro día le sacas los pétalos. Te lavas la cara con esa agua y te deja el cutis suave, suave, suave.

Y este moño que tengo se lo debo a don Fausto. Una vez él me vio un clarito aquí y al otro día me dijo: "Aquí le traigo el remedio de romero para su pelo". ¡Me lo ha salvado! Ahora hiervo dos o tres ganchos largos de romero con unas seis u ocho tazas de agua y 1/4 taza de vinagre. Cuando se enfría me lo paso por el pelo y el cuero cabelludo con unos sobitos. ¡Hasta mi marido se lo está pasando! Deja el pelo bien suave, y nunca me da caspa. Así que gracias a don Fausto Pérez, después de vieja, ¡tengo melena! *(risa de todos)*

Fausto: Si uno tiene piojos, se exprime el jugo del poleo, se mezcla con el jugo del cundeamor, se lava la cabeza y se deja allí envuelto en una toalla. Entonces el piojo se asfixia y se muere.

M: Yo preparo una pomada de romero en aceite de oliva. A esa pomada le di el nombre de "maxipelo" porque los amigos que lo probaron echaron pelo donde no tenían. Pero me entusiasma la idea de hervirlo con un poco de vinagre. Porque el vinagre penetrará las hojas y hará que suelte la medicina en menos tiempo. Además no dejará el cuero cabelludo aceitoso.

Fausto: Es que el vinagre ayuda mucho si uno tiene hongo o caspa. Y si le echas un poco de verbena, sale mejor todavía.

M: ¡Oigan, que ese romero realmente estimula la circulación! Cuando yo les daba los masajes a los muchachos, tenía miedo de que me fueran a salir vellos en las yemas de los dedos. Iba con cuidado, mirándome los dedos disimuladamente a cada rato, pues no quería tener que depilármelos. *(risa de todos)*

Fausto: Pero si allí no tiene las glándulas correspondientes, no saldrá ningún pelo.

M: Don Fausto, usted se expresa como una persona de estudios. ¿A que ha viajado mucho, o llegó a estudiar en la universidad?

Fausto: Aparte de los cuatro años que estuve en el ejército, nunca he salido de Loíza. He vivido en más de un sitio en Loíza, pero siempre en Loíza.

Los viejos de antes no se ocupaban mucho de la escuela. Mi papá tenía sólo el segundo grado y se defendía. Sabía leer y sumar y restar, y con eso, pues le bastaba. Así que me sacó del sexto grado para trabajar.

M: ¡Cómo ha cambiado el mundo!

Fausto: ¡Cómo ha cambiado Loíza! Aquí había muchos jueyes* y camarones de río. ¡Porque esos manglares eran una cosa tan linda! Uno salía del monte con un saco entero de camarones. Después, regaron el fósforo para matar el juey. Ahora están escasos.

M: Me han dicho que los jueyes llegaron a ser una plaga; que se comían las raíces de la caña, y que caminaban hasta por las paredes de las casas.

Fausto: Sí. Así era en el tiempo de la corrida. Por la mañana uno llevaba un saco adonde había leña para cocinar porque los jueyes se escondían debajo de la leña. ¡Ese saco se llenaba!

Había también muchas aves silvestres que venían a comerse los mapiros, que son unos peces pequeños como las sardinas. Había yaguaza, el pato silvestre, la yaboa, la gallareta y el garzón, que era tan grande como un pavo. En Vacía Talega donde yo me crié, salían al mismo camino. A veces mi papá se sentaba en la puerta de casa y con una escopeta las mataba. Entonces comíamos de eso. Cuando muchacho, yo me tiraba con una canastita y la llenaba de huevos de aves silvestres. Entonces, cogía una lata y los salcochaba. ¡Y ricos! Hasta el dueño de la finca venía a comérselos.

M: Según usted, ¿a qué se debe la escasez de aves en nuestros tiempos?

Fausto: Hoy día, las aves no encuentran qué comer. Porque Recursos Naturales no quiere que se pique el mangle, y si no se pica, no crece verde. Crece alto pero como las semillas de abajo no ven la luz del sol, no crecen ni atraen a los peces. Y las aves a morirse del hambre no van a venir.

M: ¿Quiere decir que si se podaran los mangles habría más comida para las aves?

Fausto: ¡Cómo no! No es picarlos para que se mueran. Es cosa de podar los árboles para que crezcan más frondosos. Porque después de uno cortar un ramo, nacen unos cuatro, cinco o diez allí. Entonces, cuando uno va podando, el sol llega a las semillas y nacen más mangles todavía. Eso se veía antes siempre. Y lo más saludable es que crezca la semilla nueva. Ahora solamente se ve crecimiento nuevo después de un huracán

Nosotros podábamos el mangle desde Vacía Talega hasta la laguna San José, ¡hasta Santurce! Ibamos cortando, cortando, poco a poco, y crecía bien frondoso. Entonces, en esa sombra debajo de los árboles se escondían los pecesitos pequeños y los camarones, todo lo que se comían las aves. La mejor manera de conservar el manglar es podándolo. Ibamos cortando, cortando, poco a poco. Y cuando habíamos terminado, ¡ya era tiempo de podar otra vez donde habíamos comenzado!

Antes, los pobres cocinaban con leña, y los que tenían mejor posición cocinaban con carbón. Porque la leña es mala; deja mucho humo. Se picaban los mangles para que -como decíamos nosotros- los blanquitos pudieran cocinar con carbón. *(risa)*

Pero ahora, son solamente los pescadores los que necesitan del manglar para hacer sus trampas de pescar. Y eso le hace bien al mangle.

Para que regrese el camarón, si el gobierno cogiera los tres canales y los conectara a la laguna, volvía la abundancia de los camarones y los peces y las aves. Antes, había varios canales pero uno se conectaba con el otro hasta llegar a la laguna. Entonces, en tiempos de mucha lluvia, ese río se desbordaba por encima de los canales y dejaba esa semilla en la ciénaga. Cuando esas aguas volvían para atrás a las charcas, uno podía volver a pescar camarones en cantidad. Pero ahora no tienen entrada. *(pausa)* Estamos en retroceso.

Yo quisiera que Recursos Naturales hiciera una prueba, que abriera los canales hasta la laguna y que picaran unas cuerdas de mangle, como lo hacen los pescadores. Y verán que regresan las aves. Porque quieren comer de los pececitos, del camarón, hasta del fango y de los pimpollos nuevos del manglar.

M: Bueno, la misión de Recursos Naturales es conservar los manglares. Quizás temen que la gente abuse del permiso y destruya el mangle. Sería bueno que hicieran una reunión con personas mayores de esta región para hablar sobre el manejo tradicional que los habitantes de la costa les daban a los mangles.

Fausto: ¡A esa reunión iría yo, porque nunca nos preguntan nada! Y hemos perdido muchas tradiciones aquí, buenas tradiciones . . .

Oiga, si hay gente que no sigue ni con la costumbre de pedir la bendición. Estuve el otro día en casa de una señora, y su hermano llegó a verla. Entonces bajó el hijo de los altos de la casa y la mamá le dijo: ¿"No le pides la bendición a tu tío"? Y el muchacho le dijo: "Eso de la bendición es una cosa de antes". El tío del muchacho lo sintió muchísimo, pero muchísimo. Yo le dije: "No lo sientas tanto; que le hace falta la bendición a él, no a ti". *(risa)* Porque la bendición es una cosa que sirve para todos, ¡y para los modernos! Hoy día, que hay más peligro en el mundo, ¡que bendigan a uno cuando sale de la casa! En algo ayuda esa bendición.

M: Don Fausto, en Loíza, se ha mantenido la tradición de comer casabe, ¿verdad?

Fausto: ¡Eso, sí! En Medianía Alta, todos los fines de semana, se encuentra el casabe y se encuentra la tortilla de empanada de yuca. Ahora, los rociados, hechos con yuca y la nata del coco, hay que encargarlos. Pero con café con leche, ¡lo buenos que son!

Antes, yo vendía yuca porque se daba mucho, y la gente la compraba para hacer casabe y esas cosas. Tenía salida. Pero ahora los pillos vienen a arrancarla. He dejado de sembrarla por eso, por los depredadores.

Pasan tres muchachos por la casa y gritan ¡"Bendición"! Don Fausto se la da con gusto, y resumimos la conversación.

M: Hablando de depredadores, don Fausto: La yuca en sí, ¿tiene insectos enemigos?

Fausto: Tiene. Hay un gusano de cabeza prieta y cuerpo blanco. Coge la yuca y no deja más que el cascarón. Se come todo lo de adentro. Para combatirlo, se le riega cal al terreno. Uno va picando el terreno. Así se hace una mezcla con la cal, y el gusano se va.

M: Puede ser que la deficiencia de calcio en la tierra debilite la yuca, o quizás se debilita cuando el terreno se pone más ácido, quedando vulnerable al gusano. Porque la cal le quita el ácido al terreno; lo alcaliniza.

Fausto: La cal es una sustancia importante. Enriquece la tierra y espanta muchas plagas.

M: ¿No han probado con echarles cenizas?

Fausto: No. Aquí se usaba la ceniza en agua como purgante o cuando uno estaba indigesto. Se mezclaba con agua y uno dejaba que se asentara. Cuando la ceniza se iba para el fondo, el agua se ponía bien clarita y se tomaba.

Pero había formas de ahuyentar las sabandijas. Se cerraban bien las salidas de las casas y se quemaban los cascos de algarroba adentro, en donde había plagas. ¡Rápido se iban! Ese humo ahuyenta las cucarachas y las chinchas.

Antes había mucha algarroba aquí, que alimenta mucho. Tiene una vitamina tremenda. Mi mamá no me dejaba comerlas por el olor, pero yo me las comía clandestinamente. *(risa)*

M: La algarroba es uno de los alimentos que más calcio tiene. A usted le gustaría porque le hacían falta ese nutrimento y los muchos otros que contiene la algarroba.

Oiga, don Fausto, ¿podría hablarme de alguna otra sustancia casera que se usaba antes para ahuyentar las plagas de las casas o de las talas?

Fausto: ¡La pimienta negra! Ahuyenta a las palomas y también a los murciélagos. Me acuerdo que una vez yo regué pimienta molida en el alero de una vecina porque los murciélagos la tenían loca. Dicen que los murciélagos no vuelan de día pero ese día sí, ¡salieron en manadas y no volvieron más nunca! *(risa de todos)*

En lo que Constancia va recogiendo los vasos del jugo, menciono que quisiera ver las plantas de su patio, lugar que ofrece una aromática frescura a la casa.

Fausto: Antes, todas las casas tenían su jardín botánico. Y no había tantas plagas como hoy día. Por las plantas que había. Había más árboles; y los árboles son el refugio para los pájaros que se alimentan de las plagas.

Constancia mantiene su patio bien bonito, ¿sabe?

Constancia: ¡Pues vámos a verlo!

Durante la próxima media hora, Constancia se esmera en enseñarme su jardín de plantas medicinales. Este despertaría la envidia de muchos botánicos del Caribe. Tres clases de albahaca, la curía panacea y la curía de tilo, el romero, los oréganos brujo y chiquito, el santo domingo de playa (playera), el anamú, la penetaria (paletaria), rosas de diversos colores, la sábila, la yerba mora (mata de gallina), la malva, la ruda, la sanguinaria, la menta, la yerba buena, el pazote, la altamisa y muchas otras matas y árboles alegran el ambiente y sirven para curar males desde el nerviosismo hasta los hongos de la piel, desde dolores de menstruación hasta la fatiga. Después de disfrutar de una amena visita con los residentes verdes del batey, regresamos a la conversación con don Fausto.

Fausto: Aquella mata la estoy usando en estos días. Se llama el saúco. Para el catarro, hiérvete los teses de la flor o -si no las hay- de los pimpollos.

La curía panacea también se usa para el catarro.

M: En Mayagüez le decimos "yapaná".

Fausto: Y mire, que aquí también hay la santa María de la cruz. ¿Ves que echa una espiga para arriba y los tallos para cada lado? Igual que una cruz.

M: Esa planta es la misma que en Cuba se llama "rompe zaragüey". Se usa mucho para baños, ¿verdad?

Fausto: Sí, pero en algunos casos se puede tomar junta con un poco de la sanguinaria y la santa María de playa, que se parece al cariaquillo. Se hierven las hojas y las raíces de las tres en teses para el cáncer. Antes, la gente no decían "cáncer"; decían que tenían "úlceras malignas". Pero no importa el nombre. Lo importante es que muchos se curaban con esos teses.

M: A mí me han dicho que el té de la sanguinaria se debe tomar con precaución.

Fausto: Cualquier cosa en exceso puede hacerle daño a una persona. Las plantas son medicina y no son de jugar. Pero para tratar el cáncer, estas matas son efectivas.

M: Hablando de la sanguinaria, recientemente aprendí que en Cidra, usan la palabra "sangría" para referirse a un baño de los pies con el fin de estimular la circulación de la sangre. ¿Usan esa palabra aquí en Loíza?

Fausto: No usamos esa palabra, pero antes se usaban muchos baños de los pies para la circulación. Los baños también sirven para la artritis.

¡Y los sobos! El jengibre amargo machucado y el alcanfor se pueden echar en una botella de alcoholado con poleo y un ramito de pino. El alcoholado se pone verdoso y los sobos con ese alcohol alivian mucho el dolor en las coyunturas.

También se le pueden echar ciempiés a un alcoholado. Con ese alcoholado se dan unas fricciones tremendas para la reuma. Les quita el dolor a las coyunturas. *(Me enseña una botella llena de ciempiés grandes en alcoholado.)*

Otro remedio viejo muy bueno es el de la altamisa mezclada con orines de nene. Se hierve un puñado de altamisa en media taza de orín de nene como si fuera agua. Entonces se echa por todo el cuerpo para que corra por él pero sin sobarlo. Se deja allí hasta que el cuerpo lo absorba. Se usa todos los días y el dolor en las coyunturas desaparece. Mucha gente se baña después para sacarse el olor del orín porque no huele bueno. ¡Pero cura! El orín es de curarse. Y si no hay de la altamisa, se puede usar el orín solo.

María Victoria: La abuela mía nos daba orines para lavarnos la cara y el pecho cuando teníamos catarro. ¡Nos sacaba el frío!

Fausto: Ahora, la gente no quiere saber del orín, pero es una medicina importante. Para la fatiga, usted coge una lechuga del país. Sáquele el jugo verde de esa lechuga y tómeselo. En seguida, tómese tres tragos de orín propio. Cura la fatiga, hasta la fatiga crónica, el asma que dicen. Pero como se trata de orines, la gente no quiere probarlo. ¡Y tratándose del orín propio! Porque si se tratara del orín de otro, pues entiendo que no sería lo más higiénico. Pero siendo de uno mismo . . .

M: Una cataplasma de orín mezclado con el barro alivia mucho el dolor y la hinchazón de una picada de abeja, o de avispa. Y en muchos sitios del mundo, se introduce el orín de infante en el oído como remedio para el dolor. Será porque el orín contiene amoníaco, o será que el orín mata un hongo que haya sido causante del dolor. Porque hasta en la agricultura se utiliza el orín como fungicida.

Don Fausto, le voy a confesar que desde chiquita he sufrido de un hongo que hace que me salgan ronchas en la piel. Hace años un médico de la India me recomendó que me tomara el orín propio por la mañana, que eso era el mejor fungicida. Nunca lo probé, sintiendo el mismo repelillo que usted describe. Pero ahora tengo otra referencia de una persona saludable, despierta y de larga vida.

Fausto: Es un remedio de los tiempos antiguos, y funciona, sí. ¿Qué hizo para curarse del hongo?

M: Según me sugirió una amiga enfermera, comencé a darme baños con agua de anamú hervido, y he descubierto que el anamú es una medicina super efectiva para mi condición. Era como un salpullido que me cogía las manos cuando estaba con mucha tensión o cuando consumía ciertos alimentos que no me convienen.

Entonces andaba desesperada con un picor terrible por las manos. Pero gracias al anamú lo tengo controlado. Lo hiervo y dejo la mano puesta en el agua verde por una hora en lo que leo o hablo por teléfono de noche. Lo hago tres o cuatro veces y me quita el hongo por mucho tiempo.

Fausto: Hablando de remedios caseros, cuando uno tiene una coyuntura inmóvil le pasa manteca de culebra. ¡Remedio seguro!

Y la muda de la culebra, el cuero, sirve cuando uno no puede tener hijos. Se hierve la piel desechada en leche y se le agrega el caldo de una penca de maguey asado. La mujer se toma ese líquido sazonado con miel de abeja.

M: Conozco a gente que ha gastado miles de dólares en tratamientos de fertilidad. ¿Sabe de otros remedios para combatir la esterilidad de las personas?

Fausto: ¡Seguro, si la palma de corozo trae la medicina! Usted le hace un agujero a la palma de corozo y deja un envase allí para recoger la savia que suelta, que sale como un vino. Si la mujer toma de ese vino a menudo, dentro de poco podrá concebir. No le hace ningún daño al palo, y sabe bueno. ¡Si yo lo he probado!

Luego de parirme, mi mamá sufrió un aborto y quedó estéril. Luego de esperar varios años, fue a una curandera -doña Narcisa se llamaba- y la curó. ¡Si esa señora curaba a todos los que no se curaban en el Presbiteriano! Una vez había un señor con un hipo que no se le curaba y no le dejaba ni comer ni dormir. Era hipo, noche y día y noche y día y noche y día. Los médicos se dieron por vencidos pero ella lo curó. Entonces uno de los dotores fue a preguntarle lo que le había hecho. Ella le dijo: "Yo no he estudiado medicina. Lo mío viene de allá, de los altos. Así que a todos los que ustedes no puedan curar, mándenlos para acá que yo los curo".

M: ¿Usted acudió donde ella alguna vez?

Fausto: Cuando tenía unos catorce años, no podía andar. Estuve años paralítico y ella me curó. El doctor Mundo y el doctor Clemente no me curaban. Con sus medicinas siempre seguía igual. Mis abuelos, Pedro Pérez y Saturnina Sanjurjo, caminaron un día hasta la casa de doña Narcisa y me trajeron la medicina. Ahora es verdad que desde aquello no me como una ensalada que tenga aceite ¡ni de oliva! Porque con esa cura de aceite de hígado de bacalao y Emulsión de Scott ya me he comido mis raciones de aceite. Me curaban con eso y con los baños de orines con altamisa.

M: Oiga, don Fausto, ahora mismo usted se ve tan fuerte. ¿Se ha curado de otras enferemedades serias usando las plantas del patio?

Fausto: A mí el médico me encontró un soplo en el corazón. Entonces comencé a tomar unos teses de ajo y el vino blanco con altamisa. Y cuando volví a ver al médico, no encontró nada. Entonces, el otro médico que me atendió hace poco me preguntó cuántos años tenía. Cuando le dije que iba para 87, me dijo: "Muchacho, ¡si tienes el corazón como un nene de ocho años"! Tanto los teses de ajo como la medicina de la altamisa han resultado para otras personas también, amistades mías.

M: ¿Podría explicar mejor los remedios con ajo y altamisa?

Fausto: Para tratar el corazón, pongo la altamisa a curar en vino blanco. Es sencillo preparar el remedio. Cojo un puñado de la planta verde, la lavo y la echo dentro de un litro de vino. Se deja por una semana para que suelte la medicina que tiene y el color del zumo. Cuando el vino se pone verde, me lo voy tomando en vasitos de unas dos onzas, una vez al día. Fortalece el corazón. Y si quiere, simplemente guinde* el mazo de la mata sobre el corazón en una bolsita de tela como si fuera un escapulario. Uno siente la mejoría.

Entonces, para desbaratar los coágulos de las venas que producen los infartos y eso, el té de ajo con todo y cáscara sirve. Yo le echo dos cabezas enteras machacadas con todo y cáscara para unas dos tazas de agua.

M: Ese mismo remedio nos quita a las mujeres los dolores de menstruación. Será porque deshace los coágulos.

Me imagino que una buena sopa con mucho ajo también le hará bien, ¿no?

Fausto: Pues, sí, pero tendría que echarle bastante ajo porque no es para sazonar sino para curar.

Se puede decir que yo estoy siempre en curación porque soy loco con el ajo y me lo como mucho. Pasando por Villa Prades hay una panadería que vende ese pan con ajo. Pero no es como en otros sitios que le echan un poco de aceite con ajo. Allí, amasan la harina con el ajo. ¡Qué gusto tiene, cristiana!

Hasta la cebolla blanca sirve de medicina. Tengo unos cuantos remedios de cebolla apuntados para mis hijos.

M: ¿Mantiene un libro de remedios?

Fausto: Sí, porque no quiero ser como mi papá, que después nadie sabe nada. ¡Mi papá tenía unos conocimientos!

Un sábado bien temprano, mi papá fue al gallinero a darle de comer a las gallinas y a ver cuáles estaban echás. Entonces vio que había unos pillos llevándose racimos de plátanos al hombro y saliendo hacia la cerca a toda velocidad. No sé cómo lo hizo mi papá, pero cuando llegaron a la cerca, era como si les hubiera metido un freno. Los pillos no pudieron salir del sitio. ¡No pudieron salir! Nos quedamos mucho tiempo mirándolos y veíamos que miraban para arriba y miraban para abajo y por fin, cogieron aquellos racimos y los devolvieron al platanal. Y mi papá bregando con las gallinas como si no los hubiera visto. Pero nosotros mirábamos. Entonces los muchachos cogieron otros racimos y salieron corriendo a toda velocidad con los racimos al hombro. Y otra vez, cuando llegaron a la cerca, no pudieron pasar. Allí se quedaron. Mi papá los mantuvo allí hasta las nueve del día, y después se les acercó y les dijo: "Los dejan en el platanal, allí mismo donde los cortaron. Y se van. Y si ustedes quieren que les pase algo peor, vuelvan, a ver lo que les va a pasar. Les aseguro que será más grave".

Yo luché con mi papá para que me enseñara, pues con toda la pillería que hay, ¡imagínese! Pero murió de repente y nunca me enseñó.

M: Quizás quería esperar a ver qué clase de hombre iba a ser usted, para asegurarse de que nunca abusaría de esa habilidad. Porque hay quienes usarían ese poder para manipular a personas inocentes.

Fausto: Pues, tenía la buena suerte de que mi bisabuela María Eugenia me enseñó muchas cosas de los tiempos de los indios. Había sido esclava y también curandera y comadrona. Ella me enseñaba las plantas, y muchas otras cosas también. Vivía a la orilla del mar en Vacía Talega. Cuando salía conmigo al campo me decía: "Mira, Fausto, esta planta se llama tal y tal y cuando la necesite te mandaré a conseguírmela".

M: Cuando una mujer había abortado sin querer y se encontraba encinta de nuevo, ¿qué se hacía para que aguantara el bebé?

Fausto: Para aguantar un bebé, mi bisabuela hacía una horchata del zumo del culantro -el recao- en agua. Ese líquido se lo pasaba por la cintura y las caderas de la mujer para que no abortara. Se hacía todos los días, todos los días, y la mujer tenía que estar quieta; no podía estar en movimiento. Esos sobos le ayudaban a unas cuantas mujeres.

Entonces, para facilitar el parto, ella cogía el estiércol de caballo tostado y lo rociaba con vino blanco hasta darle forma de pomada. Se aplicaba al vientre cuando la mujer estaba en sus dolores.

Si el parto era muy largo y doloroso, ella hervía unas dos onzas de estiércol seco de caballo en vino, y después de colar ese estiércol bien colado, le echaba una onza de azúcar negra de caña, que le decíamos "papelón". Ese jarabe se lo daba tibio para acelerar el parto. También ayudaba a restaurar las venas rotas interiormente. Ella lo preparaba en el momento.

M: Creo que hoy día pocas personas tendrían el valor de experimentar con ese remedio.

Fausto: Son cosas de la naturaleza. Con mi bisabuela aprendí que todo tiene su uso. Con ella aprendí que la hidionda sirve para los gases. Cojo la vaina, dejo que se sequen las semillas, y las guardo en una lata de galletas bien tapaíta. Entonces, cada vez que necesito de ellas, las saco, las tuesto, las muelo y cuelo ese rico café de hidionda. Porque yo no bebo del otro café.

M: ¡Si usted supiera cómo me gusta ese café de hidionda!

Fausto: Tengo esa planta en la finca. Cuando venga de nuevo, le doy un paquete para que prepare el café de hidionda en su casa.

Mi segunda visita con don Fausto tuvo lugar en su finca, donde cultiva una gran variedad de frutos menores y plantas medicinales. Después de inspeccionar la finca e intercambiar regalos (incluyendo, para dicha mía, una bolsa de las ricas semillas de hidionda), nos sentamos en el balcón de su casa "de campo" y conversamos de todo un poco.

Fausto: Vio el bejuco de parcha, ¿verdad? Pues, la hoja de la parcha se prepara en cataplasma para aliviar un dolor en el área del hígado. Se marchita sobre una candela, le echa un poco de ungüento de alcanfor y se deja allí. Alivia el hígado.

Y para tratar las amígdalas, hasta cuando hay una infección y quieren operar a la persona, se hierve la cáscara del palo de jobillo con dos o tres limoncitos nuevos y se hacen gárgaras con eso. Las amígdalas se secan y no se infectan más nunca. No hay que operarle ni nada.

La mata que tiene allí, el quinino del pobre, se usa mucho en cocimiento para bajar el azúcar en la sangre. Y baja la fiebre.

También, para la fiebre se puede preparar una buena "naranjada", hirviendo la fruta partida con todo y cáscara. Se toma sazonada con miel de caña. Después se arropa uno bajo las sábanas, y ¡a sudar!

M: En ruta hacia Loíza, vi la chimenea de la vieja central. Me acordé de un amigo de Cidra que había venido a Carolina a buscar trabajo en la caña, pero se fue rápido cuando se dio cuenta de que era trabajo muy duro y no quería sudar tanto. *(risa de los dos)*

Fausto: Al ver la chimenea se pone uno a pensar . . . Ahora hay muchas industrias nuevas, pero han tumbado las viejas, y la misma gente se queda siempre con los trabajos. Al eliminar las centrales, el gobierno ha cometido un error muy grande. Porque el trabajo mantiene saludable a la gente y a la sociedad. En vez de usar el dinero que viene para mantener a los que no trabajan, deben de usarlo para crear más empleos. Así se acababa con la criminalidad, aunque fuera un poco, porque la gente estaría pendiente al trabajo.

Aquí se sembraba mucho algodón, también. Era una industria grande. ¡Hasta se embarcaba! Y la hoja de algodón alivia el dolor. Cuando uno siente un dolor, se entibia la hoja de algodón y la coloca con una venda sobre el sitio. Si uno tenía dolor de cabeza, se preparaba de esa forma. Es un remedio muy bueno.

M: He leído que las esclavas del sur de los Estados Unidos y también mujeres de diferentes razas indígenas han utilizado la corteza de la raíz del algodón para controlar la natalidad.

Fausto: De eso no sé, pero mi bisabuela tiene que haber sabido de eso.

Para el catarro que le decían "el mal", ella asaba dos o tres pencas de maguey y las exprimía. Entonces, al jugo le echaba una onza de sal sosa, una taza de melao de caña y el jugo de dos o tres naranjas. Y se acababa el catarro con lo que uno botaba. ¡Un montón! Ese mismo remedio sirve también para las bestias cuando se enferman de catarro.

M: ¿Cómo sabe uno si un animal tiene catarro?

Fausto: Botan el catarro por la nariz y se pasan estornudando. Además, se ven inquietos y las orejas las tiran para atrás. Mi bisabuela sabía mucho de plantas y también de animales.

Ella me enseñó que se coge la bosta de vaca, tres o cuatro boñigas. Y cuando está bien seca, se mezcla con la altamisa hervida en leche o en vino. ¡Y eso es un tiro donde le duelan a uno las coyunturas!

M: ¿Cómo se prepara?

Fausto: Se hace una pomada. Se coge un puñadito de altamisa y se hierve en media taza de leche o de vino por unos quince minutos. Cuando queda poco líquido, se coge la bosta bien seca y se guaya. Se va echando el polvo, siempre batiendo la mezcla. Hay que batirla hasta que se pone espesa como una harina. Entonces, en dondequiera que le duela una coyuntura, esa pomada ataca la artritis. En sobos, trae alivio seguido. ¡Esa pomada es un tiro!

¡Si los animales son bien importantes en la curación! Por ejemplo, para curar la fatiga, el cuerno de vaca se guaya y se quema. La persona va inhalando ese humo dentro de una caseta que se hace de una sábana. Se debe hacer al aire libre para que la diferencia en temperatura no la pasme después.

Al pasarlo por el ano, ese mismo humo también cura las

almorranas, que ahora se llaman hemorroides.

Y para las espinillas, la mejor medicina es la baba del becerro.

M: *(risa)* ¿Pero cómo se le saca la baba al becerro?

Fausto: Cuando uno quiere que le baje la leche a una vaca, pues uno va pegándole el becerro y quitándolo, y pegándolo y quitándolo. Entonces se coge la baba que bota el becerro y se lava la cara con ella.

Otro remedio para las espinillas se hace de las casitas de avispa. Las casitas de avispa están hechas de un barro que se llama "la greda". Se hace polvo la greda y después se va echando en un poquito de agua hirviendo, poco a poco. Después de que se espese, se pasa con una pluma de ave sobre el sitio afectado. Además de curar las espinillas, también baja cualquier hinchazón que uno tenga. Esa greda también sirve para los paños en la piel, preparada así, en pomadita.

¡Y la babita de la sábila! Las mujeres más bellas de Loíza echaban el cristal de adentro de la penca en agua. Se dejaba al sereno y después se lavaban la cara con esa agua.

También se derretía el jabón de Castilla en aceite de oliva. Y una vez que se endureciera, se dejaba en la piel como mascarillas.

M: Yo me hago las mascarillas de miel de abeja, y me dejan la piel bien bonita, pues la miel es el mejor humectante que he probado.

Fausto: La miel de abeja es una sustancia muy importante. Desde pequeñito me han gustado las abejas. Me encanta trabajar con ellas. Pero aquí se han eliminado. No sé si es por una enfermedad o por el riego de venenos químicos.

Pero si tiene la piel reseca, con picor, se puede echar el agua de la piaba hervida ya fresca. Se echa esa agua allí y no se seca; se deja.

M: Estoy mirándola bien; la piaba es una planta que nunca había aprendido a reconocer.

Fausto: Crece bruja, pero en este mundo, todo sirve. A veces no sabemos cómo se debe usar una cosa, pero todo sirve. Todo tiene su uso.

M: Ahora me tengo que ir, pero volveré pronto. Espero caminar con usted por todo Vacía Talega a ver si aprendo los nombres de las plantas y árboles y algo sobre la historia del área.

Fausto: ¡Cómo no! Cuando guste.

M: Bueno, don Fausto, écheme la bendición, que el viaje es largo.

Fausto: ¡Que Dios mande a sus ángeles, que la guarden en todos sus caminos para que sus pies nunca tropiecen en piedras, que nunca nada malo le acontezca!

Y esa bendición es para toda la vida, ¿sabe?

Producir en Puerto Rico: hacia la nueva agricultura

Jorge Gaskins

gerente, Tropical Sources

Guayama

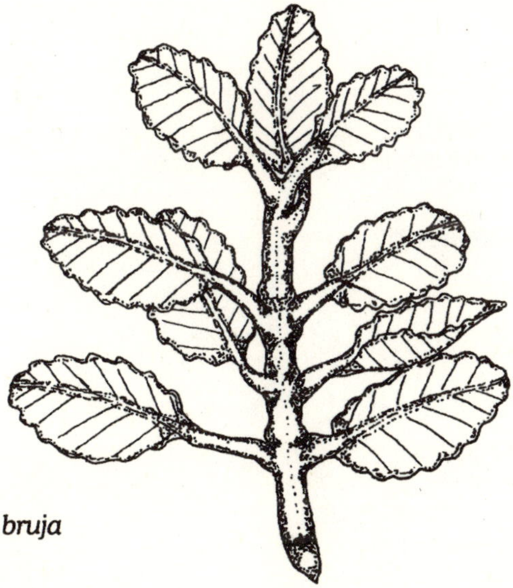

yerba bruja

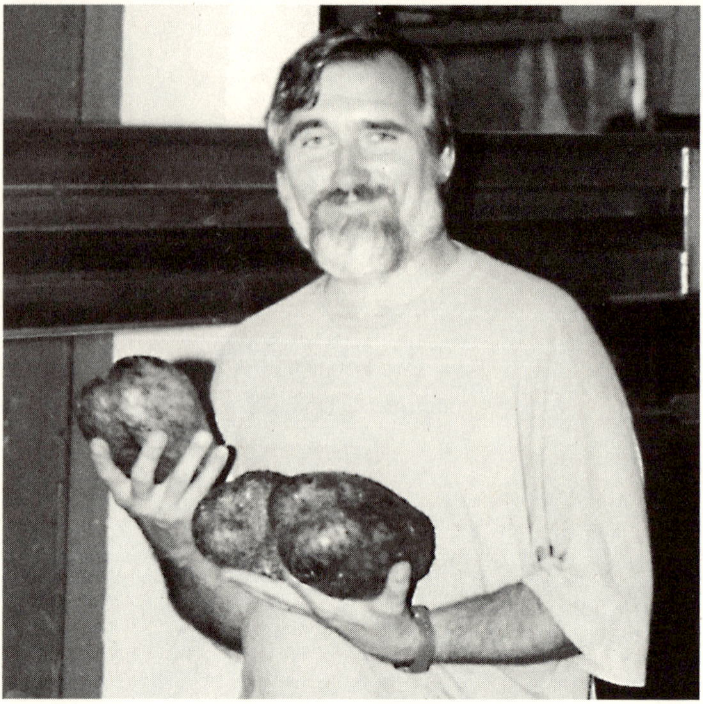

Jorge Gaskins ostenta guanábanas orgánicas del sur.

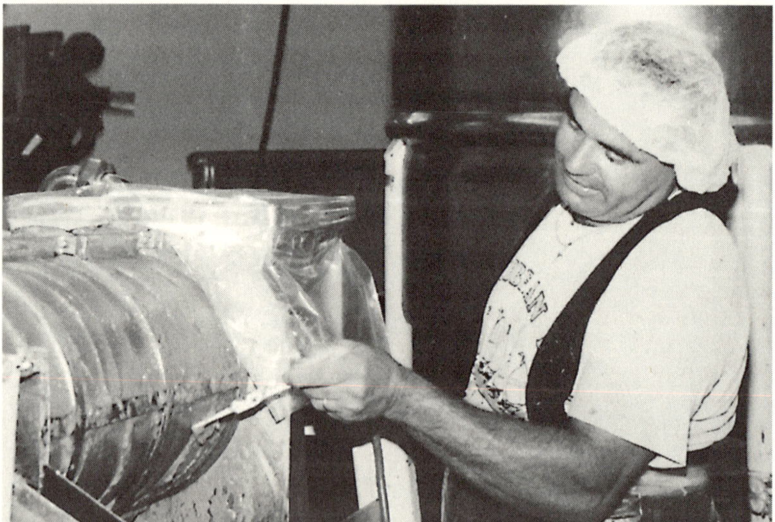

Miguel Luis Montañez procesa pulpa de tamarindo en la planta Tropical Sources.

Producir en Puerto Rico: hacia la nueva agricultura

Jorge Gaskins

gerente, Tropical Sources

Guayama

Tropical Sources, una compañía de procesamiento de alimentos privada, provee productos naturales y orgánicos de primera calidad para el mercado mundial. Localizada en el barrio Carite de Guayama, Tropical Sources está instalada en una planta de procesamiento de frutas que perteneció a FEDA (Federación para el Desarrollo Agrícola), una cooperativa local de agricultores y otros trabajadores.

La compañía fue fundada en 1991 cuando varios norteamericanos asociados a la industria de productos naturales reflexionaron sobre la carencia de alimentos orgánicos tropicales en el mercado del norte. Actualmente, unos cuarenta agricultores contratados por Tropical Sources producen frutas, vegetales, condimentos y plantas medicinales para 24 compañías en Europa, Canadá y los Estados Unidos. Durante los meses de verano, la planta de procesamiento emplea hasta 28 personas.

Después de residir en las regiones sur y noreste de los Estados Unidos, en el Amazonas brazileño y en Barcelona, España, Jorge

**Esta entrevista fue traducida del inglés.*

Gaskins se mudó a Puerto Rico en el 1971. Desde entonces, ha participado en diversos proyectos de desarrollo agrícola y comunitario. En el 1995 fundó Points South Company para ampliar las oportunidades de mercadeo para los agricultores que producen hortalizas, frutas y yerbas orgánicas. Trabaja incansablemente hacia la creación de un movimiento agrícola que mejore amplia y positivamente la calidad de vida en Puerto Rico.

En las páginas que siguen, nos enfocamos en el tema de la agricultura orgánica, pero Gaskins va mucho más allá del cultivo sin químicos. En esencia, nos ayuda a aprender del pasado y visualizar nuevas formas de relacionarnos tanto con nuestro medio ambiente como con las comunidades en donde vivimos y trabajamos.

Gaskins: La agricultura orgánica es un movimiento internacional y tiene que ser global. Es una combinación peculiar de conocimientos tradicionales y de lo mejor que pueda ofrecernos la ciencia.

Me siento animado por lo que he visto alrededor del mundo en los últimos tres o cuatro años. En marzo (del 95) fui a Europa a participar en la Conferencia de Comercio Orgánico Mundial, auspiciada en parte por la Federación Internacional de Movimientos Agrícolas Orgánicos (IFOAM por sus siglas en inglés). Fue alentador ver que además de discutir normas de calidad y adaptaciones modernas de prácticas tradicionales, hubo mucho intercambio sobre el mercado. Estamos bregando con asuntos que el mundo político no ha sabido manejar: la justicia en el comercio, la transferencia de tecnologías, y la oposición del norte al sur (es decir, el mundo "desarrollado" ante el mundo en vías de desarrollo), todo en el contexto de la agricultura orgánica.

Quedé impresionado al ver gente de todo el planeta compartiendo no sólo técnicas de cultivo sino técnicas de mercadeo y procesamiento. Percibí un deseo de romper con el esquema nacionalista y orientarnos a nivel global.

La Conferencia fue seguida por la Exposición Bio Fach, el

espectáculo de comercio orgánico más grande del mundo. Había más de 200 quioscos de compañías de alimentos europeas, tres o cuatro de empresas estadounidenses, una buena representación de compañías israelitas, brasileñas, argentinas, mexicanas, peruanas, ecuatorianas, costarricenses . . . y de Puerto Rico, nosotros.

Además, había productos agroforestales: papel, lana, algodón, productos de cáñamo, una miríada de productos que no tienen nada que ver con los que nos comemos. El auge de estos productos muestra cuán importante es el enfoque orgánico a nivel de bosques, sabanas, humedales y pastizales. No nos alimentamos de esos productos pero son buenos indicadores de la salud de nuestro medio ambiente. Está claro que la agricultura en todas sus dimensiones afecta nuestra salud, aún cuando los productos cultivados no sean alimentos.

Yo nunca había visto ese enfoque -o ese nivel de entendimiento- en los Estados Unidos. En los Estados Unidos, donde el movimiento orgánico está atado al mercado de los productos naturales, su conección con el ambientalismo es algo tímida, débil. Eso es un error. En Europa, el movimiento de agricultura orgánica está entrañablemente asociado con el movimiento ambientalista.

M: En Puerto Rico, la protección ambiental sí ha sido asociada con modelos para la agricultura sustentable. En Adjuntas, por ejemplo, como parte del movimiento para evitar la explotación minera en el centro de la isla, Casa Pueblo trabaja incansablemente para promover la agricultura. Y recientemente en Lajas, un grupo de agricultores dirigió una manifestación de miles de personas contra la propuesta instalación de un sistema de radar militar estadounidense en miles de cuerdas de nuestra tierra más fértil.

Pero en mi experiencia como miembro de Mayagüezanos por la Salud y el Ambiente -aún cuando auspiciamos un taller de dos días sobre la agricultura orgánica- nos vemos forzados a gastar mucha energía batallando en contra de la imposición de modelos de tecnología y desarrollo completamente inapropiados. Esto nos impide comprometernos con el desarrollo agrícola a largo plazo.

Gaskins: Recuerde también que en Puerto Rico, ¡la agricultura apenas existe! Actualmente, la agricultura representa sólo el 3% de nuestro producto nacional bruto y emplea sólo el 2% de nuestra fuerza laboral.

Pero no hay mal que por bien no venga. En parte, Tropical Sources fue atraído a Puerto Rico porque aquí tenemos tierra que puede ser reclamada: tierra que ha estado baldía, tierra que -por ser despreciada- se ha salvado de la mala utilización de productos químicos. Dudo que la agricultura orgánica pueda practicarse ampliamente en lugares como México y Honduras. Sus tierras están seriamente envenenadas y el camino para su recuperación será muy largo.

M: ¿Tiene Tropical Sources una visión clara de qué puede o debería ser la agricultura en Puerto Rico?

Gaskins: Nuestra visión de la agricultura está basada en la biodiversidad, es decir, en una amplia variedad de vida animal y vegetal en cada finca. Apoyamos una siembra entretejida de plantas de larga y corta maduración, de árboles y de cultivos terreros, una combinación de plantas y animales cuidados y manejados por familias y sus vecinos. Creemos en fincas que provean beneficios ecológicos y sociales tanto para los agricultores como para sus comunidades.

Este tipo de agricultura, conocido como la permacultura, es precisamente lo que tenemos en la zona cafetalera de Puerto Rico. Allí, en fincas tradicionales, encontramos café, guineos, frutas cítricas y plantas medicinales, todos entremezclados bajo árboles leguminosos que enriquecen la tierra a la vez que la protegen de la erosión. Un campesino peruano dijo una vez: "A pesar de todos los males que nos trajo el café, al menos su cultivo en bosques conservó nuestro suelo y permitió que la agricultura y los pequeños agricultores existiéramos sin destruir la tierra".

Reconocemos que el propósito principal de la agricultura es el de alimentar a nuestra propia gente. Ahora mismo, Tropical Sources no cumple con ese aspecto de nuestra visión. Ni siquiera hemos sido capaces de suplir el mercado local con productos no orgánicos.

M: ¿No hay suficiente producción?

Gaskins: Hasta ahora, no. Hace falta gente, hace falta talento y -especialmente- hace falta apoyo económico. No existe un esfuerzo concertado para que nuestros productos estén al alcance de una amplia base de la población y no solamente de la clase alta. No nos interesa suplir los supermercados y tiendas exclusivos de El Condado. Nos interesa ofrecer productos -tanto frescos como procesados- de primera calidad al pueblo puertorriqueño. Y nos interesa promover un sistema de venta directa entre los agricultores y los consumidores. Porque son los consumidores quienes van a apoyar el movimiento de agricultura orgánica.

En Estados Unidos, por ejemplo, La Ley de Agricultura Orgánica sólo existe porque los consumidores la exigieron. No fue impulsada por los agricultores ni por el Departamento de Agricultura. En Puerto Rico, sólo un dos o tres porciento de la población está orientado hacia la agricultura. Así que aquí, el éxito del movimiento orgánico depende completamente de que el pueblo lo apoye.

En general, los puertorriqueños están muy interesados en la alimentación. Diría que la comida es uno de los rasgos culturales que más arraigo tiene. El interés y la voz del pueblo, y el poder del dólar del consumidor serán claves para el éxito del movimiento de la agricultura orgánica en este país.

M: Eso va muy a tono con la pasión que siente el puertorriqueño por la medicina natural. Intuitivamente sabemos que las plantas son nuestra mejor medicina. Y aunque la tradición oral y muchas de las plantas están en peligro de extinción, más y más personas están volviendo a usar los remedios naturales . . . y están reflexionando sobre su relación con la naturaleza.

¿Podrá Tropical Sources ayudarnos a lograr un movimiento de agricultura orgánica exitoso y -en el proceso- una relación más íntima con nuestro ambiente natural?

Gaskins: La educación del pueblo es la clave. Estamos planificando el desarrollo de una finca modelo que incluya facilidades de enseñanza e investigación. Cuando generemos suficientes recursos económicos, auspiciaremos actividades en las escuelas públicas y en el Colegio de Agronomía, por ejemplo. Muy especialmente, durante el verano, nos gustaría ofrecer internados para que estudiantes de agronomía trabajen con los agricultores en fincas orgánicas productivas.

Pero por ahora, nos enfocamos en la contratación de agricultores para la producción. Poco a poco hemos podido construir una red de productores orgánicos. Vamos certificando a los agricultores y sus fincas, e implementamos un sistema de inspección para toda la cadena de producción. Nos esforzamos por infundir en el agricultor y en el procesador, el mayor grado de integridad posible. Así podremos ofrecer una garantía de que nuestros productos cumplen con todas las normas pautadas para la agricultura orgánica a nivel internacional.

M: Ahora mismo, ustedes están enfocados en el mercado de exportaciones. ¿Ofrece ciertas ventajas ese mercado?

Gaskins: Al estar orientados hacia la exportación, hemos podido asegurarles un mercado a los agricultores mediante productos básicos como el guineo, por ejemplo. También hemos trabajado para diversificar la producción. Hay demanda por jengibre, parcha, guayabas, diversas frutas cítricas, pimientos y otros vegetales, plantas medicinales y hasta carne de pollo, pavo y pato. No hay límite en cuanto a la variedad de productos orgánicos comestibles y curativos que se podrán mercadear bien. Se nos piden productos nuevos constantemente.

Recientemente recibimos pedidos de batatas criollas como ingrediente para budines. La batata criolla contiene un 19% de azúcar. ¡Es el vegetal más dulce de todo el planeta! De manera que, en una industria que no utilice el azúcar refinada, nuestra batata ha sido descubierta como el edulcorante ideal.

La yuca siempre se ha utilizado como fuente de tapioca, pero no hemos comenzado a elaborar harinas de la malanga, ni de la pana ni de tantas viandas que aquí se dan con facilidad. Esas harinas tienen un potencial formidable para la confección de alimentos en la era "post-colesterol".

También nos han pedido la producción de árboles de tea *(Melaleuca alternifolia)*. El aceite fragante de *Melaleuca* sirve como antiséptico y fungicida, y también tiene propiedades antivirales.

Piden el orégano brujo como condimento, la yerba bruja como ingrediente en medicamentos para el oído interno, y hojas del guanábano para hacer tés que ayuden en la digestión.

Hemos sido capaces de recibir esos pedidos, contratar agricultores para cultivar los productos y entonces procesarlos y exportarlos.

M: ¿Cómo comparan los precios que ustedes les ofrecen a los agricultores, con los precios del mercado local?

Gaskins: Cuando se comienza a comercializar un producto, la parcha por ejemplo, hay más oferta del producto disponible y el precio cae para el agricultor. Pero aunque los precios bajan, se aumenta el volumen que un agricultor puede vender. Uno puede vender mil parchas a diez centavos cada una, pero puede vender cuerdas y cuerdas y cuerdas de parcha a quince centavos la libra.

El beneficio primordial ofrecido por Tropical Sources es la creación de un mercado. El agricultor contratado por Tropical sabe que puede vender sus productos. Además, organizamos el mercado para el agricultor y la industria de alimentos.

Ayer contratamos 2,400 palos de chironja. El agricultor sólo podía vender 1,000 chironjas a doce centavos cada una. Nunca hubiera podido vender la totalidad de sus 500,000 ó 600,000 frutas a ocho centavos cada una. Aunque había invertido en establecer un huerto grande, la mitad de sus árboles estaban abandonados. No podía mantenerlos porque sin importar el precio, el mercado no lo apoyaba.

Así que cuando entramos en negociaciones con un agricultor, lo primero que le preguntamos es: "¿Cuánto quiere vender?"

Al agricultor le compramos toda su producción. Una parte se la pagamos al mejor precio (el precio que se paga por fruta fresca). El resto de la producción, se lo pagamos a un precio menor (el precio de la fruta destinada para procesamiento). El punto es que toda la fruta puede ser comprada. De esta manera, la ganancia que recibe el agricultor es mucho mayor de lo que sería si hubiera vendido solamente una parte de su producción al precio de fruta fresca.

M: No sé exactamente cómo perdimos nuestro acceso al mercado mundial, pero sé que históricamente la calidad de los productos puertorriqueños, incluyendo el café, el algodón, el tabaco y el jengibre ha sido de renombre mundial.

Gaskins: La pérdida que menciona, puede que se remonte al discurso que presentó Luis Muñoz Marín en la Universidad de Harvard. El llevó dos discursos para el evento. El primero fomentaba el enlace agrícola con Puerto Rico, promoviendo acceso a mercados frescos y pidiendo ayuda para convertir a Puerto Rico en suplidor de productos tropicales para los Estados Unidos. El otro traía las notas escritas por Teodoro Moscoso delineando los planes para Fomento Industrial. Ofreció el segundo discurso y dejó el primero en su bolsillo. Y a partir de aquella época, la agricultura se ha descuidado.

Como resultado, tendemos a pagar precios altos por productos de inferior calidad, pues la mayor parte viene de afuera. Nuestra limitada producción de frutos menores no ha sido capaz de proveer un ingreso sustentable para el agricultor.

Si queremos revitalizar la agricultura y apoyar el movimiento de agricultura orgánica, tendremos que cambiar los patrones de distribución. Porque los guineos maduros se venden más baratos en Nueva York que en los supermercados Pueblo. ¡Eso es injusto! Definitivamente, no le beneficia al productor de guineos.

Recientemente visité un mercado agrícola bien exitoso en Raleigh, Carolina del Norte. Allá, los agricultores y sus familias van directamente al mercado. Contrasta mucho con el sistema de intermediarios que tenemos en nuestras plazas de mercado.

M: ¿Piensa que un sistema de mercadeo similar recibiría apoyo del pueblo puertorriqueño?

Gaskins: Hemos ponderado esa pregunta y sus ramificaciones durante muchos años. El problema es que no hay suficiente diversidad en cuanto a los productos. Es difícil interesar a la gente en mercados pequeños y especializados. Es más fácil para el consumidor ir al supermercado y obtener todo lo que se necesita de una vez.

Sin embargo, un mercado basado en ventas "desde la guagüita", limitado a ciertos días y a ciertos lugares, podría ser una alternativa viable para Puerto Rico. Parece funcionar en San Sebastián, y en Arroyo con los animales. Sólo requiere que la gente se interese y trabaje para su éxito. Puede que la perseverancia sea el elemento clave.

M: En cuanto a los productos orgánicos, ¿cuál es el mayor impedimento para el desarrollo de un mercado local? ¿Será la falta de educación sobre la importancia de la agricultura orgánica y sus productos?

Gaskins: La traba mayor es la falta de recursos económicos en manos de los agricultores que quisieran dedicarse a la agricultura orgánica. Me refiero a la falta de financiamiento.

Nuestro gobierno haría bien en abstenerse de castigar a los agricultores que quieren cultivar productos orgánicos. Un paso a tomar sería conceder préstamos agrícolas con la conciencia de que la agricultura orgánica puede ser tan lucrativa o más lucrativa que la agricultura convencional. Actualmente, los préstamos e incentivos gubernamentales para los agricultores se hacen para beneficio de las compañías agroquímicas.

A menudo, los subsidios gubernamentales se pagan en sacos de abono químico. Y si uno solicita un préstamo para sembrar papaya, se ve forzado a cumplir con el conjunto tecnológico al sembrarla. Hay que usar ciertos químicos para asegurar una alta producción. No se permite intercalar los cultivos. No se permite la rotación de los cultivos. Es una receta para el desequilibrio: la propagación de enfermedades en las plantas, el empobrecimiento del suelo y -eventualmente- el desastre ecológico.

M: Vivimos en tiempos de escasez de agua, y ya conocemos el daño que causan la erosión y la sedimentación a nuestros recursos marinos y de agua dulce. Así que me parece ilógico que el caficultor haya recibido apoyo para sembrar su café al trastorno (a favor de la pendiente, o sea en líneas rectas de arriba para abajo) sin nada de sombra.

Gaskins: Tengo entendido que se están revisando las normas de siembra y que -como parte del esfuerzo de este gobierno para fomentar la agricultura sustentable- se ofrecerán incentivos a los caficultores que siembren al contorno. Lo cierto es que sería bueno dejar de sembrar el café sin sombra. La siembra de café al sol ha perjudicado toda la serranía.

M: En ocasiones, cuando atravieso el campo y veo cómo se siembra el café ocasionando la pérdida de toneladas de tierra irremplazable cada vez que llueve, me pregunto si todo es una conspiración para erradicar la agricultura y poder minar el centro de la isla.

Gaskins: ¡Uno se vuelve paranoico! Efectivamente, la política pública en Puerto Rico ha estado dirigida hacia la destrucción de la agricultura a niveles conciente e inconciente. Y esa política ha sido muy exitosa. Hoy día el éxodo poblacional en las áreas rurales es tal, que se nos hace difícil apoyar las prácticas de agricultura intensivas que se necesitan.

Parte del problema estriba en nuestra adicción a lo moderno. Agricultura moderna, educación moderna, servicios médicos modernos, medios de comunicación modernos. Creemos que no podemos vivir sin esas cosas. Para un agricultor, a menudo la adicción comienza con el uso de yerbicidas; entonces sigue con los abonos químicos y, finalmente, los plaguicidas. Surge en parte del temor de ser catalogado "ignorante".

El miedo nos incita a utilizar productos agroquímicos aunque sabemos que nos envenenan. Sabemos que esos productos hacen daño a nuestras familias y a los agricultores que lo van a aplicar. Sabemos que hacen daño a nuestros cuerpos de agua, a los acuíferos, al suelo. Pero el temor nos impulsa a seguir utilizándolos.

Así que cuando decidimos convertirnos en agricultores orgánicos, lo primero que hacemos es sustituir. Si antes rociaba un plaguicida venenoso, ahora rociaré rotenona. Si antes usaba un abono foliar, ahora usaré otro . . . pero que sea orgánico. Por un tiempo atravesamos una etapa de sustitución. De hecho, se ha comentado que los nuevos agricultores orgánicos tienden a rociar sus cosechos más que los agricultores convencionales.

M: ¡Pero están rociando nutrimentos; no están rociando veneno!

Gaskins: Es cierto, y los nutrimentos en el material orgánico son la base de la agricultura orgánica. Pero muchas veces, no confiamos en el equilibrio natural. Creemos que habrá desastre si nosotros -como agricultores-ingenieros- no intervenimos agresivamente. Estamos pegados a la imagen del agricultor que "impacta" la naturaleza.

¡Hasta que de repente un día percibimos cambios que nosotros no hemos provocado! Una avispa regresa y comienza a atacar una plaga. Una siembra de plantas leguminosas, o sea, de "abono verde" aumenta la fertilidad de una tala dramáticamente. (Porque, a través de nódulos especiales en sus raíces, las plantas leguminosas, como lo son las habichuelas, los gandules y los frijoles, fijan en el suelo altas concentraciones de nitrógeno del aire.) La actividad microbiológica -es decir, la de los pequeños organismos que habitan el mantillo o capa superior del suelo- llega a ser tan vibrante que podemos ver, oler y sentir la diferencia. Entonces nos damos cuenta de que no fuimos el motor de tantos cambios positivos.

El panorama cambia cuando vemos la finca como un conjunto de sistemas, cuando aprendemos a trabajar no para dominar, sino para apoyar la naturaleza, permitiendo que las cosas alcancen un equilibrio genuino. Con los conocimientos adecuados, podemos ser productivos sin tantas intervenciones agresivas. El miedo sólo trabaja en contra nuestra.

M: Por lo que yo he observado, el miedo mayor estriba en que si trabajamos la tierra sin químicos, no podremos competir en términos de volumen. Y si no competimos, no podremos hacer los pagos mensuales, y las deudas . . .

Gaskins: La habilidad para competir se ha probado una y otra vez. Los únicos que insisten: "Usted no podrá competir" son los que ven las cosas a corto plazo. Ahora nos vemos forzados a mirar la agricultura a largo plazo, porque nuestra mayor deuda es la que tenemos con las generaciones futuras.

Mire, si las reglas del juego dictan que uno tenga un punto de vista miope, que vea las cosas siempre a corto plazo; si las reglas conducen a un desastre ecológico, ¡nos toca cambiar las reglas!

A mí me abrieron los ojos libros como *Food First* y un conjunto de estudios realizados por la FAO (la Organización de Alimentos y Agricultura de la ONU) en Chile, Italia y las Filipinas. Los investigadores de la FAO evaluaron sistemas agrícolas según la cantidad de calorías de energía aplicadas, y la cantidad de calorías de los alimentos cosechados. Al analizar el sistema agrícola de los Estados Unidos en términos de las calorías aplicadas y cosechadas, se pudo ver que no tiene sentido usar tantos productos agroquímicos. También se pudo apreciar que los métodos tradicionales usados en China son muy superiores a los modernos. En China, han trabajado el mismo suelo durante miles de años y éste ha retenido su fertilidad, sin la utilización de abonos químicos.

M: ¿Podría recomendar un par de libros que me sirvan de trasfondo?

Gaskins: Además de *Food First* por Frances Moore Lappe, recomiendo los artículos escritos subsecuentemente por ella, también por Joseph Collins y otros. El Instituto Internacional Filipino de Investigación Sobre el Arroz ha realizado unos estudios calóricos muy buenos. Todos convencen al lector de que hay que evitar las prácticas de la agricultura convencional, o sea, la que depende de muchos químicos.

La gente dice "agricultura convencional", porque no quiere decir "agricultura tóxica", "agricultura venenosa". Y de hecho, ya la agricultura tóxica se ha convertido en norma, en convención.

M: ¿Podría hablar sobre algunos aspectos positivos de la agricultura en Puerto Rico?

Gaskins: Es obvio que Puerto Rico tiene muchos recursos. Sin embargo, en términos de productos agrícolas, se supone que seamos consumidores solamente. Y esa es la imagen proyectada al mundo del comercio. Sin embargo, al ser exportada, ¡nuestra fruta literalmente produce asombro, por su superioridad!

M: En su opinión, ¿a qué se debe la alta calidad de los productos puertorriqueños?

Gaskins: Se deberá en parte a nuestra localización geográfica, y también a la tremenda diversidad de tipos de suelo que tenemos en Puerto Rico. Todos los tipos de suelo principales se encuentran aquí con excepción de tres; ¡y uno de ellos es propio de las estepas de Siberia!

No hay duda sobre la superioridad de nuestras parchas. Y nuestra guanábana es la mejor de todo el Caribe, Asia o América Latina. Aún cuando se han llevado cepas de Puerto Rico a Costa Rica, la fruta que nace allí no tiene el mismo color ni la misma textura de la que cosechamos aquí.

Otra de las grandes ventajas que tenemos es que Puerto Rico es relativamente pequeño. Nuestras frutas sólo viajan un máximo de cuatro horas antes de llegar a la planta procesadora. En Venezuela, las frutas pueden viajar por dos días; y en la República Dominicana pueden viajar hasta por ocho horas con cinco personas y un neumático de repuesto encima de las frutas antes de llegar a la planta.

Muchas de las condiciones que degradan la calidad de un producto son impuestas sobre éste después de salir de la finca. Así que tenemos muchas cosas a nuestro favor: la calidad de nuestros productos, nuestro tamaño y los beneficios de la electricidad, buenos medios de comunicación, y otra infraestructura incluyendo una proliferación de bancos y buenas carreteras. En Puerto Rico, el producto fresco ¡es fresco de verdad!

También, hay que reconocer que el agricultor puertorriqueño es de primera. Eso puede deberse al hecho de que aquí el sistema de haciendas no duró mucho tiempo y ciertos cultivos siempre han estado en manos de pequeños agricultores. Es impresionante ver cómo los agricultores puertorriqueños concienzudamente cuidan de sus productos después de cosechados, de principio a fin. Tienen una verdadera vocación para con la agricultura.

M: Hablando de agricultores de primera, el proyecto de la parcha de FEDA (Federación para el Desarrollo Agrícola) logró organizar a varios agricultores. La calidad del producto, de los agricultores y del proyecto en sí lo hizo famoso. (Oí de FEDA por primera vez cuando vivía en Nueva York.) Entonces desapareció. ¿Puede hablarme sobre su experiencia trabajando con ese proyecto?

Gaskins: Nos organizamos para mercadear la parcha, pero la Federación para el Desarrollo Agrícola llegó a producir y mercadear varios productos. ¡Y tuvimos éxito! La Federación agrupó a los agricultores y otros trabajadores en esfuerzos comunes bien productivos y luego compartimos las ganancias.

Logramos convertir la parcha -un producto perecedero con un potencial de mercado fresco bien limitado- en un producto tan estable que se podía mercadear no sólo en Puerto Rico sino a nivel del mercado mundial.

FEDA experimentó con técnicas del cooperativismo productivo radical; algunas las aprendimos de las Cooperativas Mondragón en España. FEDA era muy democrática. Y a ningún trabajador se le permitió ganar más de tres veces el salario del que menos cobraba.

Usamos un porcentaje de las ganancias de los agricultores y los sueldos de los otros trabajadores para crear el Fondo Social. El Fondo fue utilizado por comunidades organizadas para el desarrollo de infraestructura en esas comunidades. No existía para el beneficio de familias individuales. No se hacía caridad ni se daban becas. Con el dinero del Fondo Social se construyó un puente en el barrio Jájome en Cayey, y se compró equipo agrícola para el uso colectivo de los agricultores en San Lorenzo. Nos enfocamos en el desarrollo de infraestructura en comunidades específicas, usando los recursos generados por esas comunidades, para beneficiar a esas mismas comunidades. Hasta recibimos una propuesta para crear un sistema telefónico rural, ya que para aquellos tiempos, no había servicio telefónico en nuestros barrios. Ese hubiera sido un proyecto bien interesante.

Aprendimos a canalizar los recursos de la comunidad según la visión colectiva de las personas que sufrían las inconveniencias cotidianas (como tener que guiar una hora adicional todos los días porque no hay un puente). Vimos que con un poco de apoyo, la gente se inventa soluciones prácticas . . . y muy beneficiosas.

Los agricultores mismos realizaron las investigaciones básicas de los procesos agrícolas e industriales para determinar la mejor manera de sembrar la parcha, el mejor número de plantas por cuerda, qué variedades cosechar y en qué momento, cuál era la mejor maquinaria a usarse, y cómo medir mejor el rendimiento. ¡Y tuvieron mucho éxito!

Implantamos un sistema que permitía que el agricultor comparara sus costos de producción con los de cualquier otro agricultor. Y a pesar de que durante esa etapa el gobierno emitía varios memorandos para informarnos que la parcha no se podía cultivar comercialmente en Puerto Rico, fuimos capaces de aumentar los niveles de producción en un 85%.

Entonces surgió la interrogante mayor: Dado tan enorme aumento en la productividad, *¿quién debería beneficiarse?* ¿El agricultor? ¿Los que hicieron las investigaciones? ¿La planta procesadora? ¿El Fondo Social? ¿Debía dividirse equitativamente entre todas las partes? Ese nivel de discusión fue bien edificante. ¡Extraordinario! Todo, en una comunidad caracterizada por bajos niveles de escolaridad.

Se hizo evidente que un esfuerzo común debía generar ganancias comunes. También aprendimos que pagar incentivos a un agricultor que produce con éxito, con el fin de lograr que produzca aún más, tiene más sentido que pagar incentivos a un agricultor que haya abandonado sus cultivos sólo para mantener su finca en producción.

Esas lecciones figuran entre los productos más valiosos de nuestro proceso, aunque también gastamos una inmensa cantidad de horas discutiendo cómo fijar los precios para las frutas y los salarios para los trabajadores.

El intercambio, el compartir entre las personas involucradas, trajo inmensos beneficios. Agricultores con agricultores; obreros y otros trabajadores con agricultores, todos procedentes de áreas rurales. Fue un gran proceso de apoderamiento para las personas y las comunidades relacionadas con el proyecto.

En Carite, se construirían unas 85 casas de cemento durante el auge de la Federación. Muchas se construyeron con ayuda vecinal, "como en los viejos tiempos". Esa expresión la oí cientos de veces. ¿Por qué en los viejos tiempos y no ahora? En una comunidad lineal como la nuestra, donde la gente vive a ambos lados de la carretera en vez de en agrupaciones más íntimas, ¿qué hizo la Federación para promover la participación?

FEDA fue una experiencia de aprendizaje, motivada por las inquietudes del Monseñor Grobas, el obispo católico de Caguas. Ojalá hubiera vivido más tiempo para habernos podido guiar a través de los conflictos.

M: Para usted, la contribución más valiosa de FEDA fue que nació de los agricultores mismos, de los productores . . .

Gaskins: Estaba basada en la producción. Y en Puerto Rico, producir es un acto revolucionario. También es un acto liberador. Quien no produce, no confronta nuestro sistema económico; lo apoya tal y como está, arraigado en el mantengo.

Recuerde que Oceanspray de los arándanos, Welch's de las uvas y Sunkist de las cítricas nacieron como esfuerzos cooperativos dirigidos a resolver un problema del productor.

M: ¿Considera que Tropical Sources promueve de alguna manera la filosofía de FEDA?

Gaskins: Pues, en un sentido, sí. Por ejemplo, Tropical Sources apoya la organización de los agricultores. A través de reuniones, películas y conferencias con personas del Caribe, Canadá, Estados Unidos y Europa, creamos oportunidades para que sigan aprendiendo y creciendo como agricultores orgánicos. Y nos hemos esforzado para que Tropical Sources sea una compañía genuinamente sustentable, una que pueda producir sus propios recursos para crecer y establecerse en el mercado mundial. Posiblemente sea ésta nuestra mayor contribución al movimiento de agricultura orgánica en Puerto Rico.

FEDA dependió de fondos públicos al principio. Temo que la política federal post-Reagan no permita el desarrollo de otra organización como FEDA. La constante restricción de recursos económicos -a niveles federal e insular- me convence de que debemos confrontar la productividad como el primer paso. Y espero que esta entrevista ayude a que la gente vea el movimiento de la agricultura orgánica como un paso hacia la productividad a largo plazo.

M: ¿Qué pasó finalmente con FEDA?

Gaskins: Quebramos en 1985 después de seis años de existencia.

M: ¿Por qué?

Gaskins: El sistema político y económico en Puerto Rico es hostil hacia las empresas comunitarias. Nuestra dependencia de fondos gubernamentales al principio contribuyó al colapso del proyecto, sin importar lo que logramos crear dentro de esas limitaciones.

También fallamos porque los políticos involucrados querían que falláramos. Políticamente éramos un grupo ecléctico, pero algunas personas fueron denunciadas como "influencias comunistas" y surgieron divisiones internas. Según lo escrito por las unidades de inteligencia policíaca en mi carpeta, ¡había tres informantes de la policía en una junta directiva de dieciocho agricultores y otros trabajadores! No estábamos preparados para eso.

Y fracasamos porque el gobierno de Colombia subsidiaba la exportación de parchas a Puerto Rico. No teníamos suficiente capital para luchar contra eso.

Finalmente, en el momento clave, perdimos el valor. Cuando debimos llevar nuestro producto al mercado, cuando debimos apoyar piquetes educativos dirigidos por agricultores frente a los supermercados que compraban productos extranjeros y rechazaban los nuestros, perdimos nuestro valor político. En lugar de canalizar nuestro coraje y nuestra voluntad para retar el mercado en donde nos crucificaban, lo canalizamos hacia el Departamento de Agricultura y las instituciones que desarrollan las políticas de crédito agrícola. Eso fue un error.

M: La competencia extranjera fue la gota que colmó la copa.

Gaskins: Es que la demanda por la parcha alcanzó proporciones gigantescas, y el mercado puertorriqueño era muy atractivo para ser ignorado por otros países. Enviaron sus productos a base de parcha -todos baratísimos- por millones, y no tuvimos apoyo para proteger los productos nuestros. La competencia fue injusta; no estaba basada en los costos reales ni en la calidad del producto.

El problema radica en que no hay restricciones para el puré de frutas tropicales importado hacia Puerto Rico, a menos que el Congreso de los Estados Unidos las establezca. Han fracasado todos los esfuerzos de Puerto Rico para establecer las mismas restricciones que benefician a Hawaii, basadas en el contenido químico y en las características de los productos. De manera que Puerto Rico siempre se ve forzado a competir con los productos -tanto puros como adulterados- de otros lugares que tienen un exceso de producción. En otras palabras, Puerto Rico suele recibir las sobras baratas de muchos otros países.

M: Irónicamente, Tropical Sources está luchando por cumplir con la gran demanda por frutas tropicales producidas aquí.

Gaskins: En Puerto Rico nos hace falta concientizar al pueblo sobre lo que es la agricultura orgánica, y el papel de los productores, procesadores y vendedores en ese contexto. También nos hace falta un proyecto industrial que provea composta y cuente con una red de distribución camionera. En Puerto Rico, hay muchos desperdicios valiosísimos para la agricultura orgánica, ¡y se dejan perder! Por ejemplo, toneladas de gallinaza. Y con todo y tantas vaquerías, no se recoge ni la bosta de vaca. Hay un sinnúmero de posibilidades para hacer composta. Esperamos poder establecer un proyecto de esa índole.

Mientras tanto, hacen falta cambios en política agrícola, especialmente de la manera en que los incentivos son otorgados a los agricultores. Desde cosas muy simples hasta cosas muy complejas. Esperamos que Tropical Sources sea un agente catalítico dentro del movimiento.

M: Además del proyecto de composta, ¿podría mencionar alguna otra área que les gustaría activar?

Gaskins: Definitivamente hay necesidad de realizar estudios de campo, por medio de los cuales un experto pueda analizar una finca en términos ecológicos. Es decir, que estudie las relaciones entre los insectos beneficiosos, los destructivos y los neutrales, la población de aves, la calidad del suelo. Que analice también los tejidos foliares y las muestras de terreno para identificar deficiencias. Se trata de hacer un censo rápido de los recursos existentes en una finca. También de buscar problemas en potencia para poderlos evitar.

Los estudios de campo son un vehículo para enseñarle a los agricultores qué deben estar observando, y qué acciones a tomar son apropiadas. Los que hacen los estudios de campo ayudan al agricultor a crear planes detallados para el sano desarrollo de su finca. Es decir, no promueven el monocultivo. Le recomiendan que deje sin cortar algunos árboles en el lugar donde piensa sembrar. Porque si en medio del campo hay un pequeño árbol que le sirve de albergue a un pájaro, diariamente ese pájaro comerá seis veces su propio peso en insectos, controlando sus poblaciones naturalmente. Los estudios de campo ofrecen una visión ecológica integrada.

Los que mejores realizan ese trabajo no son especialistas. Son personas de conocimientos amplios. Algunos son agricultores experimentados que han desarrollado las destrezas necesarias; otros son agrónomos. En los Estados Unidos estos servicios se ofrecen rutinariamente. En Puerto Rico, se podrían ofrecer a través del Servicio de Extensión Agrícola. Un proyecto de estudios de campo realmente valdría la pena, y -en conjunto con el proyecto de composta industrial que mencioné- merece ser fomentado.

M: Es decir, que si queremos que la agricultura orgánica se haga realidad a gran escala, el Departamento de Agricultura tendrá que cambiar sus prioridades . . .

Gaskins: Para serle sincero, en mi opinión, el Departamento de Agricultura tendrá muy poco que ver con el desarrollo de la agricultura orgánica a gran escala. Porque la visión del gobierno respecto a la agricultura no está dirigida a suplir alimentos para Puerto Rico. El gobierno no parece estar interesado en cambiar el patrón colonial de importar entre 67 y 72 por ciento de todo lo que consumimos.

El Departamento de Agricultura está lejos de cumplir con las necesidades de Puerto Rico. No funciona a tono con nuestra realidad. Aún para *La Semana de la Tierra*, la celebración anual de la agricultura en Puerto Rico, meten un tractor en el afiche. ¡Es absurdo! ¿Cuántas fincas en el interior de Puerto Rico utilizan tractores? Esa imagen gráfica es un rechazo simbólico de nuestra realidad agrícola, de nuestra geografía, nuestro estilo de vida y de nuestra visión del mundo.

Para mí, el Departamento de Agricultura debe facilitar mercados y no subsidiar renglones de producción que sólo favorecen a unos dueños de finca o a ciertos agricultores.

Debe dirigirse hacia el desarrollo de huertos caseros, y no limitarse a servir a los ganaderos. Apoyar a los galleros y una variedad de actividades agrícolas que realmente existen en toda la isla, no aquellas impulsadas por una visión extranjera.

M: Bueno, pero la industria ganadera definitivamente existe en Puerto Rico. Creo que los productos lácteos representan nuestro primer producto agrícola.

Gaskins: ¡Sí, porque el gobierno da un subsidio de unos $300 al año por cada vaca! Pero nadie da subsidios para una cabra o un cerdo. Por eso, hoy día nadie mantiene manadas de cabras como se hacía en los años cuarenta y cincuenta. Y como nadie ofrece subsidios por criar lechones, los importamos, grandes y pequeños.

Aquí los sistemas implantados para criar animales "a la Pollos Picú" son tan artificiales como las fábricas de Fomento. Se importa toda la maquinaria, toda la infraestructura para criar las gallinas. Se establece la planta en Coamo, se importan los huevos fértiles y todo el alimento. Las facilidades de Coamo se utilizan para empollar, alimentar y matar los pollos. Después los venden aquí. Pero así como mucha de nuestra base industrial, no es genuinamente nuestro. No está basado en tecnologías apropiadas y sustentables para Puerto Rico. No va creando enlaces entre diferentes sectores de la población. Los desperdicios no se integran al ciclo de producción. Ni siquiera los alimentos que les dan a las gallinas son producidos aquí. La tecnología es tan inapropiada como el producto. Cualquier estudio demostraría que el consumo calórico es mucho mayor que el producto calórico. Eso, sencillamente no es beneficioso para Puerto Rico.

M: Es doloroso pensar que nuestro alimento, lo más vital para nuestra supervivencia, está tan separado de nuestra base económica. Que no hayamos encontrado formas de convertir la producción de alimentos en algo verdaderamente provechoso.

Gaskins: Irónicamente, Puerto Rico ha sido un centro de creatividad muy dinámico en cuanto al desarrollo de productos agrícolas y técnicas de procesamiento. Pero parece que los extranjeros se benefician más de esa creatividad que los puertorriqueños. De algún modo, aquí los proyectos fracasan, y entonces la gente de otros países se aprovechan de las variedades, los procesos y de las marcas desarrollados aquí.

Mira lo que pasó con la variedad de batatas puertorriqueña que actualmente se cultiva en Carolina del Norte; o con la marca Tomates Jayuya que ahora viene de la República Dominicana; con las variedades de caña de azúcar puertorriqueñas que ahora se cultivan con tanto éxito en Venezuela; con las variedades de papaya puertorriqueñas que exporta Hawaii, y con otra multitud de proyectos agroindustriales que Puerto Rico ha brindado al mundo sin que los agricultores de este país se hayan beneficiado o hayan sido reconocidos.

M: Hablando con optimismo, ¿qué posibilidades ve para los próximos veinte años? ¿Cuáles son los pasos a seguir para que la agricultura orgánica sea viable en Puerto Rico?

Gaskins: Creo que el movimiento ambiental tendrá que crecer para que el movimiento agrícola se fortalezca y tenga más influencia política. Es decir, necesitamos conformar un frente unido; una agrupación de personas que compartan intereses y tengan voz durante la época de elecciones y durante todo el año.

A otro nivel, diría que actualmente hay varios mercados, pero no los habrá para los pequeños agricultores a menos que existan agentes como nosotros u otras compañías que se comprometan a trabajar con una amplia gama de productores pequeños. ¡No es fácil! Es mucho más llevadero comprar los productos de una sóla finca que comprar de cien fincas. Es más factible recibir fruta de un sólo camión que de cuarenta camiones. Siempre será más fácil certificar diez fincas que certificar 250. Ahora mismo trabajamos con muchas fincas pequeñas y con solares pequeños dentro de esas fincas. Y las fincas están dispersas.

M: Un agricultor que tenga una cuerda o dos de café, guineos, jengibre y chinas, ¿podría convertirse en suplidor para Tropical Sources?

Gaskins: En estos momentos, la logística de transportación y distribución dificulta ese tipo de arreglo. Para nosotros poder comprarle el producto a un agricultor con tan poco terreno, él -o ella- tendría que estar unido a un grupo de otros agricultores locales.

M: Es decir, ¿el primer paso para una persona que quisiera comenzar a producir orgánicamente sería asociarse con otros agricultores de su barrio . . .?

Gaskins: El primer paso debe ser el de reflexionar sobre por qué quiere producir orgánicamente y a qué nivel.

Durante los años sesenta y setenta, muchos de nosotros pasamos por la aventura de la agricultura de subsistencia, la de simplemente suplir lo que uno requiere para sobrevivir. Y tiene sus ventajas; ¡uno come muy bien! Pero su propósito social es negligente. Porque puede haber mil grupos de "jipis" disfrutando de las ventajas de la vida campestre sin impactar la sociedad en lo más mínimo.

En cambio, quien pone el terreno a producir -a cualquier escala- asume un papel social, un papel económico. Y el esfuerzo debe tener sentido social y económico.

Tropical Sources es una alternativa de mercadeo que ayuda a que esa producción tenga sentido. Pero no es lo único. Si yo tuviera una cuerda de terreno, probablemente sembraría habichuelas blancas y papaya para el mercado local. O cultivaría berro. Hay varias actividades agrícolas que son altamente productivas y sustentables a cambio de un poco de esfuerzo.

M: Estoy pensando que hasta los que vivimos en ciudades podemos apoyar activamente un movimiento para producir alimentos de primera calidad libres de venenos. Lo más importante es que todos los que estén interesados por la salud humana y del ambiente participen en el proceso. Porque de otra manera, da la impresión de que sólo unos pocos "activistas" están interesados en proteger nuestros recursos naturales. Y no es así. De hecho, estoy convencida de que la calidad de nuestra relación con el medio ambiente determina en gran parte nuestro estado de salud, tanto física como mental. Y eso nos afecta a todos.

Gaskins: Creo que nos toca a todos mirar la sociedad en la que vivimos en este momento críticamente, y también a nosotros mismos.

Si la manera en que me gano la vida no ayuda a crear un Puerto Rico mejor, debo admitirlo. Entonces, quizás mi forma de vivir y de convivir sea mi contribución principal. ¿Qué elementos del estilo de vida de mi familia y de mi comunidad son más constructivos, y cuáles son destructivos en términos del establecimiento de un verdadero bienestar para Puerto Rico? ¿Qué contribuciones puedo hacer para impactar los valores sociales?

A nivel familiar y a nivel comunitario, todos podemos tomar la decisión de dedicar el diez porciento de nuestro tiempo a realizar actividades sencillas que contribuyan al bienestar de la comunidad. Uno podría ofrecer tutorías en una escuela local y así contrarrestar los efectos de un sistema educativo que -en nuestra comunidad, por ejemplo- tira a la calle el 85% de los estudiantes varones antes de que finalicen el noveno grado. (¡Sólo un 50% de los que cursan el primer grado se gradúan de la escuela superior!) O podría uno involucrarse en actividades de baile y música que transmitan algunos de los aspectos más positivos de la cultura afrocaribeña.

En cuanto a la agricultura, uno puede aportar a una producción que nace de las necesidades de la comunidad. ¡Ya existen buenos ejemplos! Fenómenos como el ingenio azucarero Lafayette en Arroyo, que fue nuestro primer y único ingenio azucarero cooperativo. O la industria de crianza de gallinas emprendida por la Iglesia Menonita en Aibonito (que eventualmente dio paso a la industria de Pollos To'Rico), cuando aún era un concepto menonita y tenía lazos con la economía local. También los intentos por desarrollar una agricultura diversificada en Vieques. Creo que éstos figuran entre los mejores momentos en la historia de Puerto Rico.

Las necesidades de una comunidad pueden impulsar muchos proyectos beneficiosos dirigidos hacia la sustentabilidad. Piense en el desarrollo del Hospital de Castañer, del Hospital Ryder en Humacao, y del Hospital Menonita en Aibonito. Y siempre podemos señalar esfuerzos como Metalarte que -a pesar de sus defectos como modelo comunitario para el desarrollo económico- es una exitosa fábrica de muebles con base comunitaria. El proyecto fue iniciado por los padres Trinitarios luego de que fueran expulsados de su parroquia. Obviamente, cada grupo tiene que analizar qué puede hacer.

En términos de la contribución de Tropical Sources, la finca modelo que mencioné debe incluir un lugar donde la gente pueda reflexionar sobre cómo activar sus valores: a través de un trabajo que tenga sentido, a través de la producción agrícola, a través de cambios personales que fortalezcan su relación con el medio ambiente o con su comunidad, por ejemplo.

¡Pero necesitamos muchos lugares como ése!

Creo que debemos dedicar una gran parte del diez porciento de nuestro tiempo a hacer contacto con personas que compartan nuestros valores y visiones. Porque los esfuerzos individuales, aún los más nobles, sólo adquieren fuerza cuando se asocian con esfuerzos colectivos.

Nuestros esfuerzos colectivos nos ayudarán a ver las conecciones entre la agricultura orgánica, por ejemplo, y el uso responsable de nuestros recursos naturales. La relación que lleva la salud y el bienestar de nuestras familias con políticas de energía sostenibles, con programas económicos que tengan sentido para los sectores más amplios de nuestra sociedad, con el futuro de nuestros niños y -mirando un poco más allá- con el futuro de los hijos de nuestros hijos.

Epílogo

A través de este volúmen, el lector ha conocido formas naturales y autóctonas de curarnos, de cultivar la tierra, de alimentarnos, de vivir y de crecer como pueblo. Los ofrecimientos hechos por los protagonistas del mismo surgen de su relación directa y auténtica con Puerto Rico, el archipiélago y el pueblo.

Las ideas, consejos y vivencias de las personas entrevistadas representan valiosas ofrendas de este país al mundo. Primero, a través de la agricultura y prácticas curativas, nos indican diversas formas de conservar la biodiversidad que sostiene la vida del planeta. Al exponer tradiciones genuinamente puertorriqueñas, también celebran la diversidad cultural. Esta representa una luz para un mundo amenazado por la uniformidad social, biológica y tecnológica.

Aunque a veces se confunde con el progreso, esta uniformidad concentraría las riquezas del mundo en manos de pocas -y cada vez menos- personas. Cuando nos valẽmos de conocimientos centenarios basados en nuestra relación con la naturaleza, las verdaderas riquezas se quedan en nuestras manos.

Hace unos quince años leí sobre un experimento que nos ilustra sobre la importancia sicológica y espiritual de las tradiciones curativas y agrícolas exploradas en estas páginas. Un equipo de investigadores utilizó la hipnosis para sugestionar a un grupo de personas con la premisa: *el futuro no tiene importancia.* Durante el transcurso de esta fase del experimento los miembros del grupo entraron en un estado de alegría casi eufórico. Cada persona se liberó de las preocupaciones sobre el futuro que por tanto tiempo habían interferido con su felicidad.

Al tiempo, este mismo grupo regresó al laboratorio. Entonces se les sugestionó diciéndoles: *el pasado no tiene importancia*. La reacción fue inesperada. Los participantes cayeron en un profundo estado de depresión. Algunos ni siquiera respondieron a sus nombres; se quedaron atónitos y no pudieron salir del salón. Por el bienestar de los sujetos, el experimento no se llevó a cabo por el tiempo designado. Negarles la importancia de su pasado habría sido penoso y cruel.

¿Y qué de nosotros? Nuestros antepasados pasaban casi todo el tiempo en contacto con la naturaleza. Su relación con el mundo natural se reflejaba en sus conocimientos prácticos, en su forma de alimentarse y sus métodos curativos, en sus refranes y reflexiones filosóficas, en sus creaciones artesanales y artísticas. Como seres humanos y como parte de la naturaleza, ¿cuáles serían los efectos sicológicos, culturales, físicos y espirituales de desvincularnos de los conocimientos de nuestros antepasados? ¿Cómo viviríamos divorciados de las tradiciones que nos muestran tantas formas de relacionarnos con la naturaleza y de beneficiarnos del contacto con el mundo natural? ¿Tendrán que ver algunas nuevas dolencias (espirituales, emocionales, físicas y sociales) con el hecho de que ya nos hemos separado demasiado de nuestro pasado . . . y de la tierra que nos da vida?

En marzo del 1994 tuve el honor de participar como etnobotánica en una reunión de TRAMIL. Con su sede en la República Dominicana, este proyecto de investigación se dedica a analizar las prácticas botánicas de las naciones del Caribe con el fin de que los pueblos tengan la alternativa de hacerse cargo, tanto como sea posible, de sus problemas de salud. Trabajando estrechamente con científicos sociales y fitcquímicos de países de habla inglesa, hispana y francesa, TRAMIL divulga los usos populares de las plantas mientras presenta análisis químicos de cada planta. El libro de TRAMIL, *Hacia una farmacopea caribeña,* impresiona no sólo porque valida tantas prácticas populares, sino también porque al elucidar los compuestos químicos presentes en las plantas, da a respetar el conocimiento y sabiduría de nuestros antepasados.

Estos reconocían que las plantas no son juguetes sino seres vivos complejos. Sabían que muchas contienen compuestos capaces de matarnos, y que ¡hay que saberlas utilizar! La división de las plantas en las categorías de "frescas" y "calientes", más las numerosas formas de preparar las mismas según sus cualidades nos demuestran que nuestros antepasados sí comprendían el valor -y los peligros en potencia- al usar las plantas. Hoy día, la ciencia comienza a alcanzar a nuestros abuelos, confirmando los conocimientos empíricos del pueblo.

Dentro del folklor nuestro, por ejemplo, "la menta es para la mente". Ahora la comunidad científica ha comprobado que el aceite esencial de la menta *(Mentha spp.)* es efectivo para los dolores de cabeza y a la vez estimula la memoria y otros procesos mentales.[1] Otro estudio reciente muestra que el aceite esencial de la alhucema *(Lavandula officinalis)* es efectivo para sanar y reconfortar el área del perineo en la etapa postparto.[2] Típicamente las flores de esta planta se preparaban en marimbos con el fin de fortalecer a la mujer puertorriqueña después del parto.

También, durante numerosos experimentos clínicos, se ha probado que el jengibre alivia el dolor y la hinchazón asociados con la artritis.[3] Esto también lo ha sabido el pueblo puertorriqueño

---

[1] ***The American Herb Association Newsletter****, primavera 1995; p.17.*

[2] ***Journal of Advanced Nursing:*** *19 (1) pp. 89-96. "The role of lavender oil in relieving perineal discomfort" por A. Dale y S. Cornell, 1994*

[3] ***Medical Hypotheses:*** *39 (4) pp. 432-8. "Ginger in rheumatism and musculoskeletal disorders" por K.C. Srivastava y T. Mustafa, 1992.*

durante siglos. Nuestra jíbara sacaba el jengibre del cafetal y lo preparaba en alcoholado o le extraía el zumo para usarlo en sobos, aliviando así los achaques de artritis de sus familiares.

Se podría escribir un libro entero citando tales ejemplos. Miles de estudios corroboran los conocimientos empíricos de nuestros antepasados.

Los estudios son importantes, y es interesante leer sobre sus resultados. Pero a finales del siglo XX, es mucho más importante rescatar los conocimientos de nuestros abuelos. Todos podemos participar en este proceso. Los resultados de nuestros estudios etnobotánicos nos beneficiarán directamente a los puertorriqueños y -a la larga- a todos los pueblos del mundo.

Aunque muchos se han cegado a reconocer su valor, la tradición de medicina casera puertorriqueña tiene muchos rasgos propios de un sistema ideal de curación: Está al alcance de personas de todas las clases socioeconómicas; fortalece los lazos entre generaciones; utiliza plantas y otros materiales comunes; conserva la biodiversidad; provee a los usuarios de una educación ambiental y cultural; también trata a la persona -y a su comunidad- a niveles físico, emocional y espiritual. Este sistema bien les podría servir como complemento y modelo a sistemas más modernos que (en su afán por quitarle los síntomas del mal al paciente) se han alejado de la esencia humana -y divina- de la curación.

De la misma forma, las tradiciones agrícolas de Puerto Rico, complementadas por una biotecnología dirigida hacia la salud de nuestros ecosistemas, nos enseñan a crear un verdadero bienestar para nuestros hijos y nietos. Lograremos este bienestar trabajando estrechamente con la naturaleza, madre y maestra nuestra, imposible de engañar.

En el 1940, las plagas eran responsables por la pérdida de un 35% a un 40% de la producción agrícola a nivel mundial. Durante los últimos 26 años, el uso de plaguicidas ha aumentado un 3,300%. No obstante, en el 1996, las plagas causan pérdidas de un 37% en la agricultura. Las personas y agencias de visión a largo plazo llevan años avisándonos: "La lucha contra las plagas ya no puede basarse en la aplicación de plaguicidas a gran escala . . . sobre todo porque el exceso de plaguicidas fomenta la resistencia (el número de insectos y ácaros resistentes a estos productos se ha duplicado en doce años), destruye los enemigos naturales de las plagas, convierte en plagas a especies anteriormente inofensivas, perjudica a otras especies no perseguidas y contamina los cultivos alimentarios y los forrajes".[4]

The New York Times (enero 1994) nos divulga que la tasa de crecimiento de muchas clases de cáncer, incluyendo la leucemia, los linfomas y cánceres del cerebro, la próstata y el estómago, es muy alta entre agricultores que usan agroquímicos con regularidad. Además, nos informa que en Estados Unidos, el uso de tales químicos representa un gasto anual de $8,000,000,000, que se utilizan para costear la salud pública y contrarrestar los efectos de la contaminación de los acuíferos, y de la destrucción de especies deseables, incluyendo peces, aves y animales domésticos.

Específicamente, el uso de insecticidas está relacionado positivamente con cánceres respiratorios y enfermedades cardíacas. El uso excesivo de yerbicidas está relacionado con muertes causadas por cánceres genitales, linfáticos y digestivos.[5]

Si amamos a nuestros niños, urge que actuemos frente a la evidencia de que se están envenenando al consumir las frutas y hortalizas que -irónicamente- más les deben convenir. Los límites sugeridos para el uso de los químicos agrícolas se establecen según

---

[4] *Tomado de un estudio titulado* ***Estrategia mundial para la conservación*** *elaborado en cooperación con el Programa de las Naciones Unidas para el Medio Ambiente (PNUMA), el Fondo Mundial para la Vida Silvestre (WWF) y la Organización de las Naciones Unidas para la Educación, la Ciencia y la Cultura (UNESCO) en el 1994.*

[5] ***Chemical Deception*** *por Marc Lappé, Sierra Club Books, 1991; p.40.*

los patrones de consumo del adulto. Los niños consumen relativamente más alimento que los adultos; además sus cuerpos en desarrollo están mucho más sensibles a las sustancias tóxicas. La Academia Nacional de Ciencias de los Estados Unidos nos señala que: "Los niños expuestos a plaguicidas a través de las frutas, los vegetales y la carne que consumen corren un riesgo mayor de contraer cáncer, tener problemas de desarrollo neural y padecer de problemas inmunológicos".[6]

Según el Concilio para la Defensa de los Recursos Naturales de los Estados Unidos, las posibilidades de que un niño contraiga cáncer, o que desarrolle daños renales o del sistema inmunológico están unas 460 veces por encima de lo aceptable por leyes federales debido a los residuos de plaguicidas que ingieren en las frutas y hortalizas.

Hasta los abonos químicos están implicados en las enfermedades infantiles. Los iones de nitrato, residuos de los abonos químicos, son móviles. No se adhieren a las partículas de tierra. Migran a través de las distintas capas del terreno hasta llegar al acuífero. Estos pueden causar severos daños ecológicos y -al ser ingeridos- enfermedades caracterizadas por una falta de oxigenación de la sangre en los niños y personas mayores de baja resistencia.[7]

Nos advierte Sharon Hornick, investigadora especializada en el estudio de los suelos con el Departamento de Agricultura de los Estados Unidos: "El uso excesivo de abonos químicos aminora la resistencia de las plantas a plagas y enfermedades. A la vez, reduce el tiempo (en potencia) de almacenamiento de las cosechas. También disminuye el sabor de las hortalizas y frutas y hasta el valor de las proteínas . . . ." La misma investigadora nos informa que el

---

[6] ***Nutrition Action Healthletter***, *septiembre 1993.*

[7] ***Out of the Earth: Civilization and the Life of the Soil*** *por Daniel Hillel, University of California Press, 1991.*

uso de abonos químicos aumenta el volumen de nitratos tóxicos en nuestros alimentos. Durante experimentos controlados, se ha descubierto que -en grandes concentraciones- el nitrógeno proveniente de abonos químicos reduce el nivel de vitamina C presente en ciertas hortalizas en un 50%.[8]

Existen alternativas, tanto antiguas como nuevas. Las tradiciones se practican; los experimentos se realizan a través del globo terráqueo.

En Cuba, por ejemplo, desde el colapso de la Unión Soviética, las importaciones de alimentos y químicos agrícolas se han reducido hasta en un 80%. Esta nación ha respondido a tal escasez con la implantación de diversas prácticas de agricultura sustentable y orgánica. Por ejemplo, se usan nuevos y tradicionales "plaguicidas" naturales que van desde los hongos hasta las hormigas. Se practica la rotación e intercalación de cultivos para controlar poblaciones de insectos y malezas. Se utilizan microorganismos y plantas leguminosas para abonar y aumentar la accesibilidad de minerales en el suelo. Se produce un fértil mantillo de composta a través de la vermicultura (el cultivo de lombrices de tierra). Se reciclan los estiércoles, el bagazo de caña y los desperdicios de alimentos. Y un sistema de incentivos promueve la integración de todos los sectores de la sociedad en la producción agrícola.

En Estados Unidos, las comunidades de los Amish han producido una diversidad de hortalizas, granos, especias y plantas medicinales durante dos siglos, sin agotar el suelo. Producen con menos intensidad que en las fincas que dependen de grandes insumos químicos; pero las ganancias de los Amish son mayores porque no gastan dinero en tales productos ni en la costosa infraestructura tecnológica que éstos requieren.

---

[8] ***Seeds of Change,*** *PO Box 15700, Santa Fe, New Mexico 887506-5700.*

En la China, los campesinos han sabido cultivar los mismos predios de tierra durante miles de años con altos rendimientos, y siempre manteniendo la fertilidad del terreno.

Investigadores científicos de muchos países se encuentran experimentando con la composta como reemplazo para los fungicidas y plaguicidas comerciales. Funciona impartiendo resistencia y vigor a las plantas y apoyando un desarrollo radical superior. Se ha probado que las plantas cultivadas con la composta contraen menos enfermedades, menos infestaciones de insectos y nemátodos, y un período de cosecha más largo.

Otros experimentos nos enseñan el valor de la quitina. Esta sustancia derivada del esqueleto de los crustáceos interfiere con el crecimiento de los hongos en la agricultura mientras ayuda a que las plantas los resistan mejor.

Productos extraídos del árbol de nim *(Azadirachta indica)* se han utilizado por miles de años a través de Asia por sus propiedades insecticidas y bactericidas. En la República Dominicana, varias comunidades integran plantaciones de nim para protección vegetal en los cultivos de hortalizas. A la vez, este árbol sirve para reverdecer zonas urbanas y rurales.[9]

De la misma forma, el mamey de Puerto Rico *(Mammea americana)* contiene varios compuestos que repelen y -en algunos casos- matan insectos. Valdría la pena experimentar con él, pues según nuestros abuelos: "Todas las partes de la planta ahuyentan los insectos". Otras plantas con gran potencial como repelente de plagas son el tabaco, el poleo, el anamú, el árbol de tabonuco, el ajo, el clavel de muerto y también varias plantas que, por su fragancia y sabor, figuran primordialmente en nuestras cocinas como especias y condimentos.

---

[9] *En Puerto Rico, varios productos a base de nim están disponibles a través de Agroservicios, Apartado postal 393, San Juan, Puerto Rico Tel: 756-8181.*

Hay diversas formas de acercarnos a una tecnología agrícola benigna. Ha llegado la hora de apoyar -y exigir- tal tecnología como parte de un conjunto de cambios que visualicemos para el presente y futuro nuestros.

En un tiempo, los seres humanos de origen indígena y africano se comerciaban como esclavos. Al llegar a la madurez necesaria para reconocer la dignidad de toda la vida humana, abolimos la esclavitud. Será parte del mismo proceso reconocer y respetar el valor intrínseco de la naturaleza, fuente y sustento de toda vida. Entonces seremos dignos de recibir sus bendiciones.

enero de 1996

Recetario

Sembrando y Sanando

Introducción

Cómo preparar los remedios caseros

Colaboradores

Sembrando: Consejos para la agricultura

Sanando: Remedios caseros

La primera parte del siguiente recetario se ofrece en el libro titulado *¡Hasta los baños te curan: remedios caseros y mucho más de Puerto Rico*, publicado por Editorial Cultural. El contenido de ambos trabajos representa sólo una mínima parte del conocimiento tradicional del pueblo puertorriqueño. Sin embargo, mucho de este conocimiento ha sido desvalorizado, despreciado; por ende ha permanecido oculto o ha sido olvidado. A finales del siglo XX, el futuro de las tradiciones médicas y agrícolas de Puerto Rico está en nuestras manos.

Nuestra forma de relacionarnos con la tierra y sus plantas siempre representará el corazón de la cultura popular. Si valoramos la cultura puertorriqueña, es esencial rescatar los datos y la sabiduría tradicionales de los que nacieron a principios de siglo. Cada día que pasa sin que lo hagamos, otra abuela, otro abuelo parte de esta vida. Con su partida perdemos memorias, observaciones, visiones y datos médicos, agrícolas, históricos y ecológicos que nos identifican y nos engrandecen como pueblo. El proceso de rescate no es difícil; las oportunidades abundan a través del compartir humano. Durante reuniones familiares o vecinales, en las iglesias, en los centros comunitarios, en los hogares y albergues de ancianos. Como parte del proceso, aprenderemos a reconocer -y a proteger- las plantas silvestres que nos rodean, pues si ellas desaparecen, muchas de nuestras tradiciones compartirán su triste destino.

Espero que las siguientes recetas sean útiles para el lector y que le inspiren a integrarse al movimiento para revivir las tradiciones médicas y agrícolas de Puerto Rico. Le prometo que en el proceso de contribuir a mejorar su salud y la de sus familiares y amistades, enriquecerá su vida profundamente a través de una nueva comunión con la naturaleza que le rodea.

¿Guarapo, jarabe o tisana?

Cómo preparar guarapos, infusiones, cataplasmas,tisanas, baños y más

Aunque existen variaciones, presento aquí las definiciones más comunes para los preparativos medicinales utilizados durante generaciones en Puerto Rico. Así pretendo facilitar el uso de las recetas a la vez que evito fraseología repetitiva.

Antes de comenzar, recuerde: ***Cada uno de nosotros es único.*** *También nuestras condiciones físicas, por lo que ningún remedio descrito aquí servirá para todos. Por eso, cada remedio debe probarse con sabiduría intuitiva, tomando en cuenta la causa del problema, las cualidades del remedio y las necesidades de la persona enferma. Al emplear remedios caseros, siempre busque la orientación de una persona experimentada en la curación con plantas y otras sustancias naturales.*

baño, sangría

La mayoría de los baños (de asiento, de chorro o de vapor) se prepara como si éstos fueran guarapos enormes. Añada plantas frescas a una caldera u olla grande de agua hirviendo. Deje que hierva de quince a treinta minutos. Después de que se haya enfriado un poco, se administra el baño tibio. En algunas áreas costeras caracterizadas por un sol candente, las plantas no se hierven sino que se echan en una caldera grande llena de agua, por la mañana. Durante el día el calor del sol hace una infusión lista para usarse por la tarde.

La sangría es un baño de los pies, utilizado mayormente para estimular la circulación sanguínea.

guarapo, té hervido, tesito, cocimiento, decocción (funciona mejor para hojas duras, o no aromáticas, tallos, corteza y raíces)

El guarapo tradicional de Puerto Rico es una decocción hecha más o menos de este modo: A tres o cuatro tazas de agua hirviendo, añada un puñado de plantas frescas y bien lavadas (o un tercio de puñado de plantas secas*). Después baje la llama, cubra y deje hervir 15 mintuos o hasta que el agua tome el color de la planta.

De acuerdo con muchos de los entrevistados, los guarapos deben tomarse tibios por la noche. Durante el día se pueden tomar fríos. A menudo se recomienda prepararlos con miel de abeja o con la miel brava de la caña, también conocida como melao o melaza.

infusión (guarapo o té -sin hervir- a menudo de flores u hojas aromáticas)

Eche tres o cuatro tazas de agua hirviendo sobre un puñado de flores frescas o de hojas aromáticas y tape durante un mínimo de veinte minutos o hasta por ocho horas.

tisana, agua común

Las tisanas se preparan con agua fresca. La planta se deja en agua toda la noche o un día antes de tomar el preparativo colado. Algunos ejemplos son las tisanas de tuna para remediar el estreñimiento, de paletaria para estimular el flujo de orín, de jagua para controlar la presión alta y de berenjena para bajar el colesterol.

menorativa (un té o guarapo casi siempre hervido, hecho con tres o hasta más de una docena de ingredientes).

** El agua comprende la mayor parte del peso de la planta fresca. Por eso, la planta seca tiene una concentración más alta del contenido medicinal. Sin embargo, siempre es mejor usar las plantas frescas por su energía vital, y porque a través del tiempo los compuestos químicos pierden su potencia.*

cataplasma, plasma, paño

Un mazo hecho de plantas u otras sustancias que se coloca sobre la parte afectada del cuerpo. Los "paños" (¿Recuerda los famosos paños de malva?) son literalmente paños de tela mojados en una decocción de plantas.

Las cataplasmas se usan principalmente para aliviar el dolor, bajar la hinchazón, aumentar la circulación sanguínea del área, o sacar impurezas y material extraño.

jarabe, palito

Los jarabes se preparan a base de un guarapo o de una planta pura (como la sábila) cargada con miel de abeja, especias y -a menudo- ron u otra bebida alcohólica a manera de preservativo.

alcoholado

Un analgésico refrescante preparado remojando plantas en alcohol diluido, conocido por su efectividad al ser usado para dar masajes. Los alcoholados comerciales se mejoran agregándoles ciertas yerbas escogidas con propósitos específicos. Mi tía Librada prefería la ruda para aliviar sus dolores. Doña Mariana Cruz Vázquez, después de ofrecer un sobo de "ventosas", utiliza un alcoholado hecho con la cáscara interna de la yuca, jengibre, alcanfor, fideillo, nuez moscada y hojas frescas de malagueta.

enema

Para provocar la evacuación, "sacar el calor del cuerpo" o introducir medicinas desagradables al cuerpo.

infusión en aceite

Se llena un frasco de la planta fresca picada, y se cubre hasta el tope de aceite vegetal. Se tapa bien el frasco y se deja durante seis semanas sin cocinar, o simplemente se cocina durante cuatro horas en un horno tibio (a 160 F). Se cuela a través de un paño.

pomada, ungüento

La pomada o ungüento se prepara como si fuera una infusión en aceite. Después, para espesar el aceite, échelo en una cacerola y caliéntelo sobre una candela bajita. Una vez caliente, agregue una taza de cera de abeja (sin compactar) por cada taza y media del aceite colado caliente. Cuando la cera se haya derretido, deje enfriar la mezcla en un molde llano.

tintura en vinagre o en alcohol

Se llena un frasco de la planta fresca, y se cubre hasta el tope de vinagre o cognac (brandy), ron u otro licor. Se tapa bien el frasco y se deja durante seis semanas. Se cuela y se sirve por gotas. Conservada en una botellita con cuentagotas, es bien conveniente para los que trabajan fuera del hogar. *Ojo:* Esta preparación es muy concentrada. Una dosis generalmente consiste de 10 a 40 gotas cada dos, tres o cuatro horas.

Colaboradores

La lista que sigue comprende los nombres de las personas que me facilitaron las recetas. Las iniciales que aparecen en letras mayúsculas al principio de cada receta o grupo de recetas corresponden con las de esta lista. Mis sugerencias aparecen precedidas por la letra **M**.

AV = Abelarda Valle viuda de Pérez, Isabela
BS = Bernardino "Tuto" Sierra Rosario, Cidra
CR = Nicolás "Colacho" Ramírez, Lajas
DV = Delia Pérez Otero, Cidra
EI = Elsie Irizarry Malavé, Añasco
EO = Ercilia Otero Rivera, Comerío
FP = Fausto Pérez Quiñones, Loíza
GR = Guillermo Rodríguez Pérez, Ciales
HM = Higinio Morales Cruz, Orocovis
JA = José Antonio Serrano, Orocovis
JG = Juanita García Torres, Cidra
JM = Juana María Matos Maldonado, Cidra
JR = Juan Ramón Cruz Martínez, Lajas
LI = Lisandra Vega Sánchez, Aguada
LV = Lydia Villafañe Otero, Comerío
MC = Mariana Cruz Vázquez, Cidra
MG = Juan Ramón "Macho" Guzmán Ruiz, Mayagüez
MV = María Victoria Rivera de Gutiérrez, Loíza
PD = Pablo Díaz Cuadrado, Orocovis
PS = Pedro "Pellín" Santiago Suárez, Lajas
RL = Ramón Laboy Irizarry, Maricao
RM = Reynaldo Montañez Muñoz, Maricao
SM = María Socorro Morales Cruz, Orocovis
SP = Samuel Pérez, Lajas
TR = Tato Rodríguez Núñez, Ciales
TRAMIL = Estudio TRAMIL (investigación científica basada en los usos populares de plantas medicinales a través del Caribe). La información proferida aquí surge de entrevistas con cien personas en los pueblos de Aguada, Añasco, Cabo Rojo, Guánica, Hormigueros, Lajas, Las Marías, Maricao, Mayagüez, Rincón, Salinas y Yauco, Puerto Rico.
ZC = Zoraida Crespo Feliciano, Mayagüez

Recetario

Sembrando

Abono

RL: El estiércol de todos los animales de la finca se debe mezclar con la tierra, con las hojas y la paja que haya. Después de curado, eso es el mejor abono.

FP: Para abonar la tierrra, voy talando y después de cortados el pasto y todas las malezas, los llevo a secar bajo el sol. También echo las pencas del coco y otras cosas picaditas. Cuando todo está seco, lo voy mojando hasta que se deshace. Se vuelve como si fuera fango, casi. Eso es el abono mío. Antes de sembrar lo riego por toda la finca. Es lo único que le echo a mis cultivos y todo me sale.

GR: Tres semanas antes de trasplantar las matitas de repollo, mi tío hacía unos hoyos bien grandes, los llenaba de estiércol de caballo y los tapaba con tierra. A las tres semanas trasplantaba las matas del repollo allí. Cuando medían unas 3 ó 4 pulgadas, regaba orín de la casa o de los animales sobre esas matas, y ha llegado a cosechar repollos grandes. ¡Uno ha pesado 45 libras, y era tan duro como la madera! Mi tío tenía fama de cultivar los repollos más sabrosos de todo Puerto Rico.

TR: Las cáscaras del café pilado hacen un abono tremendo. O se pueden mezclar en una composta. Contienen mucho nitrógeno.

PD: Una buena composta es abono y tierra a la vez. Es excelente para semilleros y para hacer mezclas de tierra. Siempre mejora la calidad de la tierra. O se puede echar directamente a la planta como si fuera abono, porque contiene todos los compuestos que necesita la planta: nitrógeno, potasio, calcio, magnesio, manganeso, fósforo, boro y muchos más. La puedes ir componiendo poco a poco. En la capa de abajo debe haber palos cruzados y no una plancha sólida, porque quieres que haya buena circulación de oxígeno. Le echas mucha pajita seca y hojas y desperdicios de comida vegetal, nada de carne ni de grasa. Entonces le echas aserrín, porque la madera se descompone y se transforma en nitrógeno. Arriba echas una capa de gallinaza, más un espolvoreo de cal agrícola. Entonces le tiras ceniza. El montón que se va formando se mantiene húmedo pero no mojado, y se voltea después de un par de semanas para acelerar el proceso de descomposición.

• El orín sirve de abono y, a la vez, de repelente de insectos. Mezclo el mío en galones con agua: una parte orín a tres partes agua. Después de fermentado rocío las plantas con él, de arriba para abajo. Con el nitrógeno que contiene, el orín es un abono foliar bien concentrado y muy efectivo. A la vez, les cambia el sabor a las matas. Para mí que las plagas quedan disgustadas; se van para otro lado.

• La gallinaza bien curada es un abono muy bien equilibrado. Y se le puede agregar suplementos según la fase de desarrollo de las matas. Por ejemplo, cuando las plantas están floreciendo, uno podría echarle ceniza a la gallinaza para que tenga un contenido mayor de potasio.

• Otro abono muy bueno es la emulsión de pescado. La uso como abono foliar en líquido mezclado con agua. Fortalece tanto a las plantas, que resisten mejor a los hongos.

• Alrededor de sus matas, eche una capa de hojas y paja, pasto cortado, desperdicios de café, el material orgánico que abunde en su área. Esta capa protectora retiene la humedad en el suelo, evita que crezcan las malezas y abona la tierra contínuamente.

CR: El estiércol de vaca se mezcla con tierra y se moja. Entierre ese abono alrededor de un palo de aguacate, por ejemplo, o de lechoza, y usted verá cómo coge vida el palo.

• Si quiere que una palma de coco le para cocos, cuando vaya a sembrar la palma, échele dos granos de sal de mar en el fondo, al lado de ella. Cuando la palma tenga unos tres pies de altura, hágale una zanjita alrededor de manera que no le vaya a dañar las raíces. Le echa unos granos de sal en la zanja. Entonces, poco a poco, la palma va cogiendo el espíritu de la sal, y parirá mucho.

PS: Cuando trabajaba en la caña, cogíamos el estiércol de vaca y le pegábamos manguera. Así le sacábamos el orín, que quema las matas. Después de preparar la tierra bien picadita, se le ponía ese estiércol encima.

Alternativas al monocultivo

SP: El monocultivo no es la mejor práctica, no solamente porque le roba mucha fertilidad al suelo, sino también por los insectos, hongos, nemátodos y bacterias que se acostumbran a que en ese sitio se produzca tal y tal cosa. Además, si no hay variedad de cultivos tampoco se atraerá mucha variedad de depredadores que se me coman las plagas. Pero el problema que tenemos es una escasez de suelo. Además, yo tengo unos clientes que me piden pimiento, y tengo otros que me piden piña. Y no quieren ni aguacate ni tomate, porque ya tienen quienes les suplan de esos productos. El mejor sistema entonces sería uno de rotar las siembras de una forma organizada, involucrando a todos los agricultores de una región. La idea es que yo, como productor de vegetales, siembre pimiento este año y se los venda a un ente común a donde todos los pimientos del país se vayan a vender. El año que viene no siembro pimientos sino calabaza. Y como el ente común de mercadeo siempre estará vendiendo pimientos y calabaza, lo único que cambia es el agricultor. Nuestros productos se prestan para eso. Es una forma de evitar excesos de un producto y evitamos a la vez el sobreuso de plaguicidas. Además, los nutrimentos presentes en el suelo no se gastan tanto.

RL: Las habichuelas y el maíz deben sembrarse juntos siempre en la menguante.

RM: El café cultivado bajo sombra da más promedio. Produce un poco menos, pero es de mayor calidad. Pesa más. Algunas veces tú coges y 'espulpas un grano del café que crece bajo el sol y no tiene casi grano. Pero en el café de sombra, en el café del país, hay grano, todo el que uno quisiera ver.

• Lo mismo con el guineo. Si la mata de guineo no tiene sombra, uno tiene que estar echándole abono todo el tiempo. Pero en la sombra, sin abono químico, hay racimos que sobre un hombro no se pueden echar. Además, el guineo que crece con sombra se cocina en un abrir y cerrar del ojo, y sale bien blanditito. Y tiene mucho, pero mucho sabor.

PD: El poleo sembrado entre los cultivos repele los insectos y atrae las abejas, que ayudan con la polinización de muchos cultivos. La flor del poleo es melífera.

• El gandul produce en el suelo un exceso de ciertos elementos que interfiere con el crecimiento de las demás plantas. Este fenómeno se llama la alelopatía, y actúa como un yerbicida natural. Pero es un efecto cumulativo, así que si uno conoce los ciclos de cada planta, uno puede sembrar la calabaza con el gandul. Cosecha la calabaza primero y los gandules después.

FP: Para mantener la salud y la fertilidad del suelo, hay que cambiar los cultivos de sitio todos los años. En un cuadro de la tala, si ahora sembró lechuga u otras plantas que dan de sus hojas, el año que viene, siembre tomates o berenjenas, plantas que dan de sus frutos; o siembre viandas que dan de sus raíces.

• Para no perder la capa fértil de tierra en las guindas, se hacen unas zanjas alrededor del cerro. Esas zanjas facilitan la siembra y no permiten que la lluvia se lleve la tierra.

TR: Las matas de guineo protegen la papaya de plagas.

• Si siembro berenjenas en una tala este año, el año que viene sembraré habichuelas. Con esa combinación, evito las plagas y las habichuelas van reponiendo los minerales que han sacado las berenjenas.

PS: Se deja crecer la verdolaga entre otros cultivos como el maíz. Si la tierra está bien preparada, no compite con ellos pues las raíces de la verdolaga son muy superficiales. Esa verdolaga se come en ensalada o con bacalao guisado. Además les gusta mucho a los lechones. Alimenta en cantidad.

M: Las leguminosas (todas las plantas -incluyendo los árboles- emparentadas con las habichuelas) tienen la habilidad de absorber el nitrógeno que hay en el aire y distribuirlo en la tierra a través de unos nódulos que tienen en sus raíces. En suelos empobrecidos, la siembra de leguminosas ayuda a restaurar el nitrógeno. Por eso se llama "abono verde". En el cafetal tradicional de sombra, las leguminosas, que incluyen árboles tales como la moca, el guamá, el bucayo y la guaba, han servido de abono verde durante siglos.

• Ciertas plantas se benefician mutuamente cuando se siembran juntas. La albahaca y los tomates, por ejemplo, son una pareja ejemplar, como lo son el ajo y las rosas y el pepinillo y el girasol. La berenjena y las habichuelas son otra buena pareja. La menta protege al repollo, y el romero protege las habichuelas de vaquitas dañinas. Algunas plantas sembradas juntas se perjudican. Según Nelson Alvarez Febles, las habichuelas perjudican a las cebollas, por ejemplo. Su libro más reciente, titulado *La tierra viva*, contiene mucha información sobre los efectos beneficiosos y perjudiciales de ciertas plantas sobre otras. *Para más información, vea **Libros recomendados** en este volumen.*

Animales domésticos y de corral

PD: Cuando uno cría aves, el guaraguao se convierte en enemigo. La mejor manera de alejarlo del corral es enganchar unas botellas de vidrio verde en los palos. Estas le perturban la vista y no baja a comerse las aves.

PS: A ningún pollo mío nunca le ha dado un moquillo, ¡y he criado gallos! Es que la calidad del agua es de suprema importancia. Se supone que por la mañana le lave bien el plato de agua, y le ponga el agua limpia. Porque con el agua podrida, le entra un moquillo o le faltará la gana de comer.

• También, una vez al mes más o menos, yo les daba sábila. Yo les sacaba el cristal sin lavarlo. Porque el amargo les mata los parásitos. Lo picaba y se lo comían una vez al mes. Eso les mata el parásito y les purifica la sangre. Les pone la sangre coloraíta.

• De vez en cuando si un gallo no comía completa la ración, se le daba un poquito de pan con leche para limpiarlo y darle apetito.

JA: Cuando un animal tiene sarna, se muelen los cogollos de tabaco con la mata de sepí y con el zumo se le dan unos lavados al perro o al caballo. La sarna se le va.

RL: Para espantar el piojillo de aves, eche bastante tabaco seco al nido. El piojillo se va en seguida.

FP: Para mantener las bestias más saludables, con más fuerza, se les echa agua de melao en los bebederos. Por cada galón de melao, échele dos latones de cinco galones de agua. Cuando les da sed a los bueyes y a los caballos, beben de eso. Si les pasa además, un poco de aceite de coco con un cepillo, se pondrán bien bonitos.

RM: Si tienes una vaca o un caballo u otro animal, coge mucha escobilla y un balde de agua. Entonces sacas el polvo que tiene el animal por encima y después con unos mazos que vas haciendo con la mata mojada, vas restregando, restregando. Y ese mazo de mata va botando una espuma. Se te pone el animal como si le hubieras pasado aceite de coco. ¡Qué cosa linda! Si al caballo se le cae la crin, hace que crezca en seguida. Si el rabo lo tiene corto, se le pone largo y precioso.

RL: Para mantener a los pollos saludables, y a los gallos y gallinas también, les echo un poco de bicarbonato de soda al agua de ellos y no se enferman de la viruela ni se ciegan. Se mantienen bien saludables.

• Cuando las gallinas se ven medio amogotás, sin fuerza ni ánimo, deles un buen bañito de rocío con medio galón de agua fría de la nevera. Si hay que darle dos baños, se les da, pero casi siempre se ponen buenas en seguida. He curado unas cuantas así. Hay que tratarles esa condición porque si no, les da una diarrea que no hay quién se la cure, y se mueren.

MG: Cuando un pollo pesa menos de lo que debe pesar, y se le ven lombrices en el excremento, lo mejor que hay es el ajo. Primero hay que poner al pollo en ayunas durante un día entero. Entonces se pica un diente de ajo en cinco o seis pedacitos, se le abre el pico y se le hace tragar. Tampoco va a comer ese día. Si observa el excremento verá los parásitos muertos. Si quedan parásitos, se puede repetir el tratamiento cada quince días hasta que se limpie completamente por dentro.

• Cuando al pollo le da pepita (una capita sobre la lengua que no lo deja comer), sóbale la parte de abajo de la lenguita con cenizas de carbón hasta que se le salga la pepita. (Puede que bote un poquito de sangre.)

• Cuando le da tiña a un ave, primero, sepárala de las otras aves y mantén la jaula limpia. Entonces, restriégale bien el área tiñosa con medio limón. Después, haz una pasta de azufre en polvo y kerosén y aplícala a todas las partes que tienen tiña. Se deja la pasta por unos tres días. Entonces, se vuelve a lavar el área afectada con limón y después con un poco de jabón. Si ve que todavía queda rastros de la tiña, vuelve a repetir el proceso.

• Cuando le da zapillo (una infección de la garganta) al gallo, sepáralo de los otros, pues el zapillo se puede pegar. Entonces mezcla el jugo de una jagua con la misma cantidad de kerosén y pasa esa medicina por toda la garganta con una pluma mojada en la mezcla. Se hace dos veces y se puede repetir al otro día.

• Cuando un pollo tiene moquillo, sepáralo de los otros, y échale jugo de limón al agua. Si no hay limón, dale tres pelotitas de jabón azul. (Las pelotas deben ser un poco más pequeñas que la gomita de borrar de un lápiz.)

• Cuando una cabra está parida, si es una cabra buena de leche, vas a querer evitar que se le hinche o se le empelote la ubre. La mejor forma de hacerlo es con hervir 10 hojas de higuereta en dos galones de agua. Cuando el agua se haya enfriado, ordeña la cabra bien y sóbale la ubre con esa agua durante 10 o 15 minutos. Verás que dentro de 5 días dará mucha leche blanca. La primera leche amarilla que uno saca como preparativo para el tratamiento, nunca se debe echar a un sitio soleado o caliente, porque así no habrá buen corrimiento de la ubre. Se debe echar en donde haya agua corriendo. Dicen que así uno ayuda al corrimiento de la ubre.

• Cuando la cucaracha (el cartílago de abajo) del taco de un caballo se pone blanda y le duele, se le limpia con una cuchilla especial (en forma de anzuelo) y después le echas una mezcla de kerosén con bastante sal dos veces al día hasta que se le cure.

• Cuando un caballo tiene una pata hinchada, el mejor remedio es un trapo mojado en agua de tocino. Se envuelve la pata con el trapo y se deja puesto. El tratamiento se repite dos veces al día.

• Cuando a un caballo se le crece la jaba (el paladar) y no puede masticar bien, se le corta la jaba con una navaja curva (pico 'e cotorra) en forma de cruz con dos tajos profundos. Después, se le debe dar caña de azúcar para comer, pues este alimento le ayuda a limpiar y sanar la jaba. La caña también es una buena medida preventiva para evitar que le salga la jaba.

• Cuando al caballo le da un pasmo que le deja el cuello trinco, se le da un té de comején. Hierve un nido de comején vivo en un balde de 5 galones de agua. Cuando se haya enfriado, agrégale azúcar morena o miel de pulgas para que se lo tome todo.

• Para evitar el pasmo, cuando el caballo viene sudado, no deje que se quede en un sitio frío, nunca debajo de un palo de tamarindo, por ejemplo. Y siempre quítale la gualdrapa con un movimiento de fricción.

SM: Cuando las vacas paren y se les ponen las ubres enconadas, coges las pencas de maguey, las asas en la candela para que se pongan monguitas, se mondan, y se dan unos sobos con el cristal de adentro. Así se curan las ubres. Aquí todo el mundo usaba el maguey para las vacas.

• ¡Y para los caballos! Sobre el lomo, donde uno le pone los aparejos y la silla, el caballo suda mucho. Y a veces, se pasma. Entonces se hincha el lomo y se revientan unos tumorcitos. Mi papá cogía el maguey y lo hervía por mucho rato hasta que quedara una pasta nada más. Esa pasta se la pasaba a los caballos, y les curaba.

Comején

CR: A la cabeza (nido) del comején se le hace un boquete con una puya y se le echa un chispito de aceite quemado. Eso se riega por todo el nido y a los 15 días se seca.

Conservación de suelos

HM: Las máquinas hacen que uno pierda la tierra. Se la llevan. Dejan las lajas peladas. Y la tierra es lo más grande que hay. Por eso digo que el buey es bueno para arar. Una yunta de bueyes ara una cuerda en un día y sólo tiene que pagar al timonero y darle el almuerzo. Y los bueyes no te cuestan nada, ¡si comen el pasto de la finca de uno!

TR: Cuando limpias en el cafetal, deja crecer el helecho que cubre el suelo. Evita que crezcan otras malezas y conserva el suelo.

• Cuando vayas a desyerbar, no piques la tierra al "escantiyao". Deja las raíces de las malezas; si puedes, utiliza un podador de grama para controlar las malezas.

• Siembra al contorno siempre, nunca al trastorno.

PD: En vez de desyerbar, eche alrededor de las matas una capa de hojas y paja, pasto cortado, desperdicios de café, el material orgánico que abunde en su área. Esta capa protectora retiene la humedad en el suelo, evita que crezcan las malezas, abona la tierra contínuamente, y conserva el suelo.

Insectos nocivos

*vea **Plagas** y en la sección SANANDO: **Insectos y otras sabandijas***

Luna

Las aparentes contradicciones en esta sección pueden deberse a diferencias geográficas, climáticas y de suelo entre Maricao y Lajas, por ejemplo. ¡Experimente!

RL: Hay que sembrar los guineos, plátanos, chinas y el café en la menguante, porque así los frutos serán más. Y un palo de café sembrado en menguante dura diez años más que uno que se siembra en la creciente. Usted siembra un palo de café en la creciente y sube flaco el tronco y sigue subiendo. El sembrado en menguante tiene el tronco gordo y sigue así. Las varillas son más pegadas, también; dan más café. Ahora bien, si el café florece en la creciente, cuaja sólo la mitad del café; se pierde casi todo el fruto. Se cae la flor.

• Siempre se deben sembrar el maíz y las habichuelas juntos en menguante. Si usted siembra una mata de habichuelas en la creciente, el tronco se pone así de largo y da menos habichuelas. Si siembra el maíz en la creciente, no comerá bien de él.

• Se siembran en creciente los cultivos que crecen debajo de la tierra: la yautía, el ñame, la malanga o la yuca, por ejemplo. Ahora, si quiere unas calabazas grandes, también se deben sembrar en creciente.

PD: Cuando uno poda un palo de café, se debe hacer durante la menguante. Un corte en luna creciente o en luna llena causa una pudrición. Porque se vacían los palos de savia, los tallos se ponen bien flojos y atraen cuantos insectos hay. Hay que podar siempre en la menguante, tanto para mantener la fuerza de los palos como para tener unas estacas duras, pues la polilla no ataca las estacas cortadas en menguante.

• Aquí en Orocovis, el mejor tiempo para sembrar el apio es el quinto o sexto día de luna nueva, o sea un par de días antes del cuarto creciente.

RM: Siembro en menguante o en creciente según el cultivo que sea. Por ejemplo, si siembro un palito de café en la creciente, pues la creciente es para crecer. Pero no para producir. Las hojas van a estar bien bonitas, bien frondosas. Pero, ¿para qué yo quiero tanto follaje? Si lo que yo quiero es la producción del fruto, del café.

• Sin embargo, si siembro la calabaza en menguante, se me mantiene como un niño que nace y no hay leche. Tú le das el guarapito y se mantiene. No se muere pero tampoco crece mucho. Es así también para los cultivos que crecen debajo de la tierra. Hay que sembrarlos en creciente.

PS: Todo hay que sembrarlo en la menguante. ¡Hasta la batata! Y si usted siembra la yuca en luna nueva, lo que viene son hebras, na más. Sembrada en menguante, la yuca queda tierna.

Madera

(curarla y sellarla)

PD: Para curar la madera para que la polilla no la ataque, lo más importante es que se corte en luna menguante. Pero si hay que trabajar una variedad que sea propensa al ataque de la polilla, uno hierve el aserrín del cedro. Esa agua hirviendo viene siendo un baño para las maderas que se van a tratar. En 15 minutos, esa agua habrá penetrado por los poros de la madera, y ya tiene una pieza de madera tratada. Es que al cedro nunca le da la polilla, y así de resistente será la madera tratada con el agua con aserrín de cedro.

• Uno echa un galón de gasolina "premium" en una paila y le va echando bastante "foam", de ese duro y blanco que viene para empacar las cosas. Uno va meneando la mezcla hasta que espese. (Si usa una gasolina de baja calidad, tendrá que echarle un poco de "thinner".) Eso es un barníz de calidad; sirve para sellar la madera, el cemento y hasta las fibras de cristal. Se puede usar cuando la madera de la casa de uno se agrieta. Yo lo uso para sellar la madera de los cuadros de mis colmenas de abejas.

Plagas

RL: Una solución de jabón y agua se puede asperjar sobre las hojas que se vean agujereadas por gusanos. Yo lo he usado para unos palos de china y los gusanos se van.

• El rocío que sale cuando uno aprieta la cáscara de la china hace leña los albayardes. Los mata instantáneo. Pero no dejes que ni un chispito te entre en el ojo. ¡Arde!

RM: Lo mejor que he encontrado para la hormiga en el cafetal es la cal. Hace poco regué bastante cal y fue mejor que si hubiera puesto abono. Los cafetos enfermos se pusieron buenos y se les fueron las hormigas.

FP: Para combatir el gusano que ataca la yuca, se le riega cal al terreno. Después, uno va picando la tierra y el gusano se va.

GR: Cuando se van a trasplantar matas que atraen gusanos, coja una hoja de mamey y haga un cono para enroscarlo alrededor de la mata. Los insectos huyen de la hoja y la semilla del mamey.

PD: Si uno tiene la tierra bien alimentada con mucha materia orgánica, las plantas crecen saludables y no atraen plagas. Los nemátodos, por ejemplo, sólo hacen daño a las plantas cuando el suelo no contiene materia orgánica. Al no encontrar alimento, atacan las raíces de las hortalizas, pues es la única materia orgánica que encuentran.

• Si la mosca blanca ataca las calabazas, el huevo podrido las saca. Para que se pudran los huevos sólo hay que lavarlos (destruyendo así su capa protectora natural) y dejarlos hasta que apesten. Entonces se echa el huevo podrido en donde está la plaga, y ese olor tan fuerte les quita las ganas a los insectos.

• Otro repelente general es el orín mezclado con agua, dejado fermentar: una parte de orín y tres partes agua. A la vez, vas matando los hongos que debilitan la mata, alimentas la planta (porque ese orín es casi puro nitrógeno) y le cambia el sabor a la planta. Los insectos se van. Pero hay que rociar toda la planta, desde arriba hasta abajo.

• Un remedio predilecto mío para ahuyentar a los áfidos y otras plagas -inclusive los hongos- es a base del ajo, pero como a mí me gusta comer el ajo, no se lo doy todo a los insectos. A ellos solamente les doy el aceite del ajo. Lo preparo de la siguiente manera: Primero le quito el pellejo al ajo y lo muelo puro en la licuadora hasta tal extremo de puré. Entonces lo dejo añejar un par de semanas en la nevera hasta que el aceite sube hasta la superficie. Se saca el aceite fácilmente y la masa del ajo se consume. Una caneca del aceite se puede mezclar con agua suficiente para preparar un tanque de cuatro galones. Si no tengo suficiente aceite, echo el puré en el tanque con agua y lo cuelo.

• La cebolla también sirve como repelente. Sólo hay que picarla y dejarla en bastante agua. Después de unos cuantos días, cuando se haya fermentado, cuelo el agua y la rocío sobre todas las matas *antes* de que se me enfermen. Es una de las medidas preventivas más efectivas.

• El pique es otro producto que funciona para ahuyentar a las plagas. Echele un poco de aceite y déjelo un par de semanas. Así, estará más picante todavía. El aceite también ayuda a que el pique se pegue a las plantas. Se puede diluir bastante.

• El poleo sembrado entre otros cultivos repele los insectos y atrae las abejas, que ayudan con la polinización de muchos cultivos. La flor del poleo es melífera.

• Para lidiar con una infestación de lapas, se pueden echar cenizas al terreno, pues un alto contenido de potasio y la alcalinización del terreno ayudan a eliminarlas. También las borras del café son muy buenas.

• El mejor repelente de insectos es una mata saludable. Si la mata recibe suficiente agua y todos los nutrientes que necesita, tendrá la resistencia necesaria para poder atajar el ataque de las plagas. La composta es un suplemento excelente, y la gallinaza tiene mucho potencial también como abono orgánico. *(Vea Abonos)*

TR: El cobre que se le echa al café para combatir la roya ayuda al desarrollo del minador en la finca. Nunca lo eche en tiempo de sequía. Es suficiente con regarlo una vez al año, en mayo cuando hay humedad.

• Hemos encontrado que el uso del abono químico contribuye a que haya infestaciones de nemátodos.

M: Las matas de clavel de muerto sembradas entre una variedad de hortalizas ahuyentan los nemátodos y otras plagas. Es que las raíces de las matas maduras sueltan una sustancia que los repugna.

• Para matar las lapas, uno puede hacer una trampa. Sólo hay que echar un poco de cerveza en un plato hondo o en la tapa de un frasco de mayonesa dentro del tiesto o cerca de las plantas. Al otro día, encuentras las lapas allí, ¡con unas sonrisas bien grandes!

Policultivo

*vea **Alternativas al monocultivo***

Producción agrícola aumentada

PD: Mantenga una colmena de abejas cerca del cultivo. En tiempos de florecida, se encargarán de polinizar las plantas, asegurando una buena producción.

Pronosticar el tiempo

RL: Cuando la fruta del guamá se da en abundancia, con unas bellotas bien grandes, habrá temporal ese año.

M: Dicen lo mismo sobre el aguacate. Cuando se cosechan por baldes, habrá huracán.

Repelentes de insectos

vea ***Plagas,*** *también* ***Animales domésticos y de corral***

Riego

JR: Siempre siembra tus matas de guineo a la vuelta redonda de los pozos de agua usada del fregadero. O donde hay un manantial. Le haces unas zanjas de aproximadamente dos pies de hondo. Entonces le vas creando un filtro de la siguiente manera. Primero, echas una camada de piedra de 6 pulgadas. Luego le echas 3 o 4 pulgadas de arena. Y encima de la arena, le echas tierra. Por ambos lados siembras matas que requieran agua y que tengan la raíz honda. De esta manera el agua no queda en la superficie y no atrae mosquitos. Pero las plantas se benefician constantemente de esa agua. Las matas de guineo, de salvia, de malva, todas las matas que necesitan del agua la consumen.

Recetario

Sanando

Alergias

JG: Para las alergias nasales, el mejor remedio es simplemente dejar los pies en un baldecito de hielo durante 20 minutos. Durante ese tiempo te haces un masaje con el mismo hielo, sobándote con él, siempre hacia arriba, hasta las rodillas. Se puede colocar también un poco de hielo en unas bolsas plásticas debajo de las rodillas. Durante el tratamiento, tómate un poco de agua con limón y azúcar. Da tremendos resultados.

Alimentos tradicionales

Nos sirven de valiosos suplementos alimenticios y -así mismo- de medicina preventiva.

EO: Mamá hervía las hojas nuevas de la yautía, el apio y los tayotes. Nos los comíamos bien picaítos con mojo y un chispín de sal.

• Se comía mucho blero sancochado y el berro nos lo comíamos crudo en ensaladas.

• Nos comíamos las raíces de las palmeras, que se parecen a la malanga, pero la raíz es amarilla. Se mondaban, se ponían al sol por dos o tres días y después se raspaban. Las cocinábamos salcochadas o hacíamos pasteles de ellas.

M: Pique los cogollos largos de la palmera y hiérvalos en agua con un poco de sal. Este vegetal se sirve con aceite de oliva y -si desea- un poco de ajo crudo picado. Tiene una acción levemente laxante.

• El blero (la espinaca criolla) tiene altas concentraciones de la vitamina A, el calcio y el hierro. Cuando las hojas están grandes, píquelas y sancóchelas brevemente en agua con sal. Antes de servirlas, añádales un poco de aceite de oliva y ajo fresco machacado. Después de madurar la planta, el tallo se endurece pero las hojas siempre están buenas, y las semillas son una buena fuente de proteina vegetal. Esta planta es pariente de la famosa "amaranth."

• La verdolaga es otra yerba con mucho valor alimenticio. Se puede comer cruda añadida a una ensalada de repollo o lechuga. O píquela en pedazos de 1/2" y sancóchela en agua con sal por unos tres minutos. Sírvala caliente con aceite de oliva y un poco de ajo machacado. Tiene un leve sabor a limón. El plato se ve bien elegante si -aún bien caliente- mezcla la verdolaga con un poco de zanahoria cruda guayada. La verdolaga contiene mucho de las vitaminas antioxidantes A, C y E; además nos brinda altas concentraciones de hierro, magnesio y los ácidos grasos Omega-3 (tan importantes para el corazón).

• Los cascarones de huevo, después de lavados y secos, se muelen muy bien. Ese polvo fino se le puede echar a la comida y sirve como un suplemento de calcio casero. Este suplemento no se debe usar todos los días, pues puede causar el estreñimiento.

• También uno puede echar cascarones de huevo en vinagre (deje espacio para la espuma que se forma) y entonces usar el vinagre, ahora fortificado con calcio, como un suplemento alimenticio fácil de asimilar. ¡Y no estriñe!

PS: En vez de tomar agua fría de la nevera, tómese el agua de calabazo (una higüera hueca y bien limpia por dentro con un boquete en el extremo superior) como agua medicinal. Si tiene gripe, se la saca. También ayuda en la digestión. Es medicinal.

Alimentos para bebés y para ancianos

JM: Los guarapillos de la flor del piquete quedan igual que un vinito, coloraítos. Alimentan a los bebés.

• Cuando una persona no puede comer, la yerba buena hervida en leche alimenta mucho y le da ánimos.

JG: Los guarapillos de la flor de la espuela de galán alimentan a los bebés.

Almorranas

vea ***Hemorroides***

Amígdalas

FP: Cuando hay una infección de las amígdalas, se hierve la cáscara del palo de jobillo con dos o tres limoncitos nuevos y se hacen gárgaras tres o cuatro veces al día con eso. Las amígdalas se secan de una vez y no se infectan más.

Artritis y dolores reumáticos

vea también ***Dolor***

EI: Para tratar la artritis tome medio vaso de agua con 2 cucharadas de vinagre natural de manzana y dos cucharadas de miel de abeja en ayunas dos veces al día. Este remedio me ha ayudado en cantidad.

EO: Se guaya el jengibre amargo y se le saca el líquido. Ese líquido se mezcla con aceite o cualquier bálsamo, por ejemplo, manteca de ubre, sebo de Flandes. Con eso se dan unos sobos bien buenos.

• Se hierven unas matas de moriviví y se ponen en cataplasma sobre las coyunturas que le duelen.

FP: Se machuca el jengibre amargo y se echa en una botella de alcoholado con poleo, alcanfor y un ramito de pino. Después de que el alcoholado se pone verdoso, los sobos con ese alcohol alivian mucho el dolor en las coyunturas.

• O se pueden echar varios ciempiés en un alcoholado. Con ese alcoholado se dan unas fricciones tremendas para la reuma. Les quita el dolor a las coyunturas. (Con el tiempo la mezcla se va poniendo más fuerte, más efectiva.)

• El aceite de culebra alivia los dolores reumáticos y si uno tiene una coyuntura inmóvil, esa grasa le da vida y movimiento a uno. (Tradicionalmente, algunas personas diestras sacaban el aceite de culebra sin matar el animal.)

• Hierva un puñado de altamisa en media taza de orín fresco de nene. Se echa por todo el cuerpo para que le corra sin sobarlo. Se deja allí hasta que el cuerpo lo absorba. Se usa todos los días y el dolor en las coyunturas se le desaparece. Mucha gente se baña después para sacarse el olor del orín porque no huele bueno. ¡Pero cura! De hecho, si no hay de la altamisa, se puede usar el orín solo.

• Se hace una pomada a base de estiércol de vaca, altamisa y leche, que es un tiro cuando le duelen a uno las coyunturas. Coge media taza de leche y un puñadito de altamisa y la hierves en la leche por unos 15 minutos. Entonces coges la bosta de vaca bien seca y la guayas. Entonces vas echándole el polvo, siempre batiendo esa mezcla. Hay que batirla hasta que se pone espesa como una harina. Entonces, en dondequiera que le duela una coyuntura, esa pomada ataca la artritis. En sobos, trae alivio seguido.

JM: Se dejan hojas del tabaco y un poco de alcanfor en el alcoholado. Los sobos con ese alcoholado son bien buenos. Sirve tanto para los dolores del reumatismo como para los "hielos" o resfriados que uno tenga.

JG: He podido controlar la artritis y hasta tumbarme los medicamentos, dándome un baño de plantas todas las semanas y tomando teses de anamú y agua común de tuna fresca todos los días. Preparo los baños de plantas con hojas de malagueta o con cebolla y miel rosada o con jengibre o con hojas del repollo. Pero el que más bien me ha hecho es el baño a base de la pepa del aguacate guayada. Se hierve para ablandarla y se echa después en la licuadora con un poco de aceite. Se echa esa mezcla en el agua caliente del baño y alivia mucho.

• Las cataplasmas de las hojas y el ñame de la sueldaconsuelda mezclados con aceite de oliva también son muy buenas para las coyunturas.

JA: Se muelen hojas de tabaco, sueldaconsuelda y malva, y se dan unos sobos con el zumo de las tres matas. O se puede dejar las matas machacadas en cataplasma sobre la coyuntura o sobre una torcedura.

RL: Para la reuma o el artritis, se hierve la flor de dragón (pimienta Angola) con la santa María, con el cariaquillo y con otras hojas medicinales que haya: pueden ser de altamisa, de guayabo, de guanábano, de poleo y de eucalipto. Unos baños con esas hojas alivian esa condición.

• El orozuz y el sostente en el aire son otras plantas muy buenas para baños cuando uno sufre de dolores en las coyunturas.

• Las picadas de abejas alivian el dolor de la reuma.

CR: Se hierve el estiércol de la vaca en agua por un buen rato. Se dan unos sobos con ese líquido colado.

PS: Para tratar un dolor en la rodilla o en las coyunturas, se asa la parte gorda de una penca del maguey. Entonces se unta el zumo y después de tres curas, sales corriendo. El zumo del maguey es la mejor pomada.

M: Sobe las coyunturas adoloridas con el zumo fresco del ají picante. (Lávese las manos inmediatamente después para evitar que el zumo entre en los ojos.)

Asma/fatiga

vea ***Bronquios***

Ayuda espiritual

FP: Pida la bendición a los viejos y échesela a los jóvenes, que hay peligro en el mundo y la bendición es una protección.

M: Sembrar y cuidar plantas medicinales alrededor de la casa. La función de las plantas es la de apoyar la vida. Si les damos una oportunidad, nos ayudan de muchas maneras, apoyando nuestra energía en todo lo que sea positivo.

Borrachera

RL: Para evitar la borrachera, póngase como timba comiendo bacalao con aceite, aguacate, cebolla y pan. Después, podrá beber y beber y no se emborracha.

Bronquios (asma o fatiga, y tos)

MC: Para quitar una tos, se hierven las hojas de violeta o la flor de la pavona con unas cuantas flores de cariaquillo y un poco de jengibre dulce. Sazona ese té con mantequilla y miel de abeja.

• Para tratar la fatiga, tuesta granos de achiote. Después, muélelos y hiérvelos en un guarapo. Antes de tomártelo, échale miel de abeja y un poco de aceite de bacalao.

EO: Se hierve una cucharadita de la savia del árbol de tabonuco en una taza y media de agua, y cuando se evapore el agua y quede una taza, se toma el té. Te limpia los bronquios y alivia el catarro.

• Los teses de las flores de espuela de galán te sacan la flema.

• Para aflojar la flema y limpiar los bronquios se hace un jarabe. Mezcla el cristal de dos o tres pencas de sábila con los tres aceites: aceite de almendra, aceite de huevo y aceite de bacalao. Entonces se le echa miel de abeja y un poco de ron caña para conservarlo. Se lo toma en ayunas cuando uno se levanta de la cama.

• Para limpiar los bronquios tómate los teses de salvia, que sirven para la ronquera también.

• Para la tos, hierve las hojas y los capullitos de malva con las hojas de huevo de gato. Ese guarapo es amargo como la retama pero resuelve.

ZC: Los guarapos de las flores de saúco me han ayudado mucho con la fatiga.

JG: A mí me curaron la fatiga de una vez cuando yo era bien nena. Cogieron las semillas de la mostaza (de la flor blanca de cuatro pétalos; también le dicen "mastuerzo") y las tostaron. Después las molieron y me hicieron un "café". Con eso me curaron.

• Para la bronquitis, se cogen los cogollos de café, las hojas bien nuevas, y se echan en una taza de agua con un diente de ajo y unas semillas de anís. Después de tomarse ese té, el paciente debe abrigarse bien con un cataplasmo de aceite alcanforado y toallas tibias sobre los pulmones. Cuando tiene deseo de expectorar, dale palmaditas por la espalda y verás qué témpano va a botar.

FP: Después de seca, la corteza de la fruta del mangó se toma en cocimiento (decocción). Es un buen pectoral, igual que la resina del tronco del árbol.

• Para la fatiga o una tos que no se le quita, se cortan cuatro pencas de maguey hasta que uno quede con la parte gorda, y se le quitan las espinas. Se asan las cuatro pencas y se les saca todo el jugo. Debe rendir unas tres o cuatro tazas del zumo. Entonces se pican dos cebollas en muchas tajadas. Se hierve esa cebolla en el líquido del maguey con anís de estrella, clavos de olor, tres rajitas de canela y más o menos una taza de azucar negra de caña. Cuando se enfría ese jarabe, se agregan dos huevos con todo y clara, batiéndolos, batiéndolos, y un poco de pitorro, que sirve de preservativo. Es un tiro para el pecho.

• Para curar la fatiga, guaye un cuerno de vaca y queme ese polvo como si fuera incienso. El humo se va inhalando dentro de una caseta hecha de una sábana. Se debe hacer al aire libre para que cuando salga de la caseta, la diferencia en temperatura no le pasme.

• Para la fatiga, usted coge una lechuga del país. Sáquele el jugo verde de esa lechuga y tómeselo. En seguida, tómese tres tragos de orín propio. Cura la fatiga, hasta la fatiga crónica, el asma que dicen.

JM: El berro es lo que mejor te limpia los pulmones. Hasta para los tuberculosos. Se toma el jugo todos los días.

PD: En el tratamiento del asma, se queman las plumas, especialmente el cañon, la parte dura del medio, y se respira el humo.

AV: Cuando una persona sufría del asma antes, se hervía un lagartijo vivo y se le servía ese guarapo colado sin que la persona supiera lo que se estaba tomando. Es un remedio muy bueno. Para evitar la muerte del animal, se puede preparar el té con el rabo, na' más.

CR: Para tratar la fatiga, se le quita la cáscara a la sábila, se lava y se parte en pedacitos. Después de lavados, se pueden dejar en agua y después de unas 8 horas, tomársela. O se pueden comer los pedacitos lavados después de espolvorearlos con azúcar.

M: Según Miguel Ramos, pescador de La Parguera, la "lengua" o placa dental de la mantarraya (conocida como chucho) se usa para preparar un gran remedio para la fatiga. Se ralla la lengua y se hierve un poco del polvo con medio "cigarro" (la semilla o plántula) de mangle rojo, el cristal de una penca de sábila, semillas de anís, una rajita de canela y miel de abeja "hasta que huela". Después de enfriar la mezcla, se embotella y se toma por cucharadas. Le limpia los bronquios completamente a uno, y hasta los niños se lo pueden tomar.

PS: Un guarapo de la flor de la sábila es lo mejor que hay para limpiarte los bronquios.

• Antes se cogían las higüeras grandes y se les abrían una boquita en un extremo. Por allí echaban clavos dulces y canela, también flores de alhucema. Tapaban la higüera entonces y la hervían. Se cocinaba adentro, y quedaba con el sabor a esas especias. Entonces partían la higüera y la persona que tenía fatiga o el asma, cualquier afección de los bronquios, se iba consumiendo de ese líquido.

TRAMIL: Para curar la fatiga, se recomienda tomar guarapos del nido de gungulén, esa planta (bromelia) de color verde-azul que se encuentra en los cables eléctricos.

• Los teses de las hojas del tabaco marino solas o mezcladas con la flor del saúco, las hojas de poleo y las flores de la anacagüita ayudan mucho cuando uno tiene fatiga.

• Tómese una cucharada del aceite de coco dos veces al día antes de comer.

• Se toma la savia del árbol de jagüey en café negro.

• Se hace un ponche hirviendo la raíz del chucho con jengibre y las flores del piquete. Antes de servirlo, échele la yema de un huevo batida y un poco de miel de abeja.

• Se toma un guarapo de las semillas y hojas de la uva de playa.

Cabello

CR: Para hacer crecer el pelo, dése unos sobos del cuero cabelludo con el aceite de coco. Para el mejor efecto, hágalo de noche y póngase un paño sobre la cabeza para acostarse. Al otro día se puede lavar el pelo.

• Hágase sobos del cuero cabelludo con el cristal de la sábila lavada.

JG: He descubierto que un jabón de Castilla fortificado con leche de coco es un remedio de primera calidad para la caspa y la psoriasis. Hasta para casos crónicos y bien difíciles de erradicar. Sólo hay que sacar 1 taza y media de leche de coco y guayar 4 barritas de jabón de Castilla con las cuchillas anchas del guayo. (Si lo guayas tan fino como el polvo, se te empelota.) Entonces hierve la leche de coco y agrega el jabón poco a poco para que se derrita, meneándolo siempre. Una vez que se derrita completamente, vierte la mezcla en un molde llano. Después de que endurezca córtala en barritas y ya están listos los jaboncitos. Si quieres que queden un poco más duros, déjalos al sol por unas horas.

FP: Para evitar las canas y la caída de pelo, se dan sobos del cuero cabelludo con aceite de coco sacado de esta manera: Eche un puñado de romero y pétalos de la rosa cienhojas en leche de coco en un sartén. Deje que ese líquido se hierva sobre una candela bien bajita hasta que se saque el aceite. Ese aceite colado es lo que se usa para darse los sobos y peinarse todos los días.

EO: Para acondicionar el pelo, hierve las hojas de algodón y después de lavarte el pelo, te echas esa agua como enjuague final.

MV: Para hacer crecer el pelo y quitar la caspa, hierva dos o tres ganchos largos (de unas 12 pulgadas) de romero con unas seis u ocho tazas de agua y 1/4 taza de vinagre. Después de que hierva unos 15 minutos, deje que se enfríe. Páseselo al pelo y al cuero cabelludo con unos sobitos todos los días. Esta fórmula me deja el pelo bien suave, nunca me da caspa, y ¡tengo una melena!.

TRAMIL: Cuando uno tiene el pelo reseco, el aguacate pasado se le hace puré y se pasa por todo el pelo. Se deja allí, cubierto con un trapo por un par de horas antes de lavarse el pelo.

• Para estimular el crecimiento del pelo, se pueden dar masajes del cuero cabelludo con el aguacate pasado.

• Se hierven las ramas y bolitas verdes y maduras del fideillo (tente en el aire) con las hojas de cola de caballo y se usa esa agua para dar masajes del cuero cabelludo.

• El zumo de la fruta de la pitahaya se usa para dar masajes del cuero cabelludo.

• Se dan masajes del cuero cabelludo con el té de la corteza de la guácima hervida.

PS: El jugo de la higüera madura te pone el pelo negrecito. La tripa se unta y se dan unos masajitos del cuero cabelludo y le nace el pelo negro a uno.

Café

(sustitutos; chorote)

PS: Las semillas del guingambó se tuestan, se muelen y se hierven como si fuera para hacer un café. Esa bebida se llama chorote. El chorote queda sabroso solito o mezclado con semillas de hidionda o con el café del cafeto.

• Otro chorote se hacía de los granos de maíz tostados, molidos y hervidos. Es refrescante y sabe bueno.

M: No tomo café ni chocolate pues la cafeína me hace mucho daño. Así que cuando tengo ganas de tomarme algo caliente que me reanime, me preparo un "te" de agua con melaza o "miel de pulgas". Este té es un buen suplemento para la mujer porque contiene muchos minerales, incluyendo una buena concentración de hierro.

Calambre

FP: Para tratar un calambre, machaque cinco o seis granos de pimienta negra. Hierva esa pimienta y después de que el líquido se asiente, cuélelo. Al líquido claro se le echa con un cuentagotas dos gotitas de yodo. Entonces, se toma ese te. Se puede tomar tres veces al día. Muchos se han aliviado con esa receta.

Cálculos renales

*vea **Riñónes***

Calentura

*vea **Fiebre***

Cáncer

*vea también **Matriz y vagina***

FP: Se hierven las hojas y las raíces de la santa María de cruz, la santa María de playa y un poco de sanguinaria. Tómese de esos teses.

MC: Hiérvete las hojas del anamú -que ni los chivos se lo comen- con las hojas de llantén y (si las tienes) las flores de claveles de muerto. Esos teses son muy buenos para el cáncer.

TRAMIL: Tómese guarapos de las flores de la playera 3 veces al día.

Caño del orín

*vea **Riñones,** también**Vejiga***

Catarro y ronquera

vea también ***Gripe, monga***

Sazone los guarapos con miel de abeja o con miel brava de caña.

FP: Para curar un catarro hiérvase unos teses de la flor del saúco. Si no hay flores, puede usar los pimpollos, pero la flor trae más medicina.

• Los teses de la curía panacea se usan mucho para el catarro. Le sacan el frío a uno.

• Para un catarro bien malo, se asan 2 o 3 pencas de maguey y se exprimen. Entonces, al zumo se echa una onza de sal sosa, una taza de melao de caña y el jugo de 2 o 3 naranjas. Y se acaba el catarro con lo que uno bota. ¡Un montón! Ese mismo remedio sirve también para las bestias cuando se enferman del catarro.

EO: Para limpiarte los bronquios y aliviarte un catarro, hierve una cucharadita de la savia del árbol de tabonuco en una taza y media de agua. Cuando quede una taza, toma el té.

• Para limpiarte los bronquios y curarte la ronquera, los teses de salvia son buenos.

• Cuando los nenes tienen ronquera, se les pone un poco de sebo de olor debajo de los pies, en la parte de adentro de los codos, y debajo de los brazitos. El sebo de olor es caliente y les bota el catarro.

JG: Para un catarro, te preparas el café negro con una cucharada de mantequilla en vez de leche. Sientes el alivio rápido.

• Las flores de espuela de galán se preparan en teses para tratar el catarro.

RL: Para un catarro, hierve la flor del dragón (pimienta Angola). Ese té le saca la flema a uno.

JM: Se dejan hojas del tabaco y un poco de alcanfor en el alcoholado. Los sobos con ese alcoholado son bien buenos para quitarle a uno los "hielos" o resfriados.

DV: Se hierve un poco de jengibre del país en un par de tazas de agua y se le echa mantequilla. Ese guarapo es lo mejor que hay para el catarro. Le limpia a uno el pecho.

M: Para un catarro fuerte o una monga con congestión, mondo y lavo 2 pencas de sábila grandes, y echo el cristal en la licuadora con la mitad de una cebolla grande, el jugo de 3 limones del país y una caneca y pico de miel de abeja. A veces hay que agregar más limón o más miel, pero los diferentes sabores amargos, picantes y agrios tienden a neutralizarse y se deja tomar.

• Un té de las flores de la pimienta Angola (flor de dragón) mezclado con flores de anacagüita y la base de los tallos del limoncillo alivia la mortificación (y la tos) de un catarro.

TRAMIL: Los guarapos hechos de las flores de cariaquillo son buenos. Se pueden tomar de las flores solas o mezcladas con jengibre, limoncillo y la flor de saúco.

• Pique un limón con su cáscara en cuatro cantos y hiérvalo por media hora. Entonces tómese el agua y cómase el limón.

• Tómese guarapos hechos de las hojas de limón con limoncillo, anís estrellado y flores de dragón.

• Un buen remedio es el de la cebolla hervida con la yerba dulce. Se toma con un poco de miel y un chispín de ginebra.

• Los teses de las hojas del eucalipto son muy buenos.

• Prueba con los guarapos de curía con poleo, jengibre y limoncillo.

• La flor de la lechoza macho se hierve con las flores de dragón (pimienta Angola), y las hojas de curía y salvia, un pedazo de jengibre y hojas del naranjo o un nudito del limoncillo.

• Tómese guarapos de las hojas del naranjo agrio con las hojas de ipecacuana, curía y un nudo de limoncillo.

Circulación sanguínea

JG: Los teses de la raíz del maguey sirven para estimular la circulación.

MC: Cuando una persona va perdiendo la circulación en sus pies, se hierven las hojas de sanguinaria con las hojas de mostaza y anamú si las hay. Se prepara una sangría, un baño de las rodillas para abajo. La persona deja las piernas en esa agua tibia, ¡tan buena que es para la circulación!

• Las hojas de higuillo también sirven hervidas en sangrías para estimular la circulación y calmar los dolores musculares.

JM: Los baños preparados con hojas del saúco ayudan mucho.

M: El romero estimula la circulación sanguínea. Se puede hervir y darse baños con el agua; se pueden echar ramos de la planta en alcoholado y después utilizarlo en sobos. Si tiene la piel reseca, se puede preparar en aceite de la siguiente manera: llene un frasco de las hojas del romero y cúbralo todo de aceite. Tape el frasco y déjelo durante 6 semanas; allí tiene una infusión en aceite. Se puede usar en sobos para hacer crecer el pelo o simplemente para estimular la circulación en las extremidades del cuerpo.

• Después de darse un baño tibio, báñese con agua bien fría. Una rutina de baños fríos ayuda mucho a estimular la circulación.

• Un poco de ejercicio todos los días estimula la circulación mejor que ningún otro remedio.

Colesterol

LV: Para bajar el colesterol, se monda una berenjena y se corta en cuatro pedazos. Entonces, se deja en un galón de agua. Al otro día esa agua estará lista para tomar. Se toma de esa agua exclusivamente, evitando otros refrescos. Al sacar un poco de agua del galón para tomar, siempre llénalo de nuevo. Sigue en ese proceso hasta que la berenjena se ponga oscura. (Normalmente tarda casi una semana en oscurecerse.) Al cambiarse de color, se cambia la berenjena por una fresca y se repite el proceso. Este tratamiento funciona. Yo tenía el colesterol bien alto, y después de ponerme a tomar el agua de berenjena por un par de meses, el médico recibió una sorpresa. Se me bajó mucho.

Corazón

FP: Para fortalecer el corazón cuando se le haya encontrado un soplo, coja un puñado de la altamisa verde, lávela y échela dentro de un litro de vino blanco. Esa planta se deja en el vino soltando un color verde y la medicina que tiene. Cuando el vino se pone verde, se toma en vasitos de unas 2 onzas todos los días. Fortalece el corazón.

RL: Los teses de las hojas del corazón me han fortalecido el corazón. Pero lo más importante para el corazón es dejar la sal. Pues cuando dejé la sal hasta se me aclaró la vista, que yo estaba casi ciego.

MC: El té de la cáscara de granada sirve para fortalecer el corazón, pero estriñe.

Cosméticos tradicionales

EO: No teníamos colorete, pero cogiamos las hojas de gandul y nos las poníamos al revés sobre las mejillas un rato. Nos irritaban y nos dejaban coloraítas.

• Hervíamos el achiote y con esa agua colorá nos pintábamos el pelo.

Cutis

vea también ***Piel***

arrugas

EO: Para evitar las arrugas, hazte mascarillas de la miel de abeja. Se dejan unos 15 minutos nada más.

M: He tenido buenos resultados untándome la cara con aceite de ajonjolí por las noches. Es un aceite tan liviano que puede usarse hasta de día. Además, bloquea algunos rayos solares.

• Después de tomar sol, úntese la cara con el cristal de la sábila o con aceite de higuereta (conocido también como aceite de ricino y aceite de castor). Los dos reparan el daño hecho por el sol.

espinillas, barros, acné

JG: Un jabón confeccionado en casa con barro y sábila es una medicina poderosa para el acné. Y es fácil de hacer. Guaya cuatro barritas de jabón de Castilla con las cuchillas anchas del guayo. (Si sale tan fino como el polvo puede empelotarse.) Monda una penca de sábila de tamaño mediano y pica el cristal lavado en pedazos de 1". Pon una taza y pico de agua a hervir y échale la sábila. Ve agregando el jabón poco a poco para que se derrita, meneándolo siempre. Si queda muy espesa la mezcla, échale más agua, poco a poco. Debe estar lo más espesa posible pero no tanto así que no funcione la licuadora. Echalo todo a la licuadora. Si requiere más líquido, agrégale más agua hirviendo. Dale unas vueltas a media velocidad y cuando empiece a licuarse bien, échale tres cucharadas de barro pulverizado. Que siga la licuadora unos 15 o 20 segundos más. Vierte la mezcla (parece masa de bizcocho de chocolate) en un molde llano (el de lasaña sirve perfectamente bien). Después de que se endurezca se corta en barritas y ya están listos los jaboncitos. Si quieres que te queden un poco más duros, déjalos al sol por unas horas.

• Las mascarillas del puré de guineo pasado también son muy buenas para el tratamiento del acné. Se aplican al rostro y se dejan por 15 minutos al día.

• Si deseas tratar los barros con un remedio interno, hiérvete medio litro de agua con raíces del maguey. Después de hervirlas por unos 20 minutos le echas una cucharadita de sal de higuera. Te tomas un palito de una onza dos veces al día. Ese "vinito" te purifica la sangre y los barros se te van.

BS: Mezcla un poco de barro con agua y póntelo como mascarilla durante un par de horas; o si prefieres, usa el barro puro como si fuera jabón dos o tres veces al día.

• Se pueden pasar las hojas machucadas de la hidionda sobre los barros.

EO: Se abre una gunda de ñame y se unta el líquido de adentro sobre las espinillas.

• Para hacer un jabón bien medicinal que sirve para las espinillas, las llagas y también los piojos, derrite un jabón y échale la hiel de puerco. Lo mueves y lo mueves y después lo echas en un molde.

FP: Para deshacerse de las espinillas, la mejor medicina es la baba del becerro. Cuando uno va a ordeñar la vaca y va pegando el becerro y quitándolo para que le baje la leche a la vaca, pues el becerro suelta mucha baba. Lávese la cara con esa baba. Es la mejor medicina para las espinillas.

• Otro remedio para las espinillas se hace de las casitas de avispa, que son hechas de un barro que se llama la greda. Esa greda se coge, se hace polvo y se va echando en un poquito de agua hirviendo, poco a poco. Después de que se espese, se pasa con una pluma de ave sobre el sitio afectado.

M: El sebo Flandes es un tiro para los barros grandes y dolorosos. Untelos con el sebo y verá que al otro día los barros se han achicado.

suavizar el cutis

MV: Deja la rosa cienhojas en agua al sereno y al otro día te sacas las hojas y te lavas la cara con esa agua. Te deja el cutis suave, suave, suave.

FP: En Loíza, las mujeres más bellas siempre han usado la sábila. Después de mondar la penca, se deja el cristal en agua. Se deja esa agua con sábila al sereno, y después se lava la cara con ella.

• También se hacen mascarillas del jabón de Castilla derretido en aceite de oliva. Si tienes el cutis reseco, puedes agregar miel de abeja. ¡Hay que ver los resultados!

manchas

BS: Para las manchas en la cara, hasta las manchas del sol, se pasa una mascarilla de barro con agua dos veces al día.

Churras

*vea **Diarrea***

Diabetes

FP: Para bajar el azúcar, tome cocimientos (guarapos) del quinino del pobre.

MC: El té de las hojas de la insulina baja el azúcar. Hay que experimentar para encontrar la dosis correcta, pues esa planta es muy fuerte y si no tienes cuidado, se te baja demasiado.

• El té de las hojas de bruja también te baja el azúcar en la sangre.

RM: Hierve las hojas del anamú y del cundeamor juntas y tómate de esa agua en teses.

• Los teses de las hojas de gandul y los pimpollos de panapén también bajan el azúcar en la sangre.

TRAMIL: Tomar teses de la raíz del chucho hervida cada tres horas.

Diarrea

MC: Los teses de los cogollos del guayabo y de la cáscara de granada sirven para las churras.

• Para un bebé, prepárale un té con un cogollito de guayabo, otro de túa túa y uno de guanábano.

TRAMIL: Tómese una mezcla de jugo de limón con un poco de harina de trigo.

• Las hojas de las siguientes plantas -solas o en combinación- se recomiendan como tratamientos para la diarrea (en orden de popularidad): cogollos de tártago; hojas de guanábano, orégano chiquito, manzanilla, yerba buena, llantén y limón; cogollos de túa túa; hojas de toronjil, menta, guayabo y pazote.

Dientes y encías

EO: Cuando un nene está echando dientes, el guarapo del piquete (las flores y las hojas) es lo mejor que hay.

FP: La raíz del malojillo es buena para limpiar con ella los dientes. Es aromática, tiene buen sabor y al estarla masticando, forma una escobilla que limpia los dientes.

M: Las hojas del gandul fortalecen las encías. Simplemente restriéguelas sobre las encías una vez al día.

• Un cepillo de dientes natural se hace de la raíz del limoncillo. Se mastica un poco para que forme un cepillito, y se usa para lavar la boca.

• Las hojas del mangó fortalecen las encías. Se usan para limpiar entre los dientes a manera de hilo dental.

Digestión
*vea **Estómago** y **Vesícula***

Dolor

RM: Los paños de baquiña alivian el dolor. Cuando te duele la cintura o las piernas o los pies -y que nunca te pase, pero si te fuera a pasar- coges la hoja de baquiña cerrada la hierves con la raíz y todo. Entonces coges ese líquido bien concentrado y te pones un paño con ese líquido sobre el área que te duele. Se puede dejar una toalla gruesa encima del paño para mantener el calor.

FP: Cuando uno siente un dolor, se entibia una hoja de algodón y la coloca sobre el sitio, amarrada con una venda. Este tratamiento sirve para un dolor en cualquier sitio del cuerpo.

CR: Se machacan las hojas de la malva para sacarles el jugo, y ese jugo se usa para sobos. O se pueden hervir muchas hojas y poner los paños con el agua tibia sobre el sitio que le duela.

• Se machacan las hojas del anamú y se ponen sobre el área que le duele a uno. O se puede usar los paños de anamú. El anamú sirve para el dolor de un golpe o para el dolor de la artritis.

• Se abre una penca de tuna para tener dos "platos" Se asan y después de enfriados, se ponen sobre el sitio que le duele y se amarran al sitio con paños.

• Se atibian las hojas de la salvia y se ponen sobre la parte que le duela. Después que estén puestas las hojas, póngales un poco de aceite encima y un paño para aguantarla.

• Cuando uno tiene un dolor, se pone unas hojas machacadas de la verbena sobre el sitio. Se toma el té de la verbena también.

• Se hierven unas hojas de saraguazo y se aplican los paños del agua de saraguazo sobre la parte que le duela.

RL: Hace unos 30 años un caballo se paró sobre el pie mío y de vez en cuando me dan unos dolores bien malos. Pero si tengo una bolsa de tabaco curado, me meto el pie adolorido adentro y eso me ayuda mucho.

Dolor de cabeza

EO: Para un dolor de la cabeza, ponte dos ramitas de ruda sobre la frente -sin machucarlas ni nada- y acuéstate.

• O date un baño cálido de ruda de la cintura para abajo.

FP: Se entibia la hoja de algodón y la coloca en donde le duele la cabeza, amarrada con una venda.

JG: Tómate un vaso de jugo de limón con agua. Entonces, colocas un ramito de ruda sobre la frente, y una hoja de tabaco amortiguada encima con aceite alcanforado. Te pones una venda, te acuestas, y se te va el dolor de cabeza. Es lo mejor que hay.

TRAMIL: Hay muchas cataplasmas efectivas preparadas a base de hojas. Sólo hay que calentar la hoja y aplicarla(s) sobre la frente y las sienes con un poco de aceite de comer o un poco de mentol. Treintinueve de las cien personas entrevistadas mencionan la efectividad de una cataplasma hecha de las hojas frescas de salvia cubierta con un poco de aceite alcanforado o de oliva y un pañuelo para aguantarla. Otras cataplasmas recomendadas son las borras de café, ramitos de ruda, la papa cruda guayada, las hojas de aguacate, una hoja de repollo, las hojas de tabaco, las de achiote, una hoja de baquiña cerrada, las hojas de tomate, las de belladona, las de mangó, las de túa túa (con sebo Flandes), las de la malagueta y las de verbena.

• Se puede hacer un baño de ruda y dejar los pies en el agua caliente mientras se coloca una bolsa de hielo sobre la cabeza.

• Los teses de manzanilla son recomendados a menudo.

• Tómate jugo de limón en agua.

• Tómate una taza de café negro con tres gotas de limón.

• Hágase un baño de chorro tibio con las siguientes hojas: ruda, manzanilla, romero y yerba buena.

• Un baño de hojas de albahaca con yerba buena, paletaria y llantén alivia el dolor de cabeza.

M: Si el dolor de cabeza es causado por mucha lectura o trabajo frente a una computadora, es que el cuerpo le está pidiendo un cambio de energías. Haga ejercicio; camine con ánimo; baile. Lo importante es que haya buena circulación y que respire profundo.

• Si tiene un huerto, entierre sus manos en el suelo. Después de 10 o 15 minutos de trabajo entre las plantas, sentirá un gran alivio.

Embarazo

vea ***Parto tradicional***

Espasmo muscular o "pasmo", tendones

FP: Para un espasmo muscular, eche hojas del orégano chiquito y del poleo en ron o en alcoholado con alcanfor o mentol cristal. Se deja reposando por 4 días, hasta que suelte la tinta, y se dan los sobos donde duelan.

MC: Para un pasmo muscular de la cara, se hierve el comején. Algunos se toman de ese té pero eso no es para todo el mundo, pues es muy caliente y puede que le dañe el hígado. Lo mejor es respirarlo como vapor. Algunos colocan el agua de comején en una cacerola debajo de la cama. Entonces el vapor va subiendo y uno lo va respirando. También se pueden dar sobitos con esa agua.

• Cuando uno tiene los tendones afligidos, se puede hacer un cataplasmo del anamú machacado con agua maravilla. Te lo amarras con una venda encima y te pones una bolsa caliente por la noche. Así se te aflojan los tendones.

RL: Cuando anda sudado y tiene que pasar por un río o por otro sitio frío, échese un poco de tabaco a la boca para no pasmarse.

M: Una pomada a base de salvia en aceite de oliva penetra y ayuda a relajar los músculos. No tiene mucho olor, pero es muy reconfortante; en casa le decimos "salvisanto".

Esterilidad

FP: La palma de corozo trae una medicina que le cura a una mujer que no ha podido dar a luz. Hay que hacerle un agujero a la palma de corozo y dejar un envase allí para recoger la savia que suelta, que es como un vino. Si la mujer se toma de ese vino a menudo, dentro de poco, podrá concebir. No le hace daño al palo, y sabe bien bueno.

• Mi bisabuela curaba la esterilidad en las mujeres. Primero hervía en leche la muda (la piel desechada) de una culebra, y se le agregaba el caldo de una penca de maguey. (Esto es el zumo que se le saca al maguey después de asar la parte gorda de la penca.) Muchas de las mujeres que se tomaban de ese líquido llegaron a concebir y a parir. (Se sazona con miel de abejas.)

Estómago

*vea también **Ulceras estomacales***

JM: Los guarapillos de pazote sirven cuando uno tiene la digestión pesada.

• Los guarapillos de poleo son muy buenos para la indigestión.

• Cuando uno tiene empache, se le debe dar teses de los cogollos del guanábano.

JG: El mejor remedio para la descomposición del estómago es a base de las hojas del guanábano. Hierves 5 cogollos de guanábano y mientras hierve el agua, te preparas un caramelo, tostando una cucharada de azúcar y una pizca de sal. Cuando está hecho el té, le echas el caramelo y cae suave, suave, suave. Ese té arregla la digestión.

CR: Cuando uno tiene vómitos o una descomposición del estómago, se hierven los ñames (las raíces anaranjadas) del chucho y se toma el té.

• Lo mejor que hay para curar los vómitos y la descomposición es un té de los pimpollos de tártago con los del guanábano.

EO: Cuando un nene se indigesta mucho, se le da un santiguo y un té de las flores de la espuela de galán. Después puede comerse un guineo malango (mafafo, chamaluco) bien salcochao. Si no hay de los verdes para cocinar, le das uno maduro. Los teses de la espuela de galán también sirven para los grandes. Son muy frescos para el estómago.

• Para un dolor del estómago, se le echa el agua hirviente encima de unas ramas de la ruda y se deja hasta que se enfríe el agua. Se toma esa agüita de ruda tibiecita.

• O si prefieres, puedes coger dos ramitos de ruda y colocarlos sobre el estómago.

• El almidón de yuca es muy fresco. Se puede tomar con un poquito de agua y azúcar para el dolor del estómago.

• El jugo de caña es lo mejor que hay para la digestión.

• También se puede hacer un té de anís de hoja con unas hojas de menta y una flor de espuela de galán blanca.

• Los teses de las hojas de guanábano suavizan la digestión cuando tienes el estómago descompuesto. Además, le sacan los gases a cualquiera.

• Cuando uno está indigestado, se machaca la penca del maguey. Entonces se tuerce bien torcido y se saca el agua para tomársela hervida con agua pura. ¡El agua de maguey es tan buena para el estómago!

• Cuando le da el padrejón a los hombres, lo que nos dicen "mal de madre" a las mujeres, es decir, cuando uno se siente bien mal de la panza, se hierven nueve ajises caballeros, que son picantes. Se hierven enteritos y después se toman como píldoras. No se pueden masticar. Y se cura la persona.

DV: Cuando tengo un dolor del estómago, cojo una pelotita de nuez moscada y me como un poquito de eso. Es amarga pero me quita el dolor. Enseguida me alivia.

FP: El jugo y el té del malojillo son buenos para las afecciones gástricas.

• Los cocimientos (guarapos) de las flores y las hojas de malva alivian las irritaciones del estómago.

• Cuando uno está indigesto, se mezcla un poco de ceniza de leña en agua y se deja que se asiente. Cuando la ceniza se haya ido para el fondo, el agua se pone bien clarita y se toma. ¡Alivio seguro!

RL: Para un malestar del estómago, tómese un guarapo de las hojas nuevas del guayabo con las del guanábano.

MC: Para los vómitos, doy teses de poleo con hojas de guanábana, túa túa y paletaria. Y se los quitan.

• Después de comer algo que le deja el estómago pesado, te deja bien chévere un té de las hojas de sándalo o de menta. Si hay muchas hojas, prepáratelo sin hervirlo.

BS: Cuando ha habido una mala digestión, las hojas de la hidionda se machucan y se mezclan con aceite. Después se ponen sobre el estómago con una toalla caliente encima.

TRAMIL: Para los vómitos, se recomiendan tés de las siguientes hojas (en orden de popularidad): tártago (cogollos), guanábano, manzanilla, yerba buena, naranjo agrio, corazón, orégano chiquito, toronjil, llantén, jengibre, tilo, col blanca, pazote, túa túa (cogollos).

• Para los vómitos, tómate un poco de jugo de limón mezclado con un poco de harina.

Estreñimiento

CR: Se pueden hervir 10 o 12 semillas maduras de la caña fístula en dos o tres tazas de agua y después se toma el té.

EO: La raíz de la hidionda chiquita es lo más medicinal que hay para los gases y el estreñimiento. Uno echa las raíces de tres matas y una hoja de cada mata en tres cucharadas de ron caña. Entonces le echas una cuarta (tres dedos o tres o cuatro onzas) de miel de abeja. Hay que moverlo y se deja asentar. Se puede tomar a los cinco días, pero sólo se toma la punta de la cucharadita.

• Un té de las hojas y los capullitos de malva alivia el estreñimiento. Muélelos primero en un pilón, entonces, hiérvelos y cuela el té antes de tomártelo.

JG: Para el estreñimiento se pueden hacer supositorios de aguacate. Se forman bolitas de la pulpa del aguacate y se congelan. Cuando tienen su formita, se introducen en el recto. Esos supositorios son lo mejor que hay para los intestinos.

MC: Las mejores enemas se hacen de tuna o verdolaga hervida. Cuando ya tienes 3 o 4 tazas del líquido a temperatura de ambiente, le echas un poquito de jabón de Castilla, un chispín de azúcar negra al agua, ¡y tremenda enema tienes!

M: A veces cuando estoy estreñida me como dos o tres pencas nuevas de tuna. Su fibra es el remedio indicado. O pico un par de pencas crudas y las dejo en medio galón de agua o en jugo. Al otro día me tomo todo ese líquido. Combinada con el agua, la fibra babosa de la tuna llena los intestinos e impulsa una evacuación "impresionante", sin causar ningún malestar.

• O me preparo un gran plato de verdolaga sancochada con aceite de oliva, ajo machacado, un chispín de vinagre y zanahoria cruda guayada y mezclada con la verdolaga caliente. Es un plato bellísimo, rico, y al otro día su fibra le hace evacuar bien, ¡pero bien!

• Otro remedio seguro es el de las semillas de ajonjolí tostadas y molidas con un chispín de sal. Preparo una taza a la vez, y cuando siento necesidad de fibra, me como dos o tres cucharadas espolvoreadas sobre un poco de ensalada, como condimento. ¡Remedio seguro!

Fiebre, calentura

CR: Tomar teses de la raíz del saraguazo.

• Lo mejor para una gripe con fiebre es un té de las hojas de naranja agria con jengibre y leche. Hierva los pimpollos de naranjo y después échele un pedacito de jengibre. Se le echa un poco de leche y un chin de miel de abeja. Tómeselo a la hora de acostarse y al otro día estará bien.

• Los teses de llantén son efectivos.

FP: Para la fiebre, se puede preparar una buena "naranjada", hirviendo una naranja agria partida con todo y cáscara. Después de tomarse ese "jugo" sazonado con miel de caña, uno se arropa bajo las sábanas, y ¡a sudar!

RL: Hierva diferentes plantas frescas, como la verdolaga, el cohitre y el alcanfor, y después de enfriarse el "té", dele a la persona enferma una enema de esa agua. Le saca la fiebre rápido.

• Se mezcla un poco de agua con el jugo de un limón, una cucharadita de azúcar y una pizca de bicarbonato de soda. El limón con soda le baja la fiebre a cualquiera.

MC: Hazte una tisana del cohitre. Lo lavas, lo estrujas y lo dejas en el agua. Al otro día está lista esa agua para tomar, y refresca mucho. Baja la fiebre.

Gases intestinales

EO: La raíz de la hidionda chiquita es lo más medicinal que hay para los gases y el estreñimiento. Uno echa las raíces de tres matas y una hoja de cada mata en tres cucharadas de ron caña. Entones le agregas una cuarta (tres dedos o tres o cuatro onzas) de miel de abeja. Hay que moverlo y después, se deja asentar. Se puede tomar a los cinco días, pero sólo se toma la punta de la cucharadita.

• Para los gases se pueden tomar teses de las hojas de naranjo, las hojas de guanábano y los cogollos de café, mezcladas todas o solitas. Son bien frescas.

• Un guarapo de las hojas de guanábano solas también le saca los gases a cualquiera. Y suaviza la digestión cuando tienes el estómago descompuesto.

FP: Si no hay de la raíz, se puede hacer un "café" de las semillas tostadas de la hidionda chiquita. Tuéstalas sin aceite sobre una candela bajita, pásalas por un molinillo de café, hiérvelas y cuela el rico "café" de hidionda.

BS: Se hace una tisana, moliendo las hojas de la hidionda chiquita y echándoles agua en una tinaja. Se deja así de un día para otro y después se toma esa agua sin hervir. Saca los gases del estómago y es muy refrescante para los tiempos de calor. ¡Hasta te quita el salpullido!

MC: Cuando una mujer tiene el vientre bien hinchado, hierve muchas raíces de moriviví juntas con raíces de la hidionda, bastante anís de estrella y una berenjena de comer mondada y picada en un galón de agua. Que se la tome toda. Esta fórmula le ha ayudado a una amiga que parecía que iba a parir gemelos, y era que el vientre se le había llenado de gases.

Golpes

CR: Las hojas de la curía panacea se machacan y se ponen sobre el golpe.

• Se machacan las hojas del anamú, se calientan y se ponen sobre el área que ha recibido un golpe.

JM: Se machaca el ñame de la sueldaconsuelda con un chispito de aceite de comer y se pone sobre el golpe cuando el hueso está resentido.

M: La tintura de árnica (que todavía se consigue en las farmacias) es milagrosa. Inmediatamente después de caerse o de recibir un golpe, aplique la tintura sobre el área afectada y -si desea- tómese de 3 a 5 gotas en un poquito de agua. Repita una o dos veces durante el día y verá que no tendrá ni un moretón, y no se le va a hinchar.

Gota

PD: Si tiene la gota, evite alimentos con altas concentraciones de proteína. Para eliminar el ácido úrico, tómese los teses de anamú con las hojas de morera y llantén. Cuando yo tenía la gota, esos guarapos me ayudaron en cantidad.

M: Con las comidas, se puede tomar agua que contenga un chispín de bicarbonato de soda. Ayuda a alcalinizar el sistema.

Gripe, monga

vea también ***Catarro***

Sazone los guarapos con miel de abeja o con miel brava de caña.

CR: Tómese los teses de las hojas del limón agrio y la naranja agria.

• Lo mejor para la gripe con fiebre es un té de las hojas de naranja agria con jengibre y leche. Hierva los pimpollos de naranjo y después échele un pedacito de jengibre. Cuando tiene un buen sabor a jengibre, agréguele un poco de leche y un chin de miel de abeja. Tómeselo a la hora de acostarse.

JM: Para la monga, no hay nada como un té de la flor del saúco.

RM: Cuando tengo la gripe mi medicina es un té hecho con las hojas maduras -oscuras- de naranjo, una flor de saúco que esté abierta y un poco de eucalipto o flores de cariaquillo. También se puede echar un poco de jengibre, una hojita de manzanilla o un poco de poleo. Ahora, si tú preparas un té tienes que tomártelo caliente. Si te lo tomas frío no tiene el mismo efecto. Y si te lo tomas caliente, no puedes tomarte un vaso de agua fría después porque te pasmas.

M: Para un catarro fuerte o una monga con congestión, mondo y lavo dos pencas de sábila grandes, y echo el cristal en la licuadora con la mitad de una cebolla grande, el jugo de dos o tres limones del país y más de una caneca de miel de abeja. A veces hay que agregar más limón o más miel, pero los diferentes sabores amargos, picantes y agrios tienden a neutralizarse y se deja tomar. Me lo tomo todo, ese mismo día.

• Un té de flores de la pimienta Angola con flores de anacagüita y la base de los tallos del limoncillo alivia el malestar de la gripe.

TRAMIL: En casos de la monga, los baños de albahaca con jengibre y cariaquillo o poleo alivian mucho.

• Hierva un limón y tómese ese jugo con miel y un poco de ron.

• Alivian mucho los masajes con alcoholado que contenga hojas de ruda.

• Se recomiendan los baños hechos con hojas de achiote, higuereta, malagueta, poleo, anamú y albahaca.

• Los baños de cariaquillo con túa túa y albahaca son buenos.

• Son buenos los sobos con un alcoholado que contenga jengibre, hojas de salvia, tabaco y tente en el aire.

• Tómese guarapos de las flores de la playera blanca.

• Los guarapos de curía con pazote, limoncillo, llantén y paletaria son buenos.

• Tómese el jugo de un limón sin azúcar 3 veces al día.

• Echese un baño de altamisa con verbena.

• Se hace un buen baño con las hojas de pazote, albahaca, santa María, tártago y poleo.

• Los guarapos del botón de cadete bajan la fiebre. Hierve las hojas y tallos de esta planta con las raíces de limoncillo y un poco de jengibre.

• Hierve hojas de higuereta con las de salvia, santa María, tártago, aguacate, guanábana y la corteza del almácigo blanco. Después de que se enfríe un poco, échate ese baño, que es lo mejor que hay.

Hemorroides

DV: Para secar las hemorroides bien sequecitas, se pela una penca de sábila y se forman unas bolitas del cristal. Esas bolitas se dejan en el "frizer" hasta que se endurezcan. Después de duras, se usan como supositorios todos los días.

FP: Se guaya un cuerno de vaca y se quema ese polvo. Al pasarse por el ano, ese humo va secando las almorranas, que ahora se llaman hemorroides.

• Se asan unos tomatitos pequeños y se aplican con su jugo y todo a las almorranas hasta que desaparezcan. Se van curando rápido.

Herpes

vea Verrugas

Hígado

FP: Cuando hay una inflamación, machaque las hojas y flores de malva con un poco de grasa y aguardiente de caña. Esa mezcla se aplica sobre el área del hígado y alivia el malestar.

• Para tratar la ictericia, se hace un fuerte cocimiento de las flores y cogollos de moco de pavo y se toma endulzado con azúcar. Este es un gran refrescante antibilioso.

• Para aliviar la ictericia, la fruta del níspero se machaca y se mezcla con aceite de almendra o de coco. Se aplica esa mezcla en cataplasmas sobre el hígado.

• Para un dolor en el área del hígado, marchita unas hojas de parcha sobre una candela, échales un poco de ungüento de alcanfor, y déjalas allí. Alivia mucho.

Hinchazón e inflamación

RL: La higuereta es lo mejor que hay para cualquier hinchazón que uno tiene, cualquier inflamación. Se pueden hervir las hojas para hacer un baño o una cataplasma, o se pueden hacer gargantillas. Para hacer las gargantillas, se cogen los tallos que unen la hoja al tronco, y se parten en cantitos, pues son huecos. Después, con una aguja se ensartan y se coloca esa gargantilla sobre la parte hinchada y adolorida. Puede ser a través de la cintura, un tobillo, por cualquier parte del cuerpo. Se han usado las gargantillas de la higuereta hasta para bajar la hinchazón de la farfallota.

MC: Cuando se le hinchan los senos demasiado a una mujer después de dar a luz, uno coge el cañuto (tallo) de la higuereta, que es hueco por dentro. Uno va picándolo hasta tener muchos pedazos. Se ensartan los pedazos, y se pone ese "rosario" sobre los pechos. Ayuda el escurrimiento y le baja la hinchazón.

FP: Se puede hacer una pomadita de la greda, el barro que compone las casitas de avispa. Se le hace polvo a la greda y después se va echando en un poquito de agua hirviendo, poco a poco. Después de que se espese, se pasa con una pluma de ave sobre el sitio afectado y baja la hinchazón.

Hongos

vea ***Matriz y vagina, Piel***

Ictericia

vea ***Hígado***

Infarto

FP: Para desbaratar los coágulos que causan infartos, tómese teses de la cáscara del ajo. Hierva la cáscara de dos cabezas de ajo en dos tacitas de agua. Tómese dos tazas del té todos los días o cómase mucho ajo, todos los días.

Insectos nocivos y otras sabandijas

vea también ***Picadas de insectos*** *y en la sección SEMBRANDO:* ***Animales domésticos y de corral*** *y* ***Plagas***

FP: Para ahuyentar las palomas y los murciélagos del alero de una casa, riegue pimienta negra molida. Saldrán en manadas y no volverán.

• Si uno tiene piojos, se mezclan los jugos de poleo y de cundeamor. Entonces, después de lavarse la cabeza, se deja ese jugo sobre el cuero cabelludo envuelto en una toalla. Así el piojo se asfixia y se muere.

• Si hay cucarachas y chinchas en la casa, ciérrela bien. Entonces, dentro, queme cascos de algarroba. ¡Las sabandijas se van rápido!

MC: Para alejar los piojos, hierva la altamisa, lávese la cabeza y deje como enjuague final ese líquido amargo envuelto todo con una toalla.

RL: El olor a anamú ahuyenta los majes.

EO: Para alejar los aradores, los piojos y otros pajaritos que dejan picadas, se disuelve el azufre con aceite de comer y se le aplica al área.

• La mejor cura para las niguas es una mezcla del ajo morado machacao con azúcar prieta y un poco de gas. Se aplica a los pies de la gente y con un trapo se les amarra. Se van las niguas.

• La savia del árbol de tabonuco se quema en sahumerios para espantar los mosquitos y otros insectos voladores.

AV: Cuando hay insectos que pican a uno, prepare una candela con tabaco. Se retiran con el humo.

PS: Cuando los murciélagos se apoderaban de una casa, se asaban rabos de bacalao y se colocaban por donde los murciélagos se metían. ¡Se iban y no volvían más!

Insomnio

JM: Cuando los nenes no pueden dormir, el guarapo del cogollo del apio es lo mejor del mundo.

EI: Cuando no puedes dormir, úntate un poquito de Vicks en el rabito de los ojos. Te cierras los ojos rápido y duermes lo más bien. ¡Si te lo untas en la frente el Vicks te mantiene despierta! Es un secreto de los que tienen que perder noches estudiando.

PD: Se guaya el cañón de unas cuantas plumas con una lima y se hace solución con un poquito de vino o de ron. Entonces meneas el polvito en el líquido y se lo das a la persona que no ha podido dormir. También se puede usar la limadura de uñas.

Limpieza natural

ropa

SM: Hace 20 años la ropa se lavaba con el maguey. Mandaba por la mañana a cortar las pencas. Le cortaba las espinas y hacía unas paletas. Con eso le daba a la ropa contra las rocas y soltaba una lavaza. Ese era el jabón. Con eso lavábamos la ropa.

JG: En vez de utilizar detergentes químicos, uso un pedazo de maguey mondado, de unas 3" por 3" con una barra de jabón azul en mi lavadora. Antes del ciclo del enjuague, saco el jabón de la lavadora, pero el maguey puede quedarse. Todo me queda limpiecito y el maguey y el jabón azul dejan un olorcito bien fresco. Con el mismo jabón llego a lavar muchas veces, unas seis o siete tandas.

• Si no tienes el maguey fresco al alcance siempre, cuando haya de la mata, puedes prepararte una botella del "detergente" de esta forma: Llena un jarrón con las partes más gruesas de una penca de maguey y cubre los pedazos de maguey con vinagre. El vinagre actúa como preservativo y también es agente de limpieza. Después de un par de semanas tendrás un producto excelente. Para una tanda, echa el jabón azul más media taza del vinagre con dos pedazos del maguey.

LI: Para quitar las manchas de moho del alambre o tendedero en la ropa, le echas jugo de limón directamente encima, la restriegas y después de unos minutos, la enjuagas.

EO: Para blanquear la ropa, usábamos los tallos del añil del pasto. Se machacaban los tallos, se ponían en agua y al otro día, después de lavar la ropa, movíamos el agua con el añil y pasábamos la ropa blanca por esa agua. Era el cloro de antes.

casa y vajilla

JG: Para limpiar mi casa, preparo el "detergente de maguey" en vinagre *(vea **ropa**)* y después de curado un par de semanas, lo paso por la licuadora. Ese es mi menjume y como si fuera cloro u amonia, lavo toda la casa con ello, hasta las ventanas, la nevera, la estufa, las losetas y los cristales, ¡todo! Deja un brillo bien bonito. No hay que echarle jabón ninguno. Uso el mapo para limpiarme la casa; entonces pego la manguera. Y deja la vajilla bien brillosa también.

• Cuando el maguey está escaso, uso el limón o el vinagre mezclado con sal en agua para la limpieza de mi casa. O voy pasando sólo una toalla con un poco de vinagre. Veo que me da mejores resultados que el cloro. Si en un mes y medio, ¡no he visto moho en el baño! He notado un cambio radical.

• Estoy experimentando con otra mezcla ahora: contiene ceniza y vinagre o limón. Preparo un balde de agua con el jugo de dos o tres limones -o media taza de vinagre- dos o tres cucharadas de sal, y un puñado de ceniza. Lavo los gabinetes, la estufa, las losetas y las ventanas. El brillo dura mucho, pero mucho tiempo, y no deja ninguna mancha. Antes todo se limpiaba con cenizas. Hasta se fregaba con ceniza. Así que cuando las tengo, aprovecho para usarlas en la limpieza.

Llagas, tajos y úlceras de la piel

EO: Cuando no hay cremas desinfectantes y hay que desinfectar y sanar una herida, lave bien el tajo y échele ceniza de madera con sal.

• Una cataplasma de cola de caballo machucada ayuda a sanar la herida rápido.

• La mancha de guineo también ayuda en la curación. Después de vacunarnos nos pegábamos esa mancha. ¡No te miento!

MG: Cuando nos dábamos un tajo, mami hacía una cataplasma de telarañas con gas. Nos las ponía sobre el tajo y no sangraba. Se curaba rápido.

MC: Para tratar una llaga fea, la yerba cangá se coge y se lava bien lavaíta. Después se machaca y se saca el zumo y se lo echa sobre la llaga o sobre la lepra. La yerba cangá y la yerba de tajo también, que las dos sirven para las llagas malas, hasta en los caballos.

• Para una llaga que "no tiene remedio", partes los cañutos (los tallos) del bejuco de caro. Después echas los pedacitos en un sartén y los vas tostando hasta que quede un polvo. Ese polvo tú se lo puedes echar sobre la llaga, y se cura.

BS: Los polvos de yuca y de maraca secan las llagas y las úlceras de la piel. Sirven hasta para curar la lepra.

FP: Mi bisabuela utilizaba las cenizas de romero como polvo desinfectante.

RL: Cuando tenía una úlcera infectada en el pie, mi abuela me enseñó a masticar la hoja del canelo y echar esa hoja masticada con la misma saliva mía -sin lavarme la boca- sobre la úlcera. Me amarré esa cataplasma al pie y después de tres curas, esa llaga se me sanó.

• La harina de café ayuda a sanar las llagas y las úlceras de los animales y de la gente también.

PS: Para curar una llaga, se puede quemar la cáscara de la granada y espolvorear por encima ese polvito de ceniza.

• Otro gran remedio es la ceniza de las hojas de túa túa. Le quita el dolor y cicatriza la llaga.

PD: Cuando tengo una herida, machaco la mata de escoba, y la pongo sobre la llaga. No bota sangre y no se me infecta.

ZC: Para úlceras abiertas que eliminan secreciones verdosas (típicas de la presencia de la bacteria conocida como *Pseudomonas*), limpie la llaga con gasas empapadas en una solución de tres tazas de agua con media taza de vinagre blanco. (¡No puede ser imitación de vinagre!) Después de limpiar el área afectada, irrigue la úlcera con la misma solución de una a tres veces al día, dependiendo de la severidad y la extensión de la úlcera.

Matriz y vagina

vea también ***Menstruación*** *y* ***Parto tradicional***

JM: Para las irritaciones en la vagina, el llantén es muy fresco; se hierve y esa agua sirve para lavarse por dentro. También se debe tomar unas tres tacitas del té al día.

• Las lavativas del agua (té) de piquete son buenas cuando uno tiene irritaciones de la vagina.

MC: Para las irritaciones, te hierves hojas de malva y los cogollos de jobo y se deja enfriar esa agua un poco. Antes de sentarte en ese baño colado, le echas un poquito de bicarbonato y un poquito de vinagre. Ese baño refresca.

• Tómate los teses de manzanilla para cualquier dolor de la matriz.

• Cuando una mujer tiene el vientre bien hinchado, hierve muchas raíces de moriviví juntas con raíces de la hidionda, bastante anís de estrella y una berenjena de comer mondada y picada en un galón de agua. Se la das a tomar toda. Esta fórmula le ha ayudado a una amiga que parecía que iba a parir gemelos, y era que el vientre se le había llenado de gases.

EO: Para quistes y problemas de la matriz y de los ovarios, se puede preparar un marimbo, que ayuda a la mujer a botar todo lo que no sea de ella. El marimbo limpia la matriz. Se abre una higüera, se saca la pulpa y se la exprime. Después, se mezcla el líquido con nemoscá, anís de estrella, canela, clavos, otras especies y un poco de azufre. Se deja asentar en un sitio fresco durante varios días y después se toma ese líquido.

M: Las decocciones de la corteza de la raíz del algodón ayudan a controlar flujos de sangre causados por fibromas en la matriz. Esta misma fórmula facilita el parto.°

• Para tratar fibromas y quistes en la matriz y en los ovarios, mi mamá prepara una cataplasma del aceite de la higuereta (castor) de la siguiente manera. Corte un pedazo de lana de un tamaño que -aún doblándolo en cuatro- le cubra toda el área del abdomen. En un molde llano, sature la lana con aceite de higuereta. Caliente la lana en un horno (no de microhondas) a temperatura baja; ¡no deje que se queme la lana! En lo que se calienta la cataplasma de lana, forre su cama de toallas viejas para que no se manche la cama y busque su "pad" caliente. Quítele el forro de tela que trae. Cuando la lana se haya calentado, aplíquesela sobre el abdomen y coloque el "pad" caliente encima. Se debe dejar durante 1 hora y media, tan caliente como pueda aguantarlo en lo que reposa. Este tratamiento se repite durante cuatro días, dejando los tres restantes de la semana sin el tratamiento. El ciclo se repite durante cuatro semanas. El tratamiento dura un mes. (Este tratamiento se puede utilizar para diferentes clases de padecimientos desde los espolones hasta las piedras renales.)

FP: Para controlar los flujos muy fuertes de sangre de la matriz o de flores blancas*, tómese el cocimiento de las raíces de la ortiga; un vaso por la mañana y otro al acostarse.

TRAMIL: Para infecciones, las lavativas de malagueta con manzanilla son muy buenas.

° *¡Cuidado! Si está embarazada, esta receta puede provocar el aborto.*

Menstruación

vea también ***Matriz y vagina***

EO: Para dolor de ijá, se toman los teses de ruda sin hervir (infusión).

• Un buen té para el dolor de ijá se hace con tres cogollitos de ruda, tres de anís, tres de menta y tres de manzanilla. Se les echa el agua hirviendo por encima, pero no se pone a hervir.

• Para dolor de ijá, se mete un poco de ruda en una canequita de ron con canela y queso. Se deja a curar por unos cinco días o una semana, y se toma por cucharadas.

FP: Para provocar la menstruación, se hace una infusión dejando un puñado de hojas de orégano chiquito y poleo en dos tazas de agua de un día para otro. Al otro día se toma endulzada con miel de abeja.

M: Para aliviar los dolores de menstruación, prepárese una tintura de cundeamor y ruda°. Simplemente llene un frasco de los tallos y hojas de las dos plantas frescas y cubra la mezcla de ron o de brandy (debe llegar hasta el tope). Selle la botella y déjela así durante 6 semanas. Cuele el líquido y tómese media cucharadita en un poco de agua cuando sea necesario.

• Los clavos dulces hervidos en té ayudan a aliviar los dolores de la menstruación. Si no puedes hervirlos, mantén un par en la boca.

• Prepárese una tintura de ruda° o de una combinación de ruda, mastuerzo y nuez moscada°. Simplemente llene un frasquito de las plantas (varias ramas de la ruda, plantas enteras del mastuerzo y una nuez moscada cortada en pedazos) y cúbralas completamente con brandy o ron. Tape el frasco bien, y después de 6 semanas, la tintura estará lista. Se toma media cucharadita en un té o con un poco de agua.

TRAMIL: Hierva un gancho del saraguazo cuando tenga dolor de menstruación y tómese ese guarapo.

• Prepare un guarapo hecho de la cáscara de una cebolla o de un ajo, con hojas de manzanilla y curía. Tómeselo y verá que alivia.

• Cuando hay una acumulación de agua antes de la regla, los guarapos de la paletaria o de la tuna con llantén ayudan a eliminar esa pesadez.

• Una cataplasma tibia de las hojas de repollo alivian los dolores.

• Tómese un guarapo hecho con la cáscara de mucho ajo, hojas de yerba buena y la cáscara del coco.

• Se hierve la cáscara de una lechoza verde y se toma el té.

• Los baños calientes de asiento con ruda relajan la matriz y quitan los dolores de ijá.

• Una cataplasma de las hojas frescas de la salvia con aceite alcanforado o de comer sobre el vientre ayudan cuando hay dolores de menstruación.

• Los teses de manzanilla alivian los dolores de la matriz.

• Una cataplasma tibia de la tuna alivia los dolores. Corta una penca haciendo dos lascas y ásalas en el horno. Cuando se enfríen un poco se colocan sobre el vientre y se cubren con un paño.

• Para los dolores de ijá, tómese los guarapos de orégano chiquito con hojas de cundeamor.

• Se prepara un atol, que es como el agua común, echando una yautía cruda mondada o un plátano pintón pero manchoso en un jarro de agua. Después de 6 horas se toma. Si no quiere esperar, se puede chupar una yautía mondada cruda, pero rasca.

° *¡Cuidado! Si está embarazada, esta receta puede provocar el aborto.*

Músculos

vea ***Espasmo muscular, tendones***

Nacidos, tumores y quistes externos

EO: Para reventar un nacido o un orzuelo en el párpado, pasa unas hojas de tomate sobre la candela y colócalas sobre el nacido con un chispito de aceite. Pronto se revienta el nacido.

• Para un quiste en la muñeca que ha salido por una fuerza mal llevada, los sobos son buenos. Después, coge una varita de la emajaguita o del cadillo baboso o de la pavona, y te haces una pulsera. Se raspa la varita para quitarle toda la corteza de encima. Cuando se expone toda la capita verde de adentro, está lista la varita y te la amarras como si fuera una pulsera. La babita fresca que tiene adentro te tumba el quiste. La medicina está en la fibra. Te haces una pulsera fresca todos los días.

• Para que un tumor se reviente, muele las hojas del anamú con aceite y colócalas encima del tumor. Entonces hay que sacarle la raíz al tumor, esa parte dura que se siente allí. Uno va apretando con el dedo hasta que se vacía. Entonces se saca.

M: Prepare la cataplasma de aceite de higuereta que describo bajo ***Matriz y vagina***.

MC: Las hojas calientes de la sueldaconsuelda puestas sobre un tumor lo revientan.

Ojos

vea ***Vista***

Oídos

RL: Para dolores e infecciones del oído prepare una poción hecha de albahaca y mejorana. Sobre una candela baja, hierva las hojas de esas plantas en un poquito de aceite de oliva y después de enfriar un poco, introduzca esa poción tibia en el oído por gotitas.

LI: Cuando se te tapan los oídos, te echas unas gotas de agua oxigenada y se te despejan.

Olores

JG: Si quieres dejar de usar los aerosoles de baño, deja una caja de fósforos en el baño. Después de hacer la necesidad mayor, prende un fósforo, y después de bajar el agua, te prendes dos más. Santo remedio, y ¡sin contaminar el aire!

LI: Para quitarles el mal olor a los cuchillos y los platos a carne abombada, te les echas limón y los enjuagas. ¡Se te va la peste!

Parto tradicional

vea también ***Senos***

MC: Cuando una mujer sufre un embarazo difícil, se hierven las hojas del higuillo oloroso con cáscara de camarón (o de langosta) y se toma ese líquido. Ese té aguanta el bebé y detiene la hemorragia.

AV: Después de habérsele caído el ombligo al beibi, se raspa la tabla de la palma real y se mezcla ese polvo (el polvo real) con aceite de palo. Esa pomada se unta en el ombliguito.

JG: Para alimentar la matriz y fortalecer a la mujer después del parto, prepárale un poco de malta con ajo con anticipación. Se cogen unos dientes de ajo y se asan en un sartén seco. Entonces los echas en una botella de malta y después de varias semanas, se mueve bien. Se le da a la mujer recién parida esa malta fortificada.

EO: Unas cuantas semanas antes de que una mujer iba a dar a luz, sus familiares le preparaban un marimbo. Por un boquete que le hacían, le echaban una caneca de ron, ajo morado, nemoscá y otras especias. Después de dar a luz la mujer se tomaba de ese líquido para que botara la segunda (placenta) y las otras cositas que le quedaban.

• Para facilitar el parto, se puede usar el té de manzanilla o de los cogollitos de las hojas del aguacate.

• Para curarle el ombligo, se raspaba el polvo de aserrín de tabla, de la palma real, y se lo echaba en el ombligo para curarle. Después se le ponía una fajita y a los tres días se le caía el ombligo.

• Cuando todavía se conseguían las pelotas de azufre, se hervía un poco del polvo con anís de estrella, clavos y un poco de azúcar. La mujer se tomaba de ese líquido después de dar a luz para limpiarse.

• También se puede tomar un poco de ron con ajo asado. Se prepara tres o cuatro semanas antes del parto y la mujer se lo toma después de parir. Fortalece la matriz y da fuerza a la mujer.

M: Las decocciones de la corteza de la raíz del algodón facilitan el parto.

• Para contrarrestar hemorragias durante o después del parto, coja la raíz blanca y redonda de una mata de guineo nueva. Lávela, guáyela y exprímale el zumo a través de un lienzo. Se administra una cucharada del zumo cada cinco minutos pero no más de tres cucharadas.

FP: Para aguantar un bebé, mi bisabuela hacía una horchata del zumo del culantro, el recao, en agua. Ese líquido se lo pasaba por la cintura y las caderas de la mujer para que no abortara. Se hacía todos los días, todos los días, y la mujer tenía que estar quieta; no podía estar en movimiento. Esos sobos le ayudaban a unas cuantas mujeres.

• Para facilitar el parto, mi bisabuela cogía el estiércol de caballo tostado y lo rociaba con vino blanco hasta darle forma de pomada. La aplicaba sobre el vientre cuando la mujer estaba en sus dolores.

Pelo

vea ***Cabello***

Picadas de insectos

BS: Cuando trabajaba en la construcción, metíamos los alacranes vivos que encontrábamos en un frasco con el alcohol que venden en las farmacias. Se dejaban en ese alcohol y cuando alguien recibía una picada de insecto, como la araña pelúa, el guabá, el ciempié, una avispa o el mismo alacrán, pasábamos ese alcohol sobre la picada. Todos lo usábamos. Tenía un poder curativo muy grande.

M: Depués de recibir una picada de una abeja o una avispa, aplíquese una cataplasma hecha de barro con un poco de orín.

RL: Si las avispas le pican, usted coge un diente de ajo, lo calienta (no tanto como para quemarse), y lo pega al sitio donde le han picado. No se le hincha.

Picor

*vea también **Piel***

JG: Cuando me da picor, dejo los pies en un baldecito de hielo durante 20 minutos. Durante ese tiempo voy haciéndome un masaje, sobándome con el hielo hacia arriba, hasta las rodillas. Se puede colocar también un poco de hielo en unas bolsas plásticas debajo de las rodillas. Durante el proceso voy tomando un poco de agua con limón y un poco de azúcar. Ese tratamiento da tremendos resultados. Pude tumbar las pastillas que usaba para combatir el picor. Y he descubierto que este mismo remedio sirve también para tratar cualquier clase de alergia nasal. Me doy el masaje de hielo y me curo de eso. Muchos vecinos están usando la receta y todos están impresionados.

Piedras renales

*vea **Riñónes***

Piel

vea también **Cutis**

hongos, ronchas, psoriasis

ZC: La planta más eficaz contra los hongos de la piel es el anamú. Se hierven las hojas unos 15 o 20 minutos y al enfriarse un poco esa agua, se introduce la parte afectada y se deja un rato; una hora es ideal. Se debe hacer durante tres días seguidos para poder ver los resultados, que en mi experiencia casi siempre son impresionantes. Si tomas el té del anamú durante el período en que te das los bañitos, el remedio será aún más eficaz.

CR: Para tratar hongos de la piel, se le aplica un poco de la mancha del palo de pana.

• Para la caspa y un hongo del cuero cabelludo, se le saca el jugo a los tallos y hojas de la escoba y se lava todo el cuero cabelludo con el zumo de esa planta.

EO: Los baños de cundeamor sanan las ronchas en la piel.

• Las gundas del ñame se abren y se untan en la piel cuando hay ronchitas y espinillas.

SM: Tenía una condición de la piel que se me pudrieron las manos; perdí las diez uñas. Las ronchas botaban algo parecido a la caspa, pero después se partían y botaban sangre. Me curé con la raíz del maguey hervida, que sirve para limpiar la sangre. Cuando había la malva, le agregaba las raíces de malva, y tomaba de ese líquido de las dos raíces hervidas todo el tiempo. No tomaba agua. Tomaba solamente ese líquido. También, después de bañarme con agua y jabón, me lavaba las manos y los pies con esa misma agua. Y mi enfermedad desapareció completamente dentro de tres meses.

JG: He descubierto que un jabón de Castilla fortificado con leche de coco es un remedio de primera calidad para la caspa y la psoriasis. Hasta para casos crónicos y bien difíciles de erradicar. Sólo hay que sacar 1 taza y media de leche de coco y guayar 4 barritas de jabón de Castilla con las cuchillas anchas del guayo. (Si lo guayas tan fino como el polvo se te empelota.) Entonces hierve la leche de coco y agrega el jabón poco a poco para que se derrita, meneándolo siempre. Una vez que se derrita completamente, vierte la mezcla en un molde llano. Después de que endurezca, córtala en barritas y ya están listos los jaboncitos. Si quieres que queden un poco más duros, déjalos al sol por unas horas.

M: He obtenido buenos resultados untando aceite de higuereta (de ricino o "castor") sobre el sitio afectado, varias veces al día.

• El jugo del pepino angolo (zocato) verde tiene un efecto dramático sobre ciertos casos de psoriasis.

TRAMIL: Tome las hojas de la sanguinaria en infusión. Estos "teses" ayudan a depurar la sangre y sanar la piel desde adentro. Si hay almácigo blanco, eche un poco de la corteza a la infusión.

• El cristal de la sábila se debe pasar sobre las ronchas.

• Las hojas del llantén se pueden aplicar en cataplasma después de machucadas; a la vez debe tomarse el té de llantén.

• Los guarapos de la paletaria son refrescantes y ayudan a limpiar la sangre. Tome de ellos y poco a poco la piel se le curará.

• Untese la resina blanca de la mata de ipecacuana sobre el área afectada 3 veces al día.

• Prepare un baño con hojas de repollo (solo o con cundeamor y guaco) y deje reposar el área afectada en ese baño.

• Las hojas de talantro se deben hervir unos 15 minutos. Después de enfriada el agua, se introduce la parte afectada en ella. Repita el proceso durante varios días.

paños

FP: Un remedio para los paños se hace de las casitas de avispa, pues son hechas de un barro que se llama "la greda". Esa greda se coge y se le hace polvo. Después se va echando en un poquito de agua hirviendo, poco a poco. Después de que se espese, se pasa con una pluma de ave sobre el sitio afectado.

salpullido

EO: Pásate un poco de sebo de olor (sebo Flandes).

DV: Los polvitos de yuca, el almidón seco y guayado, son efectivos.

• Para empolvar a los niños, el almidón del apio es lo mejor que hay. El apio se guaya crudo, el almidón se cuela y se escurre bien escurridito. Después, se pone al sol y cuando se seca, se muele con una botella. Es lo mejor que hay para los nenes.

RM: Cuando les da el salpuido a los niños, los polvos de la miranta (maranta) son lo mejor que hay. La miranta es una planta bonita; sirve hasta para el jardín. Además, se puede comer el ñame.

BS: Para el salpullido de calor o cualquier erupción de la piel, hazte una tisana de las hojas de la hidionda chiquita. Coge las hojas, ponlas en una tinaja y echa agua sobre las hojas molidas. Déjalas así de un día para otro; después te tomas esa agua sin hervir. Es muy refrescante y ¡también te quita los gases del estomago!

sarna

JA: Muela los cogollos de tabaco con la mata de sepí y con el zumo se le dan unos lavados al perro o al caballo. La sarna se le va.

• El aceite quemado es otro gran remedio para la sarna. Se le aplica como si fuera una pomada.

Presión sanguínea alta

MC: La doradilla es la mejor planta que conozco para bajar la presión. Se puede mezclar con la flor de emajagua o con unas hojitas de naranjo en guarapito. Se toma ese té dos veces al día.

EO: Los teses de ruda te bajan la presión.

Prevenir la enfermedad

AV: Se toman guarapos de plantas frescas, como la yerba buena y el llantén, todos los días como si fueran agua.

Quemadura

M: El mejor remedio tópico para una quemadura es el cristal de sábila lavado. Pásalo sobre la piel afectada a menudo.

• Aplíquese paños fríos de vinagre o introduzca la parte quemada en agua fría con vinagre.

Quistes

vea ***Nacidos, tumores y quistes externos*** *y* ***Matriz y vagina***

Riñones

(dolor, piedras, inflamación)

vea también ***Caño del orín***

FP: Un remedio seguro para las piedras de la vejiga y del riñón: Muele tres semillas de níspero; a ese polvo agrégale media taza de la corteza de rábano de comer. Se deja en media taza de vino blanco por ocho horas. Después se cuela y se toma.

RL: El jugo exprimido de los ñamecitos de la gramita que se llama "coquí" es muy medicinal para los riñónes. Se prepara una horchata más buena en la licuadora.

• Los teses de la barbilla del maíz son muy buenos para el riñón. Prepárese un litro de té con las hebras de cuatro o cinco mazorcas y tómese ese remedio durante todo el día.

JG: Se hierve el ñamecito de la yerba de coquí, y se toma ese té para limpiar los riñónes y aliviar el dolor.

BS: Las hojas de hidionda se machucan y se mezclan con aceite. Después se ponen sobre los riñónes cuando uno tiene dolor.

TRAMIL: Las plantas más recomendadas para disolver las piedras renales (en orden de frecuencia y casi siempre solas) son la baquiña cerrada y abierta (hojas), la Juana la blanca (hojas), la tuna (pencas), la paletaria (hojas y tallos), la cebolla (bulbos), el llantén (hojas) y la mata de gallina (hojas y tallos). En todos los casos, se preparan en guarapos y se toman frecuentemente.

• Tomando el agua de coco en grandes cantidades uno baja las piedras.

Senos

MC: Cuando se le hinchan los senos demasiado a una mujer después de dar a luz, uno coge el cañuto de la higuereta, que es hueco por dentro. Uno va cortando el cañuto y se hace un rosario, y se lo pone sobre los pechos. Eso ayuda el escurrimiento y se le baja la hinchazón.

M: Los tés de hinojo y la horchata de ajonjolí (hecha en casa) aumentan el flujo de leche materna.

• Los alimentos y bebidas que contienen cafeína (café, chocolate, colas) me causan dolor en los senos. Con evitar estos productos, se me va el dolor y reduzco el riesgo de que se me formen quistes.

• Para evitar el cáncer de los senos, dése un masaje completo de los senos todos los meses o -mejor aún- cada dos semanas. Use el aceite de higuereta mezclado con un aceite más liviano como el de ajonjolí, almendra u oliva. Use las dos manos, y sóbese sentada, en dirección hacia el pezón siempre. Dedique unos cinco minutos a cada seno. *Para instrucciones más completas, lea el libro más reciente de Susun S. Weed; para conseguirlo, vea* ***Libros recomendados.***

Suerte

MC: Para traer la buena suerte, vas a buscar hojas de sándalo siete días en un sitio que quede al este de tu casa. Las hierves y te bañas con el agua de esas hojas durante 7 días. Esos baños te traen la buena suerte, y eso lo he vivido.

Ulceras

*vea **Llagas y úlceras de la piel***

Ulceras estomacales

PD: Me he curado de una úlcera del estómago con la mata de gallina (yerba mora). Hervía las hojas con leche y me la tomaba con miel. Además, cada vez que pasaba por una mata me comía la hoja. Así me curé.

PS: La tripa o pulpa de la higüera grande se debe chupar todos los días. A unos tres meses, la úlcera estará curada. Deben ser higüeras grandes. Si no las hay en abundancia, se puede sacar todo el jugo de una y enfrascarlo. Se deja en la nevera y se toma a razón de unas dos cucharadas tres o cuatro veces al día hasta que se cure.

EO: Tómate el jugo o los teses del llantén; es lo más fresco que hay.

Uñas

LI: Para fortalecer las uñas y hacerlas crecer, mueles un poco de ajo y te lo restriegas en las uñas dos o tres veces a la semana. El olor se te quita con el jugo del limón.

Vagina

*vea **Matriz y vagina***

Vejiga
vea también ***Riñones***

EO: Para mal de orín, se deben tomar teses de la prenetaria.

M: Si tiene el orín aguantado, tómese mucha agua de coco o prepárese teses o agua común de plantas frescas como la paletaria, la tuna, la verdolaga, el cohitre, el llantén. Tómese mucho de ese líquido y evite los refrescos azucarados hasta que se reponga.

RL: Los teses de la barbilla del maíz son muy buenos para el riñón. Prepárese un litro de té con las hebras de cuatro o cinco mazorcas y tómese ese remedio durante todo el día.

MC: Para un dolor de la vejiga, la tuna se puede comer y también se puede picar cruda y echar en agua como tisana. Se toma de esa agua babosa; es bien refrescante.

Ventosidades
vea ***Gases intestinales***

Verrugas

M: Para verrugas o herpes causados por el sol, aplíquese aceite de higuereta (de ricino o "castor") varias veces al día. Dentro de una semana debe ver un cambio.

Vesícula

M: Padezco de una vesícula "vaga". Cuando siento un calor por dentro después de haber comido frituras y otros alimentos grasientas, los tés de llantén y del cadillo baboso me refrescan.

Vista

EO: Para aclarar la vista, lávate los ojos con el agua de llantén, el agua colada después de hervir las hojas.

• Para reventar un nacido o un orzuelo en el párpado, pasa unas hojas de tomate sobre la candela y colócalas sobre el nacido con un chispito de aceite. Pronto se revienta el nacido.

EI: A mí me dicen que tengo los ojos bonitos pero yo he tenido cataratas. Una vez me querían operar pero me curé usando un remedio casero. Hay que coger media papa cruda y hacerle un boquete. Llena ese boquete de azúcar morena y deja la papa al sereno en un sitio donde no haya moscas. (Yo dejo la papa en un plato hondo con agua para que no entren hormigas.) Al otro día verás que el azúcar está hecha líquido. Entonces, te echas al ojo tres gotas del líquido por la mañana y otra vez antes de acostarse. O sea, dos veces todos los días. Notarás que de vez en cuando se te salen unas carnosidades del ojo, y después de un mes, más o menos, estarás completamente bien. Yo antes usaba unos espejuelos bien gruesos y ahora no me hacen falta.

LI: Cuando uno tiene conjuntivitis, lo que antes le decían "la ceguera", se echa café prieto frío en una copita. Con ese líquido se lavan los ojos. Se repite varias veces al día y se cura dentro de 2 o 3 días.

ZC: Si sufre de ceguera (conjuntivitis), vaya a la playa y sumérjase por tanto tiempo como pueda, manteniendo los ojos abiertos. Por supuesto, subirá a respirar, pero intente mantenerse con los ojos expuestos al agua durante una hora. Esa es una cura segura. (¡Protéjase bien del sol!)

M: Cuando uno tiene una infección en los ojos, écheles unas gotas de miel de abeja. Arde como es, pero va limpiando el ojo.

Recetas rescatadas del olvido en Loíza

1/23/95

Saludo Maria buenos días

Espero, cuando esta micivá llegue a sus manos se enquentre bien, y que su prollecto, siga con exito haciadelante, son mis mejores deseos. Se que se ba a solprender de estos Remedios, son Raros pero exitoses los usaba mi bisabuela, a la persona que se le ban administral no se le dise hasta que no está sano. Si quere los incorpora, al libro o los descarta, pero le aseguro son exitosos. También le digo que cuando quiera comer los Rosiados de Yuca me avisa con tiempo para encargarlos un Fin de semana que es cuando trabajan la Yuca, si ud. quiere puede benir viernes y duerme en casa de mi hija o en mi casa ud. deside estamos a su ordenes.

Para espasmos musculares

El oregan chiquito y el poleo se echan en Ron Don Q. Cristal y alcoholado alcanfo y mentol cristal se dja 4 dias hasta que suelte la tinta y se soba donde duela. Las hojas puestas en agua yendulzada con miel de abeja tomada 3 vese al dia provoca el menstruo

5

estiércol cocido en vino hasta que se ponga espeso, y se aplica a las parte doloridas, este estiércol es cálido y un excitativo de la piel en cualesquer parte que se aplique

— Estiércol de Pato —

Tomado bien seco y puesto al sol o al fuego y pulverizado, se mezcla con vinagre y se unta la cabesa tiñosa y pronto se sana

— Estiércol de Pavo —

bebe Disuelto en vino o agua de llantén a menudo para curar la epilépcia y el mal del corazón

— Estiércol de Perro —

Para la piedra del Riñon o de la vesiga se toma una taza bie caliente de cocimiento d card, santo al cual se le añade una cucharada de polvo de cácara de nueses bien cernidos y ½ cucharada de escremento, de perro tambien pulverizado. El escremento blanco que llamamos Calilla se pulveriza y se pone agua de llantén y rosas para curar la disentería y dema enfermedades de los intestinos.

— Estiércol de Ratón —

Durante los últimos cinco años he conversado con muchas personas mayores sobre diversas facetas de la medicina casera. Pero al conocer a don Fausto Pérez Quiñones, di con un tesoro de conocimientos diferentes y valiosísimos. Después de nuestra segunda entrevista, me envió una misiva larga con docenas de recetas utilizadas por su bisabuela María Eugenia Torres Quiñones.

Tras haber vivido bajo la esclavitud, esta heroína de la cultura puertorriqueña sirvió a las comunidades de Vacía Talega, Arena, Piñones, El Ausubal y al pueblo de Loíza Aldea como comadrona y curandera hasta su muerte en 1918. Tenía 117 años cuando falleció.

Las siguientes recetas, probadas por María Eugenia y sus antepasados, son parte de nuestra herencia africana, afrocaribeña e indígena. Por razones que van desde el racismo hasta nuestros conceptos modernos de la higiene, sospecho que si don Fausto no hubiera guardado -y compartido- estos conocimientos, podrían quedar ocultos y desconocidos para siempre.

Si nos parece extraño utilizar estiércol, orín y animales para hacer curaciones, a veces transformando "inmundicias" para hacer el bien, recordemos que muchos sistemas medicinales milenarios, incluyendo el chino, el tibetano y los de pueblos indígenas a través del mundo utilizan estas mismas sustancias con fines similares. Estos ejemplos de medicina antigua reflejan la gran habilidad que poseían nuestros antepasados -y todos los que viven compenetrados con la naturaleza- para observar los recursos naturales que nos rodean, reconocer su valor, y entender a un nivel profundo que todo tiene su utilidad, que el reciclaje es una ley de la vida.

Don Fausto nos asegura: "Estos remedios suenan extraños, pero son eficaces". Según las condiciones que tratan, algunos estiércoles tendrán fuertes propiedades astringentes. Otros serán estimulantes. El orín está reconocido como fungicida hasta en la agricultura. Y se ha probado que la piel de ciertos reptiles y anfibios alberga compuestos venenosos, halucinógenos y curativos. Si una de las funciones de la ciencia es la de explicar el mundo natural, el análisis bioquímico de algunas de estas sustancias en el contexto de su uso curativo sería de gran valor científico y cultural.

Sin endosar el uso de estas recetas, las presento con admiración por las personas que han sabido enfrentar la escasez y el sufrimiento con fe, creatividad y valor.

También las presento conciente de su valor histórico y como fuente de inspiración para nuestro proceso creativo. Si estas recetas nos chocan, si nos parecen increíbles, reflexionemos: ¿Qué otros aspectos de la cultura puertorriqueña habrán permanecido ocultos para nosotros hasta el punto de no reconocerlos? ¿Qué podemos aprender a través de una percepción del universo que conecta tan íntimamente la supervivencia de nuestra especie con la enorme red de animales y plantas con quienes compartimos el planeta? ¿Qué podemos hacer para rescatar estos antiguos conocimientos que nos enseñan nuevas formas de percibir el mundo natural que nos rodea?

Algunos lectores sabrán reconocer el poder de estos secretos. Después de todo, han sido utilizados durante generaciones, conservados por una médico empírica, y revelados por su bisnieto -ahora octogenario- que ha sabido reconocer su valor como compuestos curativos y como punto de unión con nuestro pasado.

Estiércol de cabro

Para quebraduras y huesos dislocados, se pulveriza el estiércol de cabro y se hace una pomada batiendo el polvo con vinagre. Se aplica sobre las dislocaduras y quebraduras de los huesos en forma de cataplasma.

• Para los testes hinchados y adoloridos, se mezcla el polvo de estiércol de cabro en un poco de vino y se deja tres o cuatro días. Entonces, se untan los testes dos veces al día con este remedio.

• El estiércol de cabro fresco (más o menos una taza) se fríe en aceite, agregándole media taza de vino y finalmente un poco de canela en polvo. Se pone sobre un empeine para quitar el dolor y el ardor. Para el ardor en el útero y la uretra se utiliza esta misma fórmula, puesta sobre el abdomen en cataplasma. La misma también cura úlceras cancerosas.

• Se coge un dedal (una dedada) del estiércol de cabro pulverizado y se mezcla en un vaso de pura leche de vaca recién ordeñada. Se toma tibia por el que sufre del pulmón y -si cuida su dieta- se verá curado pronto.

Estiércol de caballo

Para tratar la orina retenida se introducen dos onzas de estiércol de caballo en un litro de vino tibio. Después de asentarse durante una semana, se cuela por un paño y se toma un vasito de ese líquido tres veces al día. Esta receta produce el efecto aún si el mal proviene de piedras en la vejiga.

• Para dolor en el costado, se hierven cuatro boñigas de estiércol de caballo en dos litros de vino blanco hasta que el líquido disminuya a la mitad. Se cuela y se endulza con azúcar. Después de tomar un vaso, el enfermo se queda en cama para que sude.

• Para los que orinan sangre, se hierve media taza de estiércol de caballo en un cocimiento de cardo santo por quince o veinte minutos. Después de asentarse dos horas, se le añade dos onzas de jarabe de achicoria, un dedal de sal de amoníaco cocido en vino y un puñado de orégano chiquito. Se coloca este emplasto sobre el ombligo.

• Para facilitar el parto se coge el estiércol de caballo tostado y se rocía con vino blanco hasta darle forma de pomada. Se aplica al vientre cuando la mujer está en sus dolores.

• Si el parto es muy largo y doloroso, se hierven unas dos onzas del estiércol de caballo seco en vino, y después de colar ese estiércol bien colado, se le echa una onza de azúcar negra de caña, que le decíamos "papelón". Ese jarabe se lo da tibio para acelerar el parto y restaurar las venas rotas interiormente.

• Para hacer brotar las viruelas, se hierven unas dos onzas de estiércol de caballo en un cocimiento de dos tazas de las flores o los pimpollos del saúco. Después de colado el líquido, se bebe media taza, tres veces al día, caliente.

Estiércol de gallina

Recogido el estiércol amarillo de la gallina, se disuelve en agua. Esa agua se unta en la cabeza del que tenga empeines y se sana.

Estiércol de paloma

Se amasa el estiércol de paloma seco con miel de abeja hasta que forme una pomada. Esto se aplica a los tumores y panadizos con el propósito de madurarlos y que pronto boten el pus.

• Para el tullimiento se mezcla el polvo de estiércol de paloma con miel de abeja y grasa de vaca. Se dan fricciones con esta mezcla a las partes enfermas. Este estiércol es cálido y excitativo de la piel en cualquier parte que se aplique.

• Para quitar las manchas o los barros de la cara se unta una pasta del estiércol de paloma con vinagre bien disuelto. Este remedio también sirve para los empeines.

• Para dolores de ijá y del costado, se forma un emplasto de estiércol de paloma, cocinándolo en un poco de vino hasta que se ponga espeso como una pomada. Se aplica a las partes doloridas. Este emplasto es caliente.

Estiércol de pato

Para curar una cabeza tiñosa: se seca el estiércol de pato al sol o al fuego. Una vez pulverizado, se mezcla con vinagre y se unta a la cabeza. Pronto se sana.

Estiércol de pavo

Para fortalecer el corazón y curar la epilepsia, se disuelve un puñado de estiércol de pavo en un litro de vino o cocimiento de llantén. Se cuela bien y se toma una onza al día.

Estiércol de cerdo

Para picadura de una muela, se le aplican los polvos del estiércol de cerdo en la picadura, pues hace desaparecer el dolor.

• Si un árbol da los frutos agrios, con echar el estiércol de cerdo al tronco, se vuelve el fruto dulce.

Estiércol de asno

Para la hemorragia, se remoja un puñado del estiércol seco de asno en media taza de zumo de llantén hasta que quede bien blandito. Después de revolver y exprimirlo para sacarle todo el jugo, éste se cuela. Entonces se mezcla una cucharada del líquido con dos cucharadas de zumo de ortiga o sueldaconsuelda. Se toma esta bebida tres veces al día hasta que se detenga la hemorragia.

• Para tratar las flores blancas* y también los esputos de sangre, se remoja un puñado del estiércol de asno en tres o cuatro onzas de agua rosada hasta que quede bien blandito. Con ese líquido se hace un jarabe con azúcar negra y se toma por cucharadas mañana y noche.

• Para excesivos flujos de menstruación se coge un puñado del estiércol de asno seco y se pulveriza. Después se coloca en un paño fino, atado por los extremos como si fuera una toalla sanitaria y se pone sobre la vulva, sostenido por una cinta que rodea la cintura.

Estiércol de perro

Para las piedras del riñón o de la vejiga, se toma bien caliente una taza de cocimiento de cardo santo al cual se le añade una cucharada de polvo de cáscara de nueces bien cernido y media cucharada de calilla, el excremento blanco de perro, pulverizado. Se puede tomar todo lo que sea necesario.

• Para la disentería y demás enfermedades de los intestinos, se pulveriza la calilla y a dos onzas del polvo se le agrega dos tazas de cocimiento de llantén y rosas. Se cuela bien y se toma el líquido.

Orín propio

• Para curar un hongo en la piel o para tratar el mal aliento, se toman tres tragos de orín propio todos los días al levantarse.

• Para curar la fatiga crónica, sáquele el jugo verde de una lechuga del país y tómeselo. En seguida, tómese tres tragos de orín propio. Cura.

Ranas

Ojo: algunas ranas son venenosas; otras están en peligro de extinción.

Se colocan tres ranas vivas en un litro del licor que acostumbra beber una persona entregada al vicio de la embriaguez. Después de una semana, se cuela y se deja la botella en donde la va a encontrar la persona que bebe. Después de someterse a este tratamiento, la persona aborrece la bebida para siempre.

• Para tratar la retención de orín, se toma un litro de agua en la que se ha dejado una rana viva de un día para otro. Después se libera la rana. Este tratamiento se puede repetir hasta que desaparezca el mal.

• Los sobos con el aceite en donde se ha frito una rana alivian mucho el dolor de la gota en los pies.

• Para curar la epilepsia, se lavan tres o cuatro hígados de ranas en vino y se dejan secar al sol o cerca del fuego. Luego de pulverizados, se pone una onza de ese polvo en un litro de agua de toronjil y se toma un poquito por muchas mañanas.

Lechuza

A una persona entregada al vicio del alcoholismo, se le prepara un ponche mezclando un huevo de lechuza con el licor que más le gusta. ¡Más nunca vuelve a beber!

Glosario

de voces puertorriqueñas y otros términos*

aceite verde: aceite de oliva.

agricultura sostenible (o sustentable): las prácticas agrícolas que aportan a la conservación del suelo, los acuíferos y la biodiversidad. Las prácticas sostenibles ofrecen beneficios permanentes y a largo plazo. Jamás atentan contra el futuro de los recursos para ofrecer altos rendimientos a corto plazo.

albayarde *(Wasmannia auropuncpata)*: hormiga pequeña y brava que pica contínuamente mientras camina. Habita los cafetales y otros sitios húmedos.

alusar: alumbrar.

ardilla**:** mangosta. Este roedor *(Herpestes javanicus)* fue introducido en Puerto Rico en 1878 approximadamente, con el fin de controlar la población de ratones que hacían daño a las siembras de caña. Sin embargo, los ratones son nocturnos y las mangostas, diurnas. Como no se encontraban a menudo, la mangosta fracasó en su encomienda, y se convirtió en una plaga, contribuyendo a mermar las poblaciones de varias especies de aves y reptiles autóctonas.

ASA: Administración de Servicios Agrícolas; también ASDA, Administración de Servicios y Desarrollo Agropecuario.

bruquena, buruquena *(Epilobocera sinuatifrons)*: cangrejo de agua dulce.

* *Los nombres científicos de las plantas mencionadas en este volumen aparecen en el* ***Inventario de plantas.***

canto: pedazo.

composta: un abono orgánico hecho con materiales naturales y biodegradables. Los microorganismos presentes durante el proceso de "curar" la composta hacen que los nutrientes sean fácilmente utilizables por las plantas. La composta mejora la estructura del suelo, evitando la compactación del mismo. También estabiliza -y equilibra- el pH del suelo, mantiene su fertilidad y favorece el desarrollo de plantas más resistentes a plagas y enfermedades.

correncia: diarrea.

chamán: curandero tradicional que -además de usar plantas- cura a través de transformaciones de conciencia de parte del paciente y de él mismo. Comúnmente, el chamán logra comunicarse directamente con la enfermedad misma. Los chamanes de algunas culturas utilizan sustancias halucinógenas; en la puertorriqueña se utilizan oraciones y rezos repetidos, sahumerios y otros métodos aprobados por la Iglesia Católica.

chavo: moneda de un centavo.

chavos: dinero.

chin, chispín: pizca.

choreto: abundantemente.

chorote: bebida parecida al café confeccionada con granos tostados y molidos. Las semillas de la hidionda chiquita y del guingambó, el maíz y los garbanzos son algunos de los granos utilizados para prepararlo.

empacho, empache: una masa de comida sin digerir formada en el estómago. El empacho impide el proceso digestivo y causa dolor e hinchazón de la barriga. Tradicionalmente se saca el empacho a través de un sobo especial conocido como santiguo. A menudo el tratamiento también incluye el consumo de ciertos tés y alimentos sencillos.

esmandarse: precipitarse, irse a toda prisa.

fatiga: asma.

flores blancas: una condición de hongo (flujo blanco) vaginal. Candidiasis.

foam: gomaespuma.

frizer: congelador.

guábara, chágara *(Jonga spp.)*: camarón de agua dulce sin pinzas.

guaraguao *(Buteo jamaicensis)*: un halcón de las áreas montañosas del país.

guarapo: *té hervido; decocción.*

guayar, guayo: rallar, rallador.

guinda: cuesta empinada.

guindar: colgar.

gunda: ñame amargo parecido a la papa que crece en un bejuco, no bajo la tierra.

jacho: antorcha.

joya: hondonada, barranco.

juey *(Cardisoma guanhumi)*: cangrejo terrestre de color azul grisáceo, conocido por su valor alimenticio.

manteca de ubre, manteca para ubres: una pomada fragante que contiene mentol, alcanfor, aceite de pino, aceite de cedro y salicilato metílico en una base de lanolina, parafina y petrolato. Comúnmente se usa para aliviar dolor de coyunturas, bajar la hinchazón y curar golpes.

mapo: estropajo, trapeador.

marimbo, calabazo: higüera, fruto del higüero.

mazambique, mozambique, chango, hachuela, chinchitín *(Quiscalus niger)****:*** un pájaro común y gregario de tamaño mediano, de color negro lustroso.

menjunje, menjume, menjurje, menjurio: nombre familiar para una mezcla casera de varios ingredientes medicinales, casi siempre en forma de guarapo o jarabe.

minador *(Leucoptera coffeella)****:*** oruga pequeña que mina las hojas del cafeto, convirtiéndose a menudo en plaga.

mocho: machete.

nemátodo: gusanos cilíndricos. Algunos se han convertido en plagas agrícolas; otros, incluyendo la triquina y la filaria, figuran entre los parásitos que afectan al ser humano.

ñame: tubérculo; raíz almidonosa.

pajarito: insecto volador.

petaca: bulto confeccionado de la penca de yagua, de la palma de sierra o de la palma real.

piqueta: pico, picota.

pitorro: ron casero; también pitri(n)che, ron caña, cañita, lágrimas de mangle.

plasma: cataplasma.

premium: de alta calidad. Por ley, la gasolina "premium" contiene un índice de octanaje (resistencia a la detonación de un carburante) mínimo de 91.

reyar: festejar durante la época del día de los tres Reyes Magos.

roya: un hongo que ataca el café y otras siembras.

sebo de olor: también conocido como sebo (de) Flandes, el sebo o grasa dura de la oveja o de la res. El de oveja es más oloroso.

tala: predio de terreno cultivado; conuco.

teses, tesesitos: *tés.*

thinner: *rebajador de pintura.*

verdura: dependiendo de la región, este vocablo puede significar viandas (norte, este) o condimentos verdes tales como el cilantrillo y el culantro o recao (sur, oeste).

viandas: vegetales ricos en almidón tales como el plátano verde, la yautía, la batata, la yuca, etc.

yagua: tejido fibroso que rodea la parte superior y más tierna del tronco de la palma de sierra o de la palma real. Sirve para varios usos, desde los "trineos" tropicales usados por los niños para bajar las cuestas, hasta para las petacas usadas para enliar y cargar ropa y otras pertenencias.

Recursos

Las siguientes organizaciones y personas trabajan de varias maneras para promover nuestra salud y la de nuestros ecosistemas. Están dispuestas a servir como recursos para los que buscan apoyo e información. Para un directorio de agricultores, ver **Directorio,** Fundación Oro Verde. Proyectos individuales de agroecología también se podrán conocer a través de **Agricultura ecológica puertorriqueña** y **Agroecología en Puerto Rico.** ¡Salud para todos!

Agricultura ecológica puertorriqueña
BORICUÁ: organización de agricultura ecológica
orientación al agricultor ecológico y en transición; certificación de agricultura ecológica, educación sobre la cultura agroecológica de Puerto Rico, brigadas de trabajo agroecológico, apoyo y solidaridad con organizaciones y proyectos agroecológicos.
P.O. Box 367533, San Juan, Puerto Rico 00936
organización.boricua@gmail.com, www.agroecologiapr.org

Agroecología en Puerto Rico
videos cortos de excelencia, enlaces y otros recursos.
www.agroecología.org

Agroturismo: RICO
promoción del agroturismo boricua para el desarrollo de las economías agrícolas y rurales; eventos agro-culinarios en fincas (COCO); iniciativas educativas de concientización agro-ecológica; identificación de recursos y oportunidades para diversificar las fuentes de ingresos de nuestros agricultores.
Camille Collazo; www.visitrico.org, (917) 588-9346

Apoderamiento comunitario, Río Piedras
HUERTO, VIVERO y BOSQUE COMUNITARIO de CAPETILLO
talleres, cultivos, tutorías, desarrollo comunitario.
lunes a sábado 3PM a 6PM
Ángel Guevarez; (787) 282-7775, (787) 319-1613
Facebook: Huerto, vivero y bosque urbano comunitario

Árboles/Silvicultura: CASAS de la SELVA
silvicultura para la sustentabilidad de Puerto Rico; agro/ecoturismo; estudios sobre los árboles maderables.
Andres Rúa, Thrity "3T" Vakill: www.eyeontherainforest.org, www.nuestramadera.org, (787) 308-4588

BotaniCultura (plantas medicinales y la tradición de medicina botánica boricua)
conferencias, talleres, cursos, caminatas etnobotánicas, canciones, encuentros de saberes y construcción de mandalas sanadores.
María Benedetti; www.botanicultura.com, botanicultura@gmail.com

CASA PUEBLO, Adjuntas
educación popular dirigida hacia el ecoturismo, la reforestación y la autogestión de las comunidades; emisora radial comunitaria: 1020 AM.
Alexis Massol y Tinti Deyá; www.casapueblo.org, casapueb@coqui.net, (787)829-4842

CATIE
libros y DVDs en español sobre la agroecología y temas afines.
biblioteca.catie.ac.cr/ecommerce

Comercio Justo
LA CHIWINHA: tu EcoTienda solidaria
Consume con conciencia; artesanías étnicas, chocolates, teses, cafés, regalitos únicos, meriendas y un armonioso espacio de encuentro.
Karla Durán y Joel Franqui; www.lachiwinha.com

Cooperativa Agroecológica ECosecha, Finca Caminos y Moradas, Peñuelas
vivencias y retiros ecoturísticos y budistas, clases de meditación, teatro musical (Clave Mundial).
Sana y Papo Nickel; www.ECosecha.org

El DEPARTAMENTO de la COMIDA: eje urbano de distribución de alimentos ecológicos en Santurce
promoción, mercadeo (hortalizas y otros productos frescos) distribución (mercado y cajas semanales "CSA") y cocina (almuerzos, jugos verdes) de cosechas de fincas ecológicas de todo Puerto Rico; programa de voluntarios urbanos para apoyar siembras ecológicas; actividades educativas, culturales.
Tara Rodríguez Besosa, Carlos Reyes Albino, Efecto Sombrilla
(787) 722-2228, web: www.efectosombrilla.org

Directorio de Agricultores Ecológicos y Recursos Eco-educativos de Puerto Rico
FUNDACIÓN ORO VERDE
www.agricultoresoroverdepr.blogspot.com
Sadhu Govardhan, Magha García
www.oroverdepr.blogspot.com; jardinpachamama@gmail.com

ESCUELAS ECOLÓGICAS
Niños Uniendo al Mundo, Caguas (Montessori)
Facebook: Escuela Ecológica Niños Uniendo al Mundo
ecologicanuam@gmail.com
Escuela Micael, Aguadilla (educación Waldorf)
www.escuelamicael.org; Facebook: Escuela Micael of Iniciative for Independent Schooling
Escuela Semillas para una Nueva Humanidad, Aguada (enfoque Waldorf)
www.snhpuertorico.org;
Facebook: Semillas para una Nueva Humanidad
Escuela 2ª unidad Botijas #1, Orocovis (educación agrícola, producción de alimentos sanos)
Dalma Cartagena; dalma_58@yahoo.com, (787) 867-1521

IFOAM: Federación Internacional de Movimientos de Agricultura Orgánica
Promueve a nivel mundial la agricultura ecológica y justa.
www.ifoam.org

MERCADOS AGROECOLÓGICOS

MERCADO AGRÍCOLA, AGUADILLA
Cada sábado, 8:30 AM a 12:30 PM; Carr. 110, al lado One Ten Thai
f **Aguadilla** Farmers' Market

MERCADO AGRÍCOLA de la COOP MADRE TIERRA
1°, 3° y 5° domingo de cada mes, Placita Roosevelt de **Hato Rey.**
8:30 AM a 1:30 PM
www.copmadretierra.org, f Cooperativa Orgánica Madre Tierra

MERCADO AGRÍCOLA NATURAL de PONCE
cada sábado 10 AM a 3 PM, Calle Aurora al lado del Museo de la Masacre de **Ponce;** cotejar siempre
info@manponce.com, f Mercado Agrícola Natural de Ponce

MERCADO NATURAL del VIEJO SAN JUAN
cada sábado, 8:30 AM a 1:30 PM, Calle Norzagaray 150
Plaza del Museo de **San Juan**
www.mercadoagricolanatural.com,
f Mercado Agrícola Natural Viejo San Juan

MERCADO ORGÁNICO de RINCÓN
Cada domingo, 8:30 AM a 1 PM, Plaza Pública de **Rincón**
f Mercado Agroecológico de Rincón.

PARA la NATURALEZA del Fideicomiso de Conservación de Puerto Rico
excursiones y talleres educativos de excelencia;
programas de protección y conservación de la naturaleza y de lugares históricos.
www.paralanaturaleza.org. f Para la Naturaleza
(787) 722-5834

Periodismo Investigativo Ambiental
CENTRO del PERIODISMO INVESTIGATIVO
temas: la biotecnología y transgénicos, energía sustentable, conservación de recursos naturales, contaminación, urbanismo, efectos de las mega-tiendas en el comercio local, etc.
www.periodismoinvestigativo.com
info@periodismoinvestigativo.com

PERMACULTURA: agricultura para una abundancia permanente en armonía con la naturaleza
www.geofflaughtonpermaculture.com
www.greenworldrising.org
www.permaculturapuertorico.org
www.facebook.com/permaculturewave
www.plenitudpr.org

PRODUCTOS NATURALES AROMÁTICOS para el BIENESTAR
Aromas de Tierra, Aibonito
Jannette Gavillán; www.aromasdetierrapuertorico.com
Marisel Herbal, Calle Fortaleza 306, Viejo San Juan
Marisel Cardona; Facebook: Marisel Herbal Bath and Body
(787) 678-9988
TAÍ
María M. González; www.taijabonesyvelas.com, (787) 473-5928

SEMILLAS ECOLÓGICAS, PLÁNTULAS, HUERTOS, TALLERES
Desde mi Huerto, Patillas
Raúl Rosado, Ivonne Reverón
desdemihuerto@gmail.com; www.desdemihuerto.com
(787) 202-0392, (939) 309-2232

TIERRA de LUNA
encuentros ceremoniales, talleres y retiros del sagrado femenino y del amor a nuestra tierra y al mundo natural; visitas y enseñanzas de maestros indígenas; la Danza de la Luna; productos personales hechos con arcillas, resinas, sales y carbones del país; tienda artesanal solidaria.
Alyn Bermúdez, Vanessa Cintrón y comnpañer@s.
www.tierradeluna.net; f tierra de luna, la casa-tienda

WWOOFING (*Willing Workers On Organic Farms*)
trabajadores voluntarios para fincas ecológicas.
Este programa promueve el viaje y la estadía de personas alrededor del mundo que desean conocer y apoyar la agricultura de diferentes lugares mediante la práctica. Los participantes reciben comida y techo durante su compromiso de trabajo voluntario.
www.wwoof.net

YERBAS y REMEDIOS a la VENTA
tienda dentro de la Plaza de Mercado (la Placita) de Santurce, lunes a viernes
Héctor Ruiz Haeussler
plantasmedicinalespr@gmail.com

El YERBERITO José Torres
plantas medicinales, fórmulas terapéuticas, conferencias.
f El yerberito José Torres (grupo)
f José Torres (el yerberito)

Libros recomendados

Plantas medicinales

¡Hasta los baños te curan! Plantas medicinales, remedios caseros y sanación espiritual de Puerto Rico
Entrevistas realizadas en el 1987 con conocedores de nuestras plantas medicinales y otras prácticas terapéuticas. Incluye recetario de remedios clásicos de la tradición boricua, ensayos y varias secciones de referencia.
María Benedetti
www.botanicultura.com; botaniculutra@gmail.com
ISBN: 978-0-9633440-3-8

12 Árboles Amigos: juegos y retos etnobotánicos para Borikén
Libro interactivo para todas las edades que explora la vida y obra de nuestros árboles más comunes mediante lecturas, investigaciones y experimentos, remedios caseros, proyectos artísticos, dichos populares, las artes y juegos creativos, entre otros.
María Benedetti y Jacqueline Negrón Flores
www.botanicultura.com; botaniculutra@gmail.com
ISBN: 978-0-9840754-2-3

Farmacopea Vegetal Caribeña
Este libro ilustrado complementa el conocimiento folclórico recogido en 15 naciones del Caribe con información sobre los compuestos químicos de las plantas, actividades biológicas, su dosificación, toxicidad, etc. Se amplia y se actualiza cada tres o cuatro años. Más de 30 universidades -incluyendo la Universidad de Puerto Rico- y otras instituciones participan de su elaboración.
TRAMIL, EndaCaribe, CICY, et al.
tramilweb@gmail.com; ISBN: 978-607-7823-21-6

Plantas medicinales de Puerto Rico y del Caribe
Este libro de referencia por excelencia (se consigue usado) incluye nombres populares y datos sobre las plantas medicinales utilizadas en Cuba, República Dominicana, Guadalupe, Puerto Rico, Jamaica, Marie Galante y otras islas antillanas.
Henrí Alaín Liogier
Iberoamericana de Ediciones, Inc. Puerto Rico

Conceptos de la Etnobotánica a través del tiempo
Texto de etnobotánica puertorriqueño, muy relevante con capítulos sobre alimentos, plantas medicinales, "ornamentales", sicoactivas y venenosas, madera, fibras, tintes, etc.
Gladys Nazario, UPR
gnazario@gmail.com

Plantas medicinales de Puerto Rico
Libro de referencia clásico sobre las plantas utilizadas en la medicina casera de Puerto Rico.
Esteban Núñez Meléndez
Editorial de la Universidad de Puerto Rico; disponible en bibliotecas universitarias

Revista Cubana de Plantas Medicinales
Formidable publicación científica con artículos sobre las plantas y los medicamentos botánicos utilizados y estudiados en Cuba.
www.revplantasmedicinales.sid.cu/

Herbalgram: Newsletter of the American Botanical Council
Estadísticas y otra información sobre plantas medicinales. Informes tomados de revistas médicas y botánicas recientes a nivel internacional.
www.abc.herbalgram.org

Directorio de publicaciones antropológicas y científicas sobre la Botánica Médica
www.opac.biblioteca.intec.edu.doc/botanicamedica

Wise Woman Herbals
Los excelentes libros de **Susun S. Weed** *(lo mejor que hay en inglés) promueven la autogestión para la salud de la mujer. Nos enseñan a conocernos a nosotras mismas y a utilizar múltiples recursos dentro de los sistemas curativos disponibles.* ***Childbearing Year*** *se enfoca en el embarazo y el parto.* ***Healing Wise*** *se enfoca en yerbas nutritivas y describe las tradiciones "científica," "heróica" y la "de la mujer sabia" como marcos filosóficos que encierran las actitudes y prácticas curativas.* ***Menopausal Years*** *ofrece amplias alternativas para el tratamiento de docenas de síntomas desde lo menos hasta lo más invasivo.* ***Breast Cancer? Breast Health!*** *es una guía formidable que empodera a la mujer mediante medidas preventivas y curativas complementarias, holísticas.* ***Down There*** *abarca la salud sexual y reproductiva de mujeres y hombres, desde el piso pélvico y las enfermedades transmitidas sexualmente hasta la salud de la próstata.*
Cada volumen es una referencia de valor incalculable.
www.susunweed.com, www.wisewomanuniversity.org

Agricultura, ecología y alimentación

Corriente Verde: revista ambiental de Puerto Rico
Alma Reyes, editora
reyesalma@gmail.com, contactanos@corrienteverde.com

Food and Healing
El mejor libro sobre la alimentación que he encontrado. Toma en consideración factores tales como el transfondo genético y cultural del individuo, su estado de salud y su estilo de vida. Explica la lógica tras diferentes sistemas de alimentación; nos explica por qué "contar calorías" no es un sistema válido y nos guía en la creación de nuestra dieta ideal.
Annemarie Colbin, fundadora del Natural Gourmet Institute
(212) 645-5170

El Huerto Sostenible: Manual Práctico de Agroecología
Excelente introducción a la ecología de nuestros sistemas agrícolas locales. Incluye secciones útiles sobre cultivos incluyendo árboles frutales desde la acelga hasta el tamarindo.
Daniel G. Pesante. Ph.D.
Puerto Rico 2012; ISBN: 978-1-937891-20-6
edición electrónica: www.sinonimopr.com
ISBN: 978-1-937891-20-6

Monocultivos de la Mente
Libro clásico sobre la universalización de la ignorancia y la restricción al acceso de conocimientos para provecho privado, los beneficios del policultivo, los efectos del monocultivo sobre la salud de los pueblos y sus ecosistemas, y el papel que juegan las transnacionales en la promoción del monocultivo.
Vandana Shiva
www.casadellibro.com

El negocio de la comida: ¿Quién controla nuestra alimentación?
Numerosos datos y ejemplos para conocer y transformar la realidad alimentaria industrializada de hoy. Analiza las causas de la hambruna, los vínculos entre la pobreza y la alimentación, nuestras adicciones modernas, los efectos ambientales del sistema y los pasos hacia una soberanía alimentaria justa.
Esther Vivas Esteve
Icaria Editorial: Soberanía Alimentaria, Barcelona 2014;
ISBN: 978-84-9888-627-6

The Omnivore's Dilemma
Lectura sobria sobre diferentes maneras de cultivar alimentos y las implicaciones de nuestras elecciones diarias: desde lo más feo del sistema industrial hasta lo orgánico a gran escala y, finalmente, lo más complejo, inteligente y hermoso: la finca verdaderamente sustentable y sus implicaciones ecológicas, económicas, comunitarias. La descripción de ésta es de valor incalculable. Hay que leer los capítulos 10 a 14.
Michael Pollan
The Penguin Press, New York 2006; ISBN: 978-0-14-303858-0

Oro Verde: Securing the Future of our Food
Árboles frutales y otras plantas tropicales para nuestra supervivencia y seguridad alimentaria. Análisis excelente de temas relacionados. Incluye sugerencias para propagación, cultivo y usos. Ilustrado, en inglés.
Sadhu Govardhan
Antillian University Press, Puerto Rico; ISBN: 978-1-4243-2928-1

Panorama histórico de la agricultura en Puerto Rico
Patrones y productos, economía y geografía.
Juan Gil-Berjemo García
Instituto de Cultura Puertorriqueña; disponible en bibliotecas universitarias

El puertorriqueño y su alimentación a través de su historia
Desde el siglo XVI hasta el siglo XX, un retrato nacional importante.
Berta Cabanillas
Instituto de Cultura Puertorriqueña; disponible en bibliotecas universitarias

Puerto Rico en la olla: ¿Somos aún lo que comimos?
Este libro fascinante traza la historia de nuestros alimentos tradicionales en Puerto Rico: arroz, habichuelas, bacalao, viandas y carnes; además abarca el tema de los cupones de alimentos y la industrialización, entre otros. La lectura es entretenida y los datos son de suma importancia para reconstruir nuestra historia nacional.
Cruz Miguel Ortíz Cuadra
Ediciones Doce Calles, Madrid 2006; ISBN: 84-9744-047-1

¿Quién decide lo que comemos?
Un profundo, entretenido y escalofriante estudio histórico de la transformación de nuestro sistema de alimentación y sobre las relaciones entre lo que comemos y la salud, la economía y el medio ambiente.
Felicity Lawrence
Tendencias Editores, Barcelona 2009; ISBN 978-84-936194-8-0

Small is beautiful: Economics as if People Mattered
Libro seminal y clásico sobre el significado profundo del capital. El autor describe una filosofía del desarrollo económico que alimenta y apoya el bienestar humano y planetario. Desde nuestra huella ecológica hasta la justicia social, esta lectura sirve de guía para vivir más íntegramente. Cambia vidas.
E.F. Schumacher
Hartley & Marks Publishers, Washington 1999
ISBN: 0-88179-169-5

La Tierra Viva: Manual de Agricultura Ecológica
Este volumen práctico integra capítulos sobre el suelo, la preparación de los terrenos, siembras al contorno, la fertilización y el abonamiento orgánico, las semillas, el arado con bueyes, manejo de plagas, los policultivos (desde plantas compañeras hasta la integración de árboles y abejas a las siembras) y más. Un buen índice de temas facilita su uso.
Nelson Álvarez Febles y colaboradores
Fideicomiso de Conservación de Puerto Rico, San Juan 2010;
ISBN: 0-9633429-3-2

Películas recomendadas

casi todas con subtítulos en español

The Future of Food / ¿Qué comeremos mañana? (2004)

Forks over Knives / Tenedores sobre cuchillos (2011)

Food, Inc. (2008)

Dirt! The Movie (2009)

Thrive / Prosperar (2011)

The World According to Monsanto / El mundo según Monsanto (2008)

Bought (2015)

Para una lista abarcadora de películas organizada por temas, visitar:
www.earthcareglobaltv.com/video.shtml

Inventario de plantas
mencionadas en este volumen

Nombres en Puerto Rico	**Nombres científicos**	**Nombres en inglés**	**Familia botánica**
achiote, bija	*Bixa orellana*	annato, roukou	Bixaceae
aguacate	*Persea americana*	avocado, alligator pear	Lauraceae
ají (picante)	*Capsicum spp.*	cayenne	Solanaceae
ají caballero	*Capsicum annuum* var. *glabriusculum*	bird pepper, pequin chili	Solanaceae
ajo	*Allium sativum*	garlic	Liliaceae
ajonjolí	*Sesamum indicum*	sesame, benny seed	Pedaliaceae
albahaca (blanca)	*Ocimum basilicum* var. *minimum*	Greek basil, short-leaf basil	Lamiaceae
alcanfor	*Cinnamomum camphora*	camphor	Lauraceae
algarrobo	*Hymenaea courbaril*	West Indian locust	Fabaceae
algodón	*Gossypium spp.*	cotton	Malvaceae
alhucema, lavanda	*Lavandula officinalis*	lavender	Lamiaceae
almácigo	*Bursera simaruba*	turpentine tree, gumbo limbo	Burseraceae
altamisa, artemisa	*Ambrosia peruviana*	Caribbean mugwort	Asteraceae
alumbre, paletaria, prenetaria	*Peperomia pellucida*	shine bush, ice'n glass	Piperaceae
amapola, pavona	*Hibiscus rosa-sinensis*	Chinese hibiscus	Malvaceae
anacagüita	*Sterculia apetala*	Panama tree	Malvaceae

Nombres en Puerto Rico	Nombres científicos	Nombres en inglés	Familia botánica
anamú	*Petiveria alliacea*	garlic weed, congo root, gully root	Phytolaccaceae
anís de estrella	*Illicium anisatum*	star anise	Magnoliaceae
anís de hoja, estragón tropical	*Tagetes lucida*	tropical tarragon	Asteraceae
anís (de semilla)	*Pimpinella anisum* *Foeniculum vulgare*	anise fennel	Apiaceae
añil del pasto	*Indigofera suffruticosa*	West Indian indigo	Fabaceae
apio	*Arracacia xanthorrhiza*	celeriac	Apiaceae
árnica (europea)	*Arnica montana*	European arnica	Asteraceae
árnica caribeña	*Eupatorium aromatisans*	Caribbean arnica	Asteraceae
arroz	*Oryza sativa*	rice	Poaceae
artemisa, altamisa	*Ambrosia peruviana*	Caribbean mugwort	Asteraceae
bambú, bambúa	*Bambusa vulgaris*	bamboo	Poaceae
baquiña cerrada	*Lepianthes peltatum*	monkey's hand	Piperaceae
batata	*Ipomoea batatas*	sweet potato	Convolvulaceae
berenjena	*Solanum melongena*	eggplant	Solanaceae
berro	*Nasturtium officinale*	watercress	Brassicaceae
blero, bledo	*Amaranthus spp.*	calalú, wild amaranth	Amaranthaceae
botón de cadete, molinillo	*Leonotis nepetifolia*	shandilay, lion's ear, thatch, hollow stalk	Lamiaceae
(yerba) bruja, siempreviva	*Kalanchoe pinnatum*	leaf of life plant, wonder of the world	Crassulaceae

Nombres en Puerto Rico	Nombres científicos	Nombres en inglés	Familia botánica
cadillo baboso cadillo de fibra, pata de perro	*Urena lobata*	bur, kooze maho	Malvaceae
café	*Coffea arabica*	coffee	Rubiaceae
caña de azúcar	*Saccharum officinarum*	sugar cane	Poaceae
caña fístula	*Cassia fistula*	purging cassia	Fabaceae
canela	*Cinnamomum spp.* *Canella winterana*	cinnamon tree	Lauraceae
cariaquillo	*Lantana camara*	red sage, yellow sage, Curacao sage	Verbenaceae
caro (bejuco de)	*Cissus sicyoides*	pinakoop, pud'n vine	Vitaceae
cebolla	*Allium cepa*	onion	Amaryllidaceae
cedro (hembra)	*Cedrela odorata*	cigar box cedar, West Indian cedar	Meliaceae
chayote, tayote	*Sechium edule*	cho cho, white pear, christophine	Cucurbitaceae
chamisco, belladona de pobre	*Datura stramonium*	Jimson weed, thorn apple	Solanaceae
china	*Citrus sinensis*	sweet orange	Rutaceae
chincha, cilantrillo	*Coriandrum satiuum*	coriander	Apiaceae
chironja	*Citrus paradisi* x *C. sinensis*	chironja	Rutaceae
chucho, lengua de chucho, cocuisa	*Sansevieria trifasciata*	sweet sanse-vieria, snake plant, bow-string hemp	Asparagaceae
cilantrillo, chincha	*Coriandrum sativum*	coriander	Apiaceae

Nombres en Puerto Rico	**Nombres científicos**	**Nombres en inglés**	**Familia botánica**
clavo dulce (de olor)	*Syzygium aromaticum*	clove	Myrtaceae
coco(tero)	*Cocos nucifera*	coconut palm	Arecaceae
cohitre blanco, cohitre azul	*Commelina spp.*	day flower, French weed	Commelinaceae
col blanca	*Brassica oleraceae* var. *acephala*	kale	Brassicaceae
cola de caballo	*Chloris ciliata*	Rhode's grass	Poaceae
coquí, coquito	*Cyperus rotundus*	nutgrass	Cyperaceae
corazón	*Annona reticulata*	custard apple, bullock's heart	Annonaceae
culantro, recao	*Eryngiun foetidum*	Caribbean spiny coriander, fitweed	Apiaceae
cundeamor	*Momordica balsamina*	wild balsam apple, maiden apple, sorossie	Cucurbitaceae
curía, tilo	*Justicia pectoralis*	green balsam, carpenter's grass	Acanthaceae
curía panacea, yapaná	*Eupatorium triplinerve*	japana	Asteraceae
doradilla	*Polypodium polypodiodes*	resurrection fern	Polypodiaceae
dragón, aragón, pimienta Angola	*Alpinia zerumbet*	shell plant, shell ginger	Zingiberaceae
emajagua	*Hibiscus tiliaceus*	tree hibiscus, seaside mahoe	Malvaceae
escoba (blanca), escobilla	*Malvastrum coromandelianum*	soap bush, wire weed	Malvaceae
	Sida spp.		Malvaceae
espuela de galán	*Impatiens balsamina*	garden balsam	Balsaminaceae

Nombres en Puerto Rico	**Nombres científicos**	**Nombres en inglés**	**Familia botánica**
estragón tropical, anís de hoja	*Tagetes lucida*	tropical tarragon	Asteraceae
eucalipto	*Eucalyptus spp.*	eucalyptus	Myrtaceae
fídeillo, (sos)tente en el aire	*Cassytha filiformis*	love vine, traveller's joy	Lauraceae
gandul	*Cajanus cajan*	pigeon (congo) pea	Fabaceae
granada	*Punica granatum*	pomegranate	Punicaceae
guácima	*Guazuma ulmifolia*	West indian elm, bastard cedar	Malvaceae
guaco	*Mikania cordifolia*	guaco	Asteraceae
guamá	*Inga fagifolia*	pomshock, inga	Mimosaceae
guanábano	*Annona muricata*	soursop	Annonaceae
guayabo	*Psidium guajava*	guava	Myrtaceae
guineo	*Musa paradisiaca*	banana	Musaceae
guingambó, molondrón	*Abelmoschus esculentus*	okra, gumbo, kinkamboo	Malvaceae
haba	*Phaseolus lunatus*	lima bean	Fabaceae
habichuela	*Phaseolus vulgaris*	kidney bean	Fabaceae
hidionda chiquita	*Senna occidentalis*	coffee senna	Fabaceae
(hierba) bruja, siempreviva	*Kalanchoe pinnatum*	life plant, wonder of the world	Crassulaceae
hierba buena	*Mentha nemorosa*	Caribbean spearmint	Lamiaceae
hierba cangá	*Ludwigia octovalvis*	primrose willow	Onagraceae
hierba de Guinea	*Panicum spp.*	Guinea grass	Poaceae
hierba de tajo	*Eclipta prostrata*	false daisy	Asteraceae
hierba dulce	*Lippia dulcis*	sweet verbena	Verbenaceae
hierba mora, mata de gallina	*Solanum americanum*	black night-shade	Solanaceae
hierba pangola	*Digitaria spp.*	pangola grass	Poaceae
higüero	*Crescentia cujete*	calabash, gourd	Bignoniaceae

Nombres en Puerto Rico	**Nombres científicos**	**Nombres en inglés**	**Familia botánica**
higuereta, ricino, palmacristi	*Ricinus communis*	castor bean plant, palma Christi, all nut	Euphorbiaceae
higuillo oloroso	*Piper marginatum, Piper amalago*	sout sout, jointwood	Piperaceae
hinojo	*Foeniculum vulgare*	fennel	Brassicaceae
huevo de gato	*Helicteres jamaicensis*	cow bush	Sterculiaceae
insulina	*Costus spiralis*	spiral ginger	Zingiberaceae
ipecacuana, zapatilla de duende	*Pedilanthus tithimaloides*	slipper plant, fiddle flower	Euphorbiaceae
jagua	*Genipa americana*	genipap	Rubiaceae
jagüey (blanco)	*Ficus spp.*	wild (white) fig	Moraceae
jasmín	*Jasminum spp.*	jasmine	Oleaceae
jengibre amargo	*Zingiber zerumbet*	bitter ginger	Zingiberaceae
jengibre dulce, jengibre del país	*Zingiber officinale*	ginger	Zingiberaceae
jobillo, jobo nativo	*Spondias mombin*	purple mombin	Anacardiaceae
jobo de la India	*Spondias dulcis*	yellow mombin	Anacardiaceae
Juana la blanca	*Borreria laevis*	iron grass	Rubiaceae
lavanda, alhucema	*Lavandula officinalis*	lavender	Lamiaceae
lechosa, papaya	*Carica papaya*	papaya	Caricaceae
lechuga	*Lactuca sativa*	lettuce	Asteraceae
limón criollo	*Citrus aurantifolia*	Caribbean lemon, lime	Rutaceae
limoncillo, zorra de limón	*Cymbopogon citratus*	lemon grass, fever grass	Poaceae
llantén	*Plantago spp.*	common (European) plantain	Plantaginaceae
maguey, cabuya, agave, jenequén	*Agave gigantea*	century plant, sissal	Agavaceae
maíz	*Zea mays*	corn	Poaceae

Nombres en Puerto Rico	Nombres científicos	Nombres en inglés	Familia botánica
malagueta	*Pimenta racemosa*	bay rum	Myrtaceae
malanga	*Colocasia esculenta*	taro	Araceae
malojillo	*Panicum muticum*	para grass	Poaceae
malva	*Malachra capitata*	Caribbean mallow	Malvaceae
mamey	*Mammea americana*	mammee apple	Calophyllaceae
mangle rojo, mangle colorao	*Rhizophora mangle*	red mangrove	Rhizophoraceae
mangó	*Mangifera indica*	mango	Anacardiaceae
maní, cacahuete	*Arachis hypogaea*	peanut, ground nut	Fabaceae
manzanilla (amarga)	*Chrysanthemum parthenium,*	feverfew	Asteraceae
manzanilla (camomila)	*Anthemis nobilis,* *Matricaria recutita*	(Roman) chamomile, (German) chamomile	Asteraceae
mapén, pana(pén)	*Artocarpus altilis*	breadfruit	Moraceae
maraca, gruya	*Canna coccinea*	wild canna	Cannaceae
maranta, yuquilla, pitisilén	*Maranta arundinacea*	arrowroot	Marantaceae
margarita silvestre, piquete, alfilerillo	*Bidens spp.*	shepherd's needle, needle grass	Asteraceae
mastuerzo	*Lepidium virginicum*	wild pepper grass	Brassicaceae
mata de gallina, yerba mora	*Solanum americanum*	black nightshade, agouma	Solanaceae
mejorana	*Origanum marjorana*	marjoram	Lamiaceae
melaleuca	*Melaleuca altemifolia*	tea tree	Myrtaceae
melisa, toronjil	*Melissa oficinalis*	lemon balm	Lamiaceae
menta	*Mentha piperita*	peppermint	Lamiaceae

Nombres en Puerto Rico	**Nombres científicos**	**Nombres en inglés**	**Familia botánica**
moco de pavo	*Celosia argentea*	silvery cockscomb	Amaranthaceae
molinillo, botón de cadete	*Leonotis nepetifolia*	shandilay, lion's ear, thatch	Lamiaceae
morera	*Morus nigra*	(black) mulberry	Moraceae
moriviví	*Mimosa pudica*	sensitive plant, shameful	Mimosaceae
mostaza	*Brassica nigra*	wild mustard	Brassicaceae
ñame	*Dioscorea spp.*	tropical yam	Dioscoreaceae
naranjo	*Citrus aurantium*	sour orange	Rutaceae
nemoscá	*Ocotea moschata*	Puerto Rican nutmeg	Lauraceae
nido de gungulén, pirigallo	*Tillandsia recurvata*	bunch moss	Bromeliaceae
nim	*Azadirachta indica*	neem	Meliaceae
níspero	*Manilkara zapota*	sapote, naseberry	Sapotaceae
nuez moscada, nemoscá	*Myristica fragrans, Ocotea moschata*	nutmeg, Puerto Rican nutmeg	Myristicaceae Lauraceae
orégano brujo	*Plectranthus amboinicus*	wild Caribbean oregano	Lamiaceae
orégano chiquito	*Lippia micromera*	Caribbean oregano	Verbenaceae
orozuz, escoba amarga	*Scoparia dulcis*	licorice weed, sweet broom	Schrophulariaceae
ortiga (brava)	*Urera baccifera*	giant stinging nettle	Urticaceae
pacholí, baúl de pobre, vetiver	*Vetiveria zizanioides*	vetiver, khus khus	Poaceae
paletaria, alumbre, prenetaria	*Peperomia pellucida*	shine bush, silver bush	Piperaceae
palmacristi, ricino, higuereta	*Ricinus communis*	castor bean plant, palma Christi	Euphorbiaceae
palma de corozo	*Acrocomia media*	gru-gru palm	Arecaceae

Nombres en Puerto Rico	Nombres científicos	Nombres en inglés	Familia botánica
palma de sierra	*Euterpe globosa*	mountain palm	Arecaceae
palma real, palma de yaguas	*Roystonea borinquena*	Puerto Rican royal palm	Arecaceae
palmera, yautía silvestre	*Xanthosoma undipes*	wild tanier	Araceae
pana(pén), mapén	*Artocarpus altilis*	breadfruit	Moraceae
papa	*Solanum tuberosum*	potato	Solanaceae
papaya, lechoza	*Carica papaya*	papaya, pawpaw	Caricaceae
parcha, maracuyá	*Passiflora edulis*	passion fruit, water lemon fruit, bell apple	Passifloraceae
pavona, amapola	*Hibiscus rosa-sinensis*	Chinese hibiscus	Malvaceae
pazote	*Chenopodium ambrosioides*	wormseed, worm grass	Chenopodiaceae
pepino angolo, zocato	*Sicana odorifera*	cassabanana	Cucurbitaceae
pimienta Angola, dragón	*Alpinia zerumbet*	shell plant, shell ginger	Zingiberaceae
pimienta negra	*Piper nigrum*	black pepper	Piperaceae
piña	*Ananas comosus*	pineapple	Bromeliaceae
pino	*Pinus caribaea*	Caribbean pine	Pinaceae
piquete (blanco) margarita silvestre, alfilerillo	*Bidens spp.*	shepherd's needle, needle grass	Asteraceae
pitahaya	*Hylocereus undatus*	dragon fruit	Cactaceae
plátano	*Musa spp.*	plantain	Musaceae
playera, santo domingo de playa	*Catharanthus roseus*	periwinkle, vinca, old maid	Apocynaceae
poleo	*Alba lippia* var. *Puerto Rico*		Verbenaceae

Nombres en Puerto Rico	**Nombres científicos**	**Nombres en inglés**	**Familia botánica**
prenetaria, paletaria, (yerba) alumbre	*Peperomia pellucida*	shine bush, silver bush, ice'n glass	Piperaceae
quinino de pobre, chancapiedra, flor escondida	*Phyllanthus niruri*	gale of the wind, stone bush	Euphorbiaceae
rábano	*Raphanus sativus*	radish	Brassicaceae
recao, culantro	*Eryngium foetidum*	Caribbean coriander	Apiaceae
repollo	*Brassica oleraceae*	cabbage	Brassicaceae
romero	*Rosmarinus officinalis*	rosemary	Lamiaceae
rompe zaragiiey, santa Marfa	*Eupatorium odoratum*	bitter bush, Jack in a bush	Asteraceae
rosa (cienhojas)	*Rosa centifolia*	fairy rose	Rosaceae
ruda	*Ruta chalepensis*	rue, garden rue	Rutaceae
sábila, zábila	*Aloe barbadensis*	aloe, semper vivy	Asphodelaceae
salvia nativa, salvia olorosa	*Pluchea symphytifolia*	sweet scent, cattle tongue	Asteraceae
sándalo, toronjil	*Mentha piperita* var. *citrata*	Florida water	Lamiaceae
sándalo (árbol)	*Santalum spp.*	sandalwood	Santalaceae
sanguinaria, sangría	*Rhoeo spathacea*	oyster plant	Commelinaceae
santa María, rompe zaragüey	*Eupatorium odoratum*	bitter bush, Jack in a bush	Asteraceae
santa María de playa	*Lantana involucrata*	black sage, wild sage	Verbenaceae
santo domingo de playa, playera, cangrejera	*Catharanthus roseus*	periwinkle, vinca, old maid	Apocynaceae
saragüazo (prieto)	*Cordia globosa*	Curacao bush	Boraginaceae
saúco (blanco)	*Sambucus mexicana*	elder, sirrio	Caprifoliaceae

Nombres en Puerto Rico	**Nombres científicos**	**Nombres en inglés**	**Familia botánica**
sepí, tres puntas	*Neurolaena lobata*	jackass bitters	Asteraceae
suelda consuelda	*Anredera leptostachys*	Madeira vine	Basellaceae
tabaco	*Nicotiana tabacum*	tobacco	Solanaceae
tabaco marino, berenjena de paloma	*Solanum erianthum*	potato tree, dove plant	Solanaceae
tabonuco	*Dacryodes excelsa*	candlewood	Burseraceae
talantro, talantalán, talantrillo	*Cassia alata, Senna alata*	ringworm bush, ringworm tree	Fabaceae
tártago, piñón	*Jatropha curcas*	physic nut	Euphorbiaceae
tautúa, tuatúa, higuereta cimarrona	*Jatropha gossypifolia*	wild physic nut, bellyache bush, body cata	Euphorbiaceae
tente en el aire, fideíllo	*Cassytha filiformis*	love vine	Lauraceae
tilo, curía	*Justicia pectoralis*	green balsam, carpenter's grass	Acanthaceae
tomate	*Lycopersicon lycopersicum*	tomato	Solanaceae
toronjil (melisa)	*Melissa officinalis*	lemon balm	Lamiaceae
toronjil (sandalo), agua florida	*Mentha piperata* var. *citrata*	Florida water	Lamiaceae
tuatúa, tautúa, higuereta cimarrona	*Jatropha gossypifolia*	wild physic nut, bellyache bush, body cata, pandow	Euphorbiaceae
tuna, nopal	*Opuntia ficus-indica*	spineless tuna cactus	Cactaceae
uva de playa	*Coccoloba uvifera*	sea grape, pigeon wood	Polygonaceae
vainilla	*Vanilla planifolia*	vanilla	Orchidaceae

Nombres en Puerto Rico	Nombres científicos	Nombres en inglés	Familia botánica
verbena	*Stachytarpheta jamaicensis*	Caribbean vervain, worry vine, venveng	Verbenaceae
verdolaga	*Portulaca oleracea*	purslane, pursley	Portulacaceae
yapaná, curía panacea	*Eupatorium triplinerve*	japana	Asteraceae
yautía	*Xanthosoma sagittifolium*	tanier	Araceae
yautía silvestre, palmera	*Xanthosoma undipes*	wild tanier	Araceae
yerba alumbre, prenetaria, paletaria	*Peperomia pellucida*	shine bush, silver bush, ice'n glass	Piperaceae
yerba bruja, siempreviva	*Kalanchoe pinnatum*	life plant, wonder of the world	Crassulaceae
yerba buena	*Mentha nemorosa*	Caribbean spearmint	Lamiaceae
yerba cangá	*Ludwigia octovalvis*	primrose willow	Onagraceae
yerba de Guinea	*Panicum maximum*	Guinea grass	Poaceae
yerba de tajo	*Eclipta prostrata*	false daisy	Asteraceae
yerba dulce	*Lippia dulcis*	sweet verbena	Verbenaceae
yerba mora, mata de gallina	*Solanum americanum*	black nightshade	Solanaceae
yerba pangola	*Digitaria decumbens*	pangola grass	Poaceae
yuca	*Manihot esculenta*	cassava, manioc	Euphorbiaceae
yuquilla, maranta, pitisilén	*Maranta arundinacea*	arrowroot	Marantaceae
zocato, pepino angolo	*Sicana odorifera*	cassabanana	Cucurbitaceae
zorra de limón, limoncillo	*Cymbopogon citratus*	lemon grass, fever grass	Poaceae

Indice de temas*

abejas 64-66, 173, 233, 235, 236, 241, 282
Abelmoschus esculentus (Vea guingambó.)
abono 19-20, 103, 110, 154, 186, 188-189, 210-211, 222-24, 235
aborto 133, 277-278
aceite alcanforado 243, 258, 278
aceite de ajonjolí 253, 287, *321*
aceite de almendra 243, 269
aceite de bacalao 242, 243
aceite de castor (higuereta) 253, 276, 279, 284, 287, 289
aceite de coco 245, 246, 269
aceite de higuereta (castor) 253, 276, 279, 284, 287, 289
aceite de huevo 243
aceite de motor quemado 285
aceite de oliva (de comer) 241, 251, 255, 258, 266, 271, 278, 279, 287
aceite de palo 280
acné 253-54
achiote 242, 252, 258, 267, *321*
Acrocomia media (Vea palma de corozo.)
áfidos 234
Agave americana (Vea maguey.)
agricultura xii-xv, 15-29, 35, 42, 53-61, 64-71, 87, 93-113, 118, 152-156, 177-203, 222-236, 301
agua común *(tisana)* 218
agua de mar 290
agua de piringa 119-120
agua de tocino 229
agua fría 228, 251
agua maravilla 259
agua oxigenada 280
aguacate 241, 247, 258, 263, 268, 281, *321*
ají caballero 262, *321*
ají picante 140, 242, *321*
ajo 212, 228, 234, 243, 270, 271, 278, 280, 281, 282, 288, *321*
ajonjolí 264, 287, *321*
alacrán 282
albahaca 259, 267, 268, 279, *321*
albayardes 233, 301
alcanfor 240, 249, 259, 264, 269, *321*
alcohol 220
alcohol(ado) 219, 240, 249, 251, 259, 267, 268, 282
alelopatía 225
alergias 237
alfarería (Vea barro.)
algarroba 270, *321*
algodón 28-29, 133, 184, 246, 257, 258, 276, 281, *321*
alhucema (lavanda) 207, 245, *321*
alimentos para bebés y ancianos 239
alimentos tradicionales 237-38
Allium cepa (Vea cebolla.)

---

*Para evitar la repetición, apunto una sóla vez la información presentada como parte de una entrevista y después en el recetario.

Allium sativum (Vea ajo.)
almácigo 268, 284, *321*
almorranas (Vea hemorroides.)
Aloe barbadensis (Vea sábila.)
Alpinia zerumbet (Vea pimienta Angola.)
altamisa (artemisa) 240, 241, 252, 268, 271, *321*
alternativas al monocultivo 224-26
alumbre (Vea paletaria.)
amapola (Vea pavona.)
Amaranthus viridis (Vea blero.)
Ambrosia peruviana (Vea altamisa.)
amígdalas 239
anacagüita 245, 250, 267, *322*
anamú xii, 212, 241, 248, 251, 255, 257, 259, 265, 267, 271, 279, 283, *322*
Ananas comosus (Vea piña.)
anís de estrella 244, 250, 265, 275, 276, 281, *322*
anís de hoja 261, 277, *322*
anís de semilla 243, 245, *322*
añil del pasto 272, *322*
Annona muricata (Vea guanábano.)
Annona reticulata (Vea corazón.)
Anredera leptostachys (Vea suelda consuelda.)
Anthemis nobilis (Vea manzanilla.)
apio 237, 271, 285, *322*
aradores 271
arcilla (Vea barro.)
ardilla (mangosta) 16, 301
árnica 266, *322*
Arnica montana (Vea árnica.)
Arracacia xanthorrhiza (Vea apio.)
Arrachis hypogea (Vea maní.)
arroz 25-26, *322*
artemisa (altamisa) 240, 241, 252, 268, 271, *322*
arrugas 253
artritis y dolor reumático 239-242
Artocarpus altilis (Vea pana.)
asma 242-45
atol 278
aves 20-21, 107, 109, 158-159, 198-199, (Vea también gallos.)
avispa 188, 254, 269, 282, 284
Azadirachta indica 212, *328*
ayuda espiritual 242
azúcar morena 290
azufre 228, 271, 276, 281

bacalao 242, 271
bambú 138, *322*
Bambusa vulgaris (Vea bambú.)
baños 217
baquiña 25, 258, 287, *322*
barniz casero 233
barro 121-127, 253, 254, 255, 282
batata 26, 152, 183, 199, *322*
bautizo 78-79
becerro (baba de) 173
belladona (unguento comercial) 258
berenjena 251, 265, 275, *322*
berro 201, 237, 244, *322*
bicarbonato de soda 228, 264, 266, 275
Bidens pilosa (Vea piquete.)
biodiversidad xi-xiv, 16-17, 28, 65, 97-98, 108-109, 153, 154, 179, 180, 197, 208, 211, 224-226.
Bixa orellana (Vea achiote.)
blero 17, 97, 237, 238, *322*
borrachera 242
botón de cadete (molinillo) 268, *322*
brandy 277
Brassica oleraceae var. *capitata* (Vea col blanca y repollo.)
Brassica wildenovi (Vea mostaza.)
bronquios (asma o fatiga, y tos) 242-45
brócoli 112

bruja 255, *322*
bueyes 229, 230
Bursera simaruba (Vea almácigo.)

caballo 227, 230
cabello 246-47
cabra 229
cadillo baboso (pata de perro) 279, 289, *322*
café 94-95, 101, 180-181, 222, 225, 230, 235, 243, 245, 247, 249, 258, 265, 274, 290, *322*
Cajanus cajan (Vea gandul.)
cal 99, 233
calambre (Vea también espasmo muscular.) 249
calcio 238
calentura (Vea fiebre.)
camarón (cascarón de) 280
Campelia zanonia (Vea cohitre.)
cáncer xii, 209-210, 248
caña de azúcar 23-25, 101, 121, 137, 171, 199, 229, 261, *323*
caña fístula 263, *323*
canela(o) 245, 274, 276, 277, *323*
Capsicum frutescens (Vea ají.)
Capsicum frutescens baccatum (Vea ají caballero.)
cariaquillo 241, 242, 250, 267, *323*
Carica papaya (Vea papaya.)
caro (bejuco de) 30, 139, 274, *323*
Cassia alata (Vea talantro.)
Cassia fistula (Vea caña fístula.)
Cassytha filiformis (Vea fideillo.)
cataplasma 219
catarro y ronquera 249-50
Catharanthus roseus (Vea playera.)
cebolla 234, 241, 244, 250, 267, 278, 287, *323*
Cedrela odorata (Vea cedro.)
cedro 232-33, *323*
Celosia argentea (Vea moco de pavo.)
cenizas (de leña o de carbón) 223, 228, 235, 262, 273
cerveza 235
chamanismo 75-76, 132, 148, 302
chamisco 30
chayote (tayote) 237, *323*
Chenopodium ambrosioides (Vea pazote.)
china 100, 233, *323*
chinchas (insecto) 270
chironjas 100, 184, *323*
chorote 247, 302
Chrysanthemum parthenium (Vea manzanilla.)
chucho 245, 256, 261, *323*
churras (Vea diarrea)
ciempiés 240
Cinnamomum camphora (Vea alcanfor.)
Cinnamomum zeylanicum (Vea canela.)
circulación sanguínea 251
Cissus sicyoides (Vea caro.)
Citrus aurantifolia (Vea limón.)
Citrus aurantium (Vea naranjo.)
Citrus paradisi, var. (Vea chironja.)
Citrus sinensis (Vea china.)
clavel de muerto 212, 235, 248
clavos dulces (de olor) 245, 276, 277, 281, *323*
cobertor de tierras sembradas 222, 223, 230, 231
cobre (sulfato de cobre) 103, 235
Coccoloba uvifera (Vea uva de playa.)
cocimiento 218
coco 141, 156, 224, 227, 245, 246, 269, 278, 283, 284, 287, 289, *323*
Cocos nucifera (Vea coco.)
Coffea arabica (Vea café.)
cohitre 264, 289, *323*
col blanca 262, *323*
cola de caballo 247, 273, *323*

colesterol 251
Colocasia esculenta (Vea malanga.)
comején 229, 230, 259
Commelina spp. (Vea cohitre.)
composta 112, 211, 223, 235, 302
coquí (vegetal) 286, 287, 323
corazón (vegetal) 252, 262, 323
corazón (órgano) 252
Cordia globosa (Vea saraguazo.)
Coriandrum sativum (Vea cilantrillo.)
cosméticos tradicionales 252
Costus spiralis (Vea insulina.)
crédito (Vea financiamiento.)
Crescentia cujete (Vea higüera.)
cuerno de vaca 244, 268
culantro (recao) 281, 324
culebra 16, 240, 260
culebrilla 76, 81-84
cucarachas 270
cundeamor 255, 270, 277, 278, 283, 284, 324
curía 250, 268, 278, 324
curía panacea (yapaná) 249, 266, 324
cutis 253-55
Cymbopogon citratus (Vea limoncillo.)
Cyperus rotundus (Vea coquí.)

Dacryodes excelsa (Vea tabonuco.)
Datura stramonium (Vea chamisco.)
decocción 218
diabetes 255-56
diarrea 256
dientes y encías 256
digestión 260-62, 289
Digitaria decumbens (Vea yerba pangola.)
Dioscorea alata (Vea ñame.)
dolor 239-42, 257-58
dolor de cabeza 258-59
doradilla 285, 324
dragón (pimienta Angola, aragón) 241, 249, 250, 267, 324

Eclipta prostrata (Vea yerba de tajo.)
ecosistemas (Vea biodiversidad.)
ecoturismo 155
ejercicio 251, 259
emajagua 279, 285, 324
embarazo (Vea parto tradicional.)
empacho 11, 302
emulsión de pescado 223
enema 219, 263
Equisetum giganteum (Vea cola de caballo.)
erosión 53, 98-99, 153
Eryngium foetidum (Vea culantro.)
escob(ill)a 17, 227, 274, 283, 324
espasmo muscular o "pasmo", tendones 259-60
espinaca criolla (Vea blero)
espinillas 253-54
espuela de galán 239, 243, 249, 261, 324
esterilidad 260
estiércol 68-70,95-96, 99, 101, 111, 112, 196, 211, 222, 223, 224, 240, 241, 281, 295-98
estómago 260-62
estragón (Vea anís de hoja.)
estreñimiento 263-64
eucalipto 241, 250, 267, 324
Eucalyptus resinifera (Vea eucalipto.)
Eupatorium odoratum (Vea santa María.)
Eupatorium triplinerve (Vea curía panacea.)
Euterpe globosa (Vea palma de sierra.)

fatiga (Vea bronquios.)
FEDA 191-195
fertilidad de suelos 222-24, 235
Ficus trigonata (Vea jagüey blanco.)
fideillo (tente en el aire) 247, *324*
fiebre (calentura) 264
fiestas tradicionales 95, 140-141
financiamiento 186, 191-195, 198
Foeniculum vulgare (Vea hinojo.)
fósforos 280

gallinas (Vea aves.)
gallinaza (Vea estiércol.)
gallos 22, 198, 227-229 (Vea también aves.)
ganado 198
gandul 225, 252, 255, 256, *324*
gas o kerosén 228-29, 271, 274
gasolina ("premium") 233, 304
gases intestinales 265
Genipa americana (Vea jagua.)
ginebra 250
golpes 266
Gossypium barbadense (Vea algodón.)
gota 266
granada 252, 256, 274, *324*
gripe 266-68
guácima 247, *324*
guaco 284, *324*
guamá 140, *324*
guanábana(o) 183, 241, 256, 260, 261, 262, 265, 268, *324*
guaraguao (halcón) 227
guarapo 217
guayaba(o) 141, 241, 256, 262, *325*
Guazuma ulmifolia (Vea guácima.)
guineo 97, 101, 106, 137, 138, 185, 225, 226, 236, 254, 261, 273, 281, *325*
guingambó (molondrón) 18, 247, *325*
gusanos 233

habichuelas 20, 201, *325*
harina de trigo 256, 262
Helicteres jamaicensis (Vea huevo de gato.)
hemorroides 268
herpes (Vea verrugas.)
Hibiscus rosa-sinensis (Vea pavona.)
Hibiscus tiliaceus (Vea emajagua.)
hidionda (hedionda) 119-121, 247, 254, 262, 263, 264, 275, 285, 287, *325*
hiel de puerco 254
hielo 237, 258, 282
(hierba) bruja 183, 255, *325*
hierba buena 239, 256, 259, 262, 278, 286, *325*
hierba cangá 274, *325*
hierba de guinea 137, *325*
hierba de tajo 274, *325*
hierba dulce 250, *325*
hier ba mora (mata de gallina) 287, 288, *325*
hierba pangola 154, *325*
hierro 238
hígado 269
higüera (marimbo) 31-35, 138, 238, 245, 247, 275, 280, 288, *325*
higuereta (palmacristi) 156, 229, 253, 267, 268, 269, 276, 279, 284, 287, 289, *325*
higuillo 251, 280, *325*
hinchazón e inflamación 269-70
hinojo 287, *325*
hongos de la piel 283-84
hongos en la agricultura 234
hormigas 57, 233
huevo 234, 238, 245
huevo de gato 243, *325*
Hylocereus undatus (Vea pitahaya.)
Hymenaea courbaril (Vea algarroba.)

ictericia (Vea hígado.)
Illicium anisatum (Vea anís de estrella.)
Impatiens balsamina (Vea espuela de galán.)
Indigofera suffruticosa (Vea añil del pasto.)
infarto 270
infusiones en aceite 219
infusiones en agua 218
Inga spp. (Vea guamá.)
insectos nocivos 270-71
insomnio 271
insulina 255, *325*
ipecacuana 250, 284, *325*
Ipomoea batatas (Vea batata.)

jaba crecida del caballo 229
jabón 229, 233, 246, 253, 254, 255, 263, 272, 283, 284
jacho 139, 303
jagua 229, *325*
jagüey 245, 326
jarabe 219
jasmín 140, 326
Jasminum spp. (Vea jasmín.)
Jatropha curcas (Vea tártago.)
Jatropha gossypifolia (Vea túa túa.)
jengibre amargo 239, 240, 326
jengibre dulce 29, 184, 207-208, 241, 242, 245, 250, 262, 264, 267, 268, 326
jicotea 16
jobillo 239, 326
jobo 275, 326
Juana la blanca 287, 326
jueyes 158, 304
Justicia pectoralis (Vea curía.)

Kalanchoe pinnatum (Vea bruja.)
kerosén o gas 228-29, 271, 274

Lactuca sativa (Vea lechuga.)
lagartijo 244
langosta (cascarón) 280
Lantana camara (Vea cariaquillo.)
Lantana involucrata (Vea santa María de playa.)
lapas 235
lavanda (alhucema) 207, 245, 326
Lavandula officinalis (Vea alhucema.)
lechones 17
lechosa (papaya) 226, 250, 278, *326*
lechuga 244, 326
leguminosas 226
Leonotis nepetifolia (Vea botón de cadete.)
Lepianthes peltatum (Vea baquiña.)
Lepidium virginicum (Vea mastuerzo.)
limón 100,228, 229, 237, 239, 250, 256, 258, 262, 264, 266, 267, 268, 272, 273, 280, 282, 288, 326
limoncillo (zorra de limón) 250, 256, 267, 268, 326
limpieza natural 272-73
Lippia dulcis (Vea yerba dulce.)
Lippia micromera (Vea orégano chiquito.)
Lippia stoechadifolia (Vea poleo.)
llagas 273-74
llantén xii, 248, 256, 259, 262, 266, 268, 275, 278, 284, 286, 287, 288, 289, 290, 326
Ludwigia octovalvis (Vea yerba cangá.)
luna 231-32
Lycopersicon lycopersicum (Vea tomate.)

maguey 5, 230, 241, 243-44, 249, 251, 254, 260, 261, 272, 273, 283, *326*

maíz 20-21, 137, 247, 286, 289, *326*
Malachra capitata (Vea malva.)
malagueta 241, 258, 267, 276, *326*
malanga 104, 183, *326*
malojillo 256, 262, *326*
malta 280
malva 146, 241, 243, 257, 262, 263, 269, 275, 283, *326*
Malvastrum coromandelianum (Vea escob(ill)a.)
mamey 211, 233, *326*
Mangifera indica (Vea mangó.)
mangle 158-160, 245, *326*
mangó 101, 243, 256, 258, *326*
maní 152, *326*
Manihot esculenta (Vea yuca.)
Manilkara zapota (Vea níspero.)
mantarraya 245
manteca de ubre 42, 239, 303
mantequilla 242, 249, 250
manzanilla 256, 258, 259, 262, 267, 275, 276, 277, 278, 281, *327*
mapén (Vea panapén.)
maraca 274, *327*
maranta 285, *327*
Maranta arundinacea (Vea maranta.)
marimbo 134, 138 (Vea también higüera.)
masaje (sobo de ventosa) 41-44
mastuerzo 243, 277, *327*
mata de gallina (yerba mora) 287, 288, *327*
Matricaria recutita (Vea manzanilla.)
matriz 275-78
medicina preventiva xiii, 60, 75
medicina casera xiii, 208, 216-220, 237-299
mejorana 279, *327*
Melaleuca alternifolia 183
melao (melaza, miel brava) de caña 227, 247, 249, 264
Melisa officinalis (Vea toronjil.)
menorativa 218
menstruación 277-78
menta 207, 256, 261, 262, 277, *327*
Mentha nemorosa (Vea yerba buena.)
Mentha piperita (Vea menta.)
Mentha piperita var. *citrata* (Vea toronjil y sándalo.)
mentol 258, 259
mercadeo de productos agrícolas 99-103, 112-113, 154-155, 177-178, 181-186, 191-201
metano 102
miel brava de caña (melao, melaza) 227, 247, 249, 264
miel de abejas 239, 242, 243, 245, 250, 253, 255, 260, 263, 264, 265, 267, 277, 288, 290
miel rosada 241
Mikania cordifolia (Vea guaco.)
Mimosa pudica (Vea moriviví.)
moco de pavo 269, *327*
molinillo (botón de cadete) 268, *327*
monga 266-68
moquillo 227, 229
morera 266, *327*
moriviví 240, 265, 275, *327*
Morus nigra (Vea morera.)
mosca blanca 234
mostaza 243, 251, *327*
murciélagos 16, 270, 271
Musa spp. (Vea guineo y plátano.)
músculos (Vea espasmo muscular.)
Myristica fragrans (Vea nemoscá.)

nacidos, tumores y quistes externos 279
ñame 18-19, 254, 283, *327*
naranja(o) 101, 249, 250, 262, 264, 265, 266, 267, 285, *327*

Nasturtium officinale (Vea berro.)
nemátodos 234, 235, 304
nemoscá (nuez moscada) 262, 276, 277, 280, *327*
Neurolaena lobata (Vea sepí.)
Nicotiana tabacum (Vea tabaco.)
nido de gungulén (bromelia) 245, *327*
niguas 271
nim 212, *328*
níspero 269, 286, *328*
nuez moscada (nemoscá) 262, 276, 277, 280, 328

Ocimum basilicum (Vea albahaca.)
Ocotea moschata (Vea nemoscá.)
ojos (Vea vista)
oídos 279-80
olores ofensivos 280
ombligo 78
Opuntia ficus-indica (Vea tuna.)
oraciones y bendiciones traditionales 41, 43, 44, 76, 79, 82, 84-85, 146, 174
orégano brujo 183, *328*
orégano chiquito 101, 256, 259, 262, 277, 278, 328
Origanum marjorana (Vea mejorana.)
orín 96, 222, 223, 224, 234, 240, 244, 282, 298
orozuz 241, *328*
ortiga (brava) 276, *328*
Oryza sativa (Vea arroz.)

pacholí 101, *328*
paletaria (prenetaria, alumbre) 259, 262, 268, 278, 284, 287, 289, *328*
palito 219
palma de corozo 260, *328*
palma real (de costa) 139, 280, 281, 328
palmera (yautía silvestre) 237, 238, *328*
palomas 270
panapén (mapén) 183, 255, 283, *328*
Panicum maximum (Vea yerba de Guinea.)
Panicum muticum (Vea malojillo.)
paño 284
paños (cataplasma) 219
papa 18, 258, 290, *328*
papaya (lechoza) 97, 199, 201, 226, 250, 278, *328*
parásitos 228
parcha 183, 191-192, 195, 269, *328*
parto 77-80, 142-143, 280-81
pasmo (animales) 229, 230 (Vea también espasmo muscular.)
Passiflora edulis (Vea parcha.)
pavona 242, 279, *329*
pazote 256, 260, 262, 268, *329*
Pedilanthus tithymaloides (Vea ipecacuana.)
pelo 246-47
Peperomia pellucida (Vea paletaria.)
pepino angolo (zocato) 284, *329*
pepita (de pollos y gallinas) 228
Persea americana (Vea aguacate.)
petaca 139, 304
Petiveria alliacea (Vea anamú.)
Phaseolus vulgaris (Vea habichuelas.)
Phaseolus lunatus (Vea habas.)
Phyllanthus niruri (Vea quinino del pobre.)
picadas de insectos 282
picor 282
piedras renales (Vea riñones.)
piel 283-85
Pimenta racemosa (Vea malagueta.)
pimienta Angola (dragón, aragón) 241, 249, 250, 267, *329*
pimienta negra 248, 270, *329*

Pimpinella anisum (Vea anís de semilla.)
piña 101, *329*
pino 240, *329*
Pinus caribaea (Vea pino.)
piojillo 227
piojos 270, 271
Piper marginatum (Vea higuillo oloroso.)
Piper nigrum (Vea pimienta negra.)
pique 234
piquete (margarita silvestre) 239, 245, 256, 275, *329*
pitahaya 247, *329*
plagas (Vea también picadas de insectos) 233-35
plaguicidas xii, xiii, 35, 64, 93, 94, 103-109, 152, 186-189, 208-210
Plantago major (Vea llantén.)
plasma 219
plátano 97, 108, 168-169, 278, *329*
playera (santo domingo de playa) 248, 268, *329*
Plectranthus amboinicus (Vea orégano brujo.)
Pluchea symphytifolia (Vea salvia.)
plumas de ave 84, 244, 271
poleo 212, 225, 235, 240, 241, 245, 250, 259, 260, 262, 267, 268, 270, 277, *329*
policultivo 224-226 (Vea también biodiversidad.)
polilla 232-33
polinización 236
Polypodium polypodiodes (Vea doradilla.)
pomada 220
Portulaca oleracea (Vea verdolaga.)
prenetaria (Vea paletaria.)
presión sanguínea alta 285
prevenir la enfermedad 286
pronósticos del tiempo 236
Psidium guajava (Vea guayabo.)
psoriasis 283-84
puercos 17
Punica granatum (Vea granada.)

quinino del pobre 255, *329*
quistes externos 279
quitina 212

rábano (de comer) 286, *329*
Raphanus sativus (Vea rábano.)
recao (culantro) 281, *329*
reciclaje 60-63, 111, 211
repelentes de insectos 211-212 (Vea también plagas.)
repollo 96, 222, 241, 258, 278, 284, *329*
Rhizophora mangle (Vea mangle.)
Rhoeo spathacea (Vea sanguinaria.)
Ricinus communis (Vea higuereta.)
riego 236
riñones 286-87
romero 246, 251, 259, 274, *329*
ron (caña) 243, 263, 265, 267, 269, 277, 280, 281
Rosa centifolia (Vea rosa.)
rosa (cienpétalos) 246, 255, *330*
Rosmarinus officinalis (Vea romero.)
rotación de cultivos 224-25
Roystonea borinquena (Vea palma real.)
ruda 258, 259, 261, 267, 277, 278, 285, *330*
Ruta chalepensis (Vea ruda.)

sabandijas 270
sábila 227, 243, 244, 245, 246, 250, 253, 255, 267, 268, 284, 286, *330*
Saccharum officinarum (Vea caña de azúcar.)
sal 229, 252, 273
sal de higuera 254
saliva 274

salpullido 285
sal sosa 249 (Vea también bicarbonato de soda.)
salvia 243, 249, 250, 257, 258, 260, 268, 278, *330*
Sambucus mexicana (Vea saúco.)
sándalo 262, 288, *330* (Vea también toronjil.)
sangría 217
sanguinaria 248, 251, 284, *230*
Sansevieria metallica (Vea chucho.)
Santalum spp. (Vea sándalo.)
santa María (de cruz) 241, 248, 268, *330*
santa María de playa 248, *330*
saraguazo 257, 264, 277, *330*
sarna 227, 285
saúco 243, 245, 249, 250, 251, 267, *330*
Scoparia dulcis (Vea orozuz)
sebo (de) Flandes 239, 249, 254, 258, 285, 305
Sechium edule (Vea chayote.)
senos 287
Senna occidentalis (Vea hidionda.)
sepí 227, 285, *330*
Sesamum indicum (Vea ajonjolí.)
Sicana odorifera (Vea pepino angolo.)
Sida spp. (Vea escob(ill)a.)
sobo de ventosa 41-44
Solanum americanum (Vea mata de gallina.)
Solanum erianthum (Vea tabaco marino.)
Solanum melongena (Vea berenjena.)
Solanum tuberosum (Vea papa.)
(sos)tente en el aire 241, 268, *331*
Spondias dulcis (Vea jobo.)
Spondias purpurea (Vea jobillo.)
Stachytarpheta jamaicensis (Vea verbena.)
Sterculia apetala (Vea anacagüita.)
subsidios (Vea financiamiento.)
sueldaconsuelda 241, 266, 279, *330*
suelo 103, 109-111, 190, 211-212, 230-231 (Vea también erosión, tierra y agricultura.)
suerte 288
Syzygium aromaticum (Vea clavo dulce.)

tabaco 87, 184, 212, 227, 240, 241, 249, 258, 260, 268, 271, 285, *330*
tabaco marino 245, *330*
tabonuco 138-139, 212, 243, 249, 271, *330*
tajos 273-75
talantro (talantalán, talantrillo) 284, *330*
Tanacetum parthenium (Vea manzanilla.)
tártago 256, 261, 262, 268, *330*
tautúa (túa túa) 256, 258, 263, 278, 287, 289, *330*
tayote 237, *331*
té, tesito 218
telarañas 274
tendones (Vea espasmo muscular.)
tente en el aire 247, 268, *331*
tierra iv, 19, 54, 18 (Vea también agricultura y suelo.)
Tillandsia recurvata (Vea nido de gungulén.)
tilo 262, *331*
tintura (en vinagre, en alcohol) 220
tiña 228
tisana (agua común) 218
tomate 66-67, 199,258, 268, 279, 290, *331*
toronjil 256, 262, *331*
túa túa (tautúa) 32-33, 256, 258, 262, 274, *331*
tuna 241, 257, 263, 278, 287, 289, *331*

ubres 229, 230
úlceras de la piel 273-75
estomacales 288
ungüento 220
uñas 271, 288
Urena lobata (Vea cadillo baboso.)
Urera baccifera (Vea ortiga.)
uva de playa 245, *331*

vacas 86,227, 230
vagina 275-76
vainilla 101, *331*
valores criollos 76, 88-89
Vanilla planifolia (Vea vainilla.)
vara conuquera 27
vejiga 289
venenos agrícolas (Vea plaguicidas.)
"ventosedades" (Vea gases intestinales.)
verbena 257, 258, 268, *331*
verdolaga xii, 17, 226, 238, 263, 264, 289, *331*
verrugas 289
vesícula 289
Vetiveria zizanioides (Vea pacholí.)
Vicks 271
vida doméstica y social 21, 118, 136-141 146, 156, 160-161, 166-167, 168-169, 193, 200-203 (Vea también fiestas tradicionales.)
vinagre 220, 238, 239, 246, 272, 273, 275, 286
vino blanco 252, 281, 286
Viola odorata (Vea violeta.)
violeta 242, *331*
vista 290
vitaminas 238
vómitos 86 (Vea también estómago.)

Xanthosoma sagittifolium (Vea yautía.)
Xanthosoma undipes (Vea palmera.)

yaguas 139, 305
yapaná (curía panacea) 249, 266, *331*
yautía 237, 278, *331*
yautía silvestre (palmera) 237, 238, *331*
(yerba) bruja 183, 255, *332*
yerba buena 239, 256, 259, 262, 278, 286, *332*
yerba cangá 274, *332*
yerba de Guinea 137, *332*
yerba de tajo 274, *332*
yerba dulce 250, *332*
yerba mora (mata de gallina) 287, 288, *332*
yerba pangola 154, *332*
yodo 248
yoga criollo 76
yuca 161, 261, 274, 285, *332*

zapillo 229
Zea mays (Vea maíz.)
Zingiber officinale (Vea jengibre dulce.)
Zingiber zerumbet (Vea jengibre amargo.)
zocato (Vea pepino angolo.)
zorra de limón (limoncillo) 250, 256, 267, 268, *332*

BotaniCultura